MON TESTAMENT

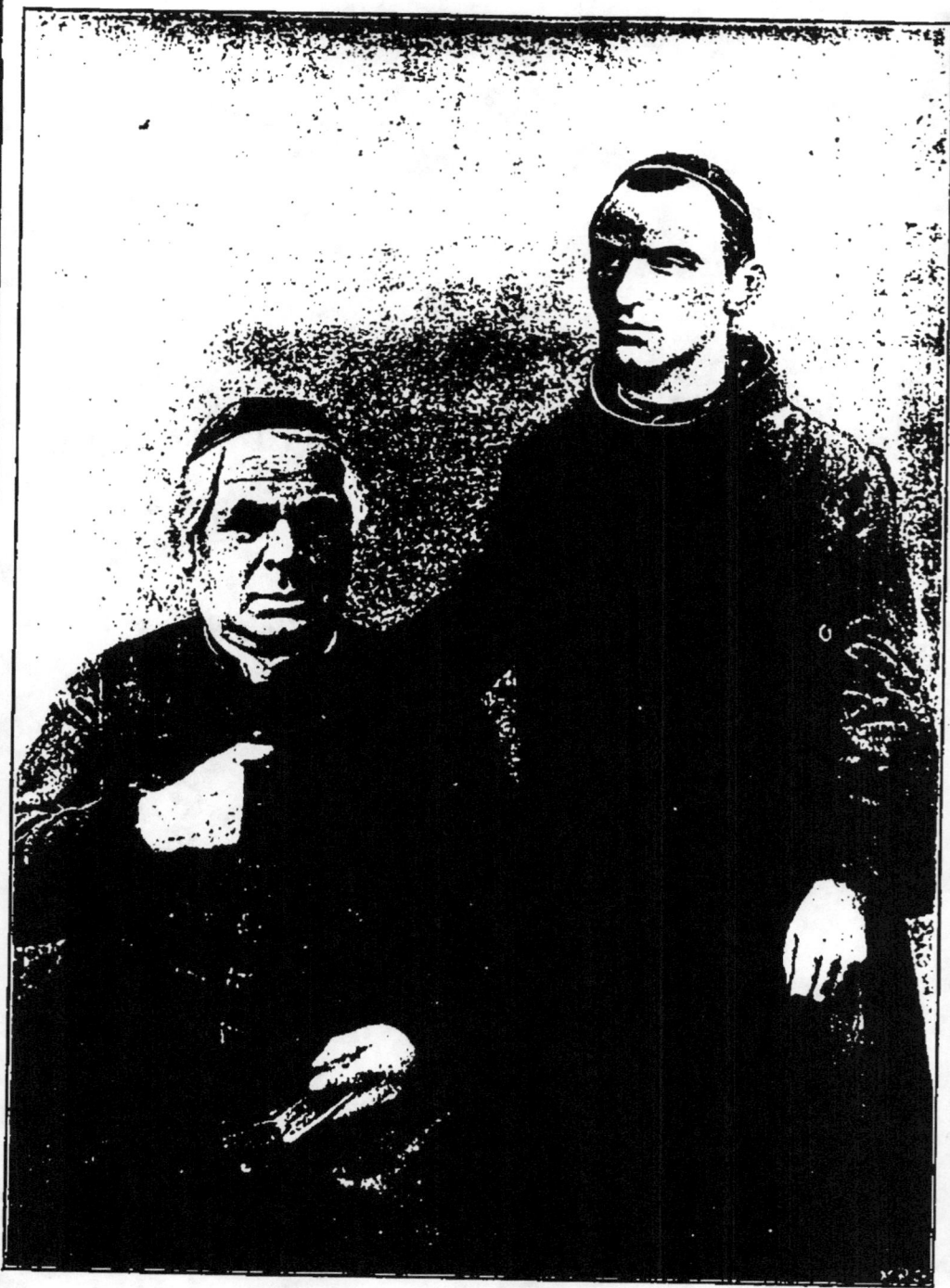

Monseigneur Séb. Kneipp,
prélat de la maison de S. S. Léon XIII.

R. F. Bon. Reile,
Prieur des Frères de S. Jean de Dieu.

Mgr S. KNEIPP

Camérier secret de S. S. Léon XIII

Curé de Wœrishofen

————— ✦◊✦ —————

MON TESTAMENT

CONSEILS AUX MALADES

ET

AUX GENS BIEN PORTANTS

Traduit de l'allemand par un ancien professeur

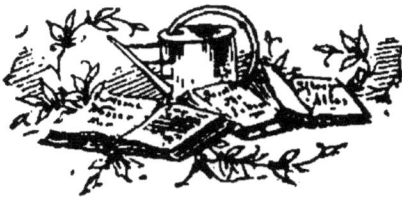

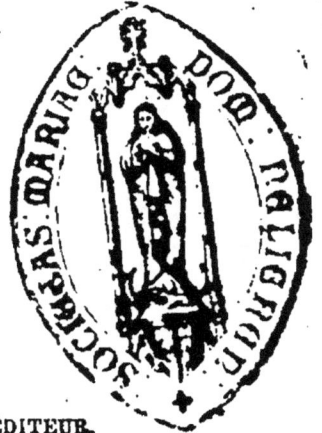

1895.

KEMPTEN (BAVIÈRE): JOS. KŒSEL IMPRIMEUR-ÉDITEUR.

PARIS: P. LETHIELLEUX, 10, RUE CASSETTE.

BRUXELLES	TURIN	BARCELONE
SOCIÉTÉ BELGE DE LIBRAIRIE 16, Rue Treurenberg.	CARLO CLAUSEN libraire-éditeurVIaPoto.	JUAN GILI libraire-éditeur, 223 Cortes.

PREFACE

A-t-on fait quelque découverte, amassé quelque bien, créé n'importe quoi, on veille d'ordinaire à laisser son héritage entre bonnes mains. C'est le but d'un testament.

Au cours de ces dernières années, j'ai publié plusieurs volumes sur différents sujets : jamais je n'ai eu l'intention d'écrire pour moi, mais pour le bien de l'humanité, pour ceux ceux-là surtout qui sont aux prises avec la souffrance ou la maladie. J'ai écrit aussi simplement que possible, sans apprêt, précisément pour que tout le monde pût me comprendre, et pour que chacun, selon ses besoins, pût tirer profit de sa lecture. Tout d'abord, il fallait donner des règles pratiques, indiquer les remèdes à employer, règles et remèdes à la portée de tous. J'ai visé uniquement à faire connaître les ressources que Dieu a mises à notre disposition en nous donnant l'eau et les plantes. Mais, de même que dans une exposition, on met une foule d'objets sous les yeux du visiteur, ainsi, dans la matière qui m'occupe, on trouvera une grande variété de renseignements. Lorsque, parvenu à un âge avancé, on se rapelle les années de l'enfance et de la jeunesse, on voit clairement le chemin parcouru et l'on constate la vérité du proverbe : autres sont les jugements de l'enfant, autres ceux du jeune homme, de l'homme mûr, du vieillard.

Autant d'étapes dans ma *Cure d'eau !* Il y a quarante-six ans que j'ai appris à me servir de l'eau : il y a tout aussi longtemps que j'étudie les plantes. Je ressemble assez à un élève qui prend les leçons d'un maître : mon maître a été un tout petit livre. J'ai poursuivi mes expériences, les poussant toujours plus loin pour me rendre compte de la vertu curative de l'eau et des plantes, et pour en faire l'application à l'organisme humain. Où est le tailleur qui réussisse un vêtement du premier coup ? *Fabricando fit faber.* Il en a été de moi comme de beaucoup d'autres : on quitte la voie qu'on s'était choisie, pour entrer dans un chemin auquel on n'avait point songé tout d'abord. C'est ce qui m'est arrivé pour l'hydropathie. Par mes livres, on verra comment une expérience m'a conduit à une autre, pour m'instruire toujours davantage et me révéler toujours plus clairement les diverses applications du système.

Ce nouvel ouvrage exposera les moyens d'utiliser mes expériences pour le bien de mes semblables. Il comprend deux parties. J'ai soixante-treize ans : je ne peux donc différer plus longtemps, et je publie la première partie, afin que tous ceux qui veulent suivre mes conseils, puissent du moins bénéficier de ces pages, auxquelles je donnerai une suite, si Dieu me prête vie. En d'autres termes : je suis vieux, j'ignore quand il plaira au

Maître de la vie et de la mort de me rappeler à lui:
j'ai donc fait mon *Testament*, et je le confie à mes
amis, à mes exécuteurs testamentaires. Si le Sei-
gneur prolonge mes jours, s'il m'accorde la santé,
il est fort possible qu'à ce *Testament* j'ajoute un
codicille.

Le présent volume renferme tout d'abord l'expli-
cation de la manière d'employer les affusions, les
maillots, les bains, les bains de vapeur, etc. Vient
ensuite l'énumération des principales maladies
avec quelques indications sur les précautions à
prendre pour s'en préserver et sur les moyens de
les guérir. J'ai suivi l'ordre qui m'a paru le plus
en rapport avec mon but : quant aux autres maladies, on les trouvera dans la seconde partie.

Si l'on compare « Ma Cure d'eau » avec « Mon
Testament », on constatera qu'en certains cas j'ai
modifié la durée des applications. L'examen d'innombrables malades, présentant à mon observation
toutes les infirmités possibles, m'a conduit à employer l'eau sous la forme la plus simple. Autrefois,
les demi-bains duraient deux minutes : peu a peu
j'ai acpuis la conviction qu'on peut, la plupart du
temps, se contenter d'un bain de quelques secondes : pour ceux-là mêmes qui supporteraient
un bain plus prolongé, cette dernière application
suffit. Même remarque pour les maillots. L'expérience m'a démontré que les maillots ne sont plus
aussi nécessaires, lorsque les affusions son‘ bien
données. Cela ne veut pas dire, cependant que
l'emploi des maillots n'est point efficace. Les ma-

ladies, en général, peuvent se traiter par l'eau de quatre manières : par les ablutions, par les bains, par les maillots, par les affusions.

Bien que j'aie constamment veillé à restreindre le plus possible mes occupations médicales pour que mon ministère n'eût pas à en souffrir, je n'ai pas laissé d'être envahi par les malades. Sans avoir rien fait pour cela, sans réclame aucune, les malades sont accourus en tel nombre à Wörishofen qu'on ne savait où donner de la tête. A l'origine, les applications se firent chez moi. C'était insuffisant : deux établissements de bains furent construits, l'un pour les Messieurs, l'autre pour les Dames. Dans le premier, les affusions étaient données par le baigneur Jean Kustermann ; au second, je destinai mes nièces Rosine et Thérèse. C'était encore trop peu. Deux habitants de Wörishofen, Louis Geromiller et Fidèle Kreuzer, s'adjoignirent à mon œuvre ; chacun d'eux fit bâtir une belle maison de bains. Plus tard, enfin, j'élevai un cinquième établissement, plus particulièrement réservé aux prêtres.

Dès le principe, j'avais eu la pensée de confier aux Frères de la Miséricorde l'administration spirituelle et temporelle de mes établissements : c'est ce que j'ai fait, et mon *Kurhaus*, considérablement agrandi, est sous la direction de ces Frères.

L'efficacité de l'eau s'est révélée merveilleuse dans le cas de malheureux enfants qui m'arrivaient à demi-estropiés, à moitié sourds ou aveugles. Il n'existait pas d'établissement affecté aux

enfants : je voulus donc créer dans ce but un nouvel Institut, sous la direction d'une Congrégation
de religieuses. Mon projet s'est réalisé : nous avons
maintenant un Asile d'enfants, assez vaste pour
recevoir deux cents pensionnaires et même davantage. Nos petits malades étaient si nombreux qu'il
fallut en loger dans le village. Le *Kinderasyl* est
construit sur une éminence attenante au village ;
on y découvre une vue charmante sur la contrée
jusqu'aux montagnes qui ferment l'horizon. Mais
si j'ai pu construire la maison et la payer, je n'ai
pas les ressources nécessaires pour créer des
bourses. Toutefois rien n'a été négligé pour venir
en aide aux indigents : la pauvreté de nos petits
pensionnaires ne nous a jamais empêchés de les
recevoir, et l'Asile compte plus de trente enfants
qui ne paient absolument rien et que nous recom-
mandons à la charité.

Wörishofen est un village agréable ; les maisons
y sont en bon état. Les habitants possèdent des
champs, plus vastes que productifs ; ils sont donc
pour la plupart occupés aux travaux de la terre.
Lorsque les baigneurs apparurent à Wörishofen,
mes bons paroissiens se contentèrent de les regarder tranquillement sans s'en préoccuper outre
mesure : ils auraient, d'ailleurs, préféré que personne ne vînt. Toutefois, comme une entente cor-
diale régnait entre nous, je les décidai sans peine
à recevoir les malades : il le firent parce que je le
désirais, mais non pour transformer Wörishofen
en une station balnéaire. Comment prévoir alors

l'extension que notre œuvre prendrait un jour. Maintenant le village est complètement transformé. Les paysans ont installé leurs maisons pour les étrangers ; de nouvelles habitations ont été construites, en sorte qu'on trouve facilement à se loger.

Le nombre des malades allant toujours croissant, il fallut faire choix d'un médecin qui suivît attentivement ses clients et qui se formât à ma méthode. D'autres médecins ne tardèrent pas à se joindre au premier. Actuellement, on en compte huit : deux sont de la Suisse, un vient de la Bohême, un de Paris, un de la Hollande, un du Canada, deux de l'Allemagne. D'autres sont venus après avoir lu mes ouvrages et essayé ma méthode dont ils voudraient se pénétrer davantage par une visite à Wörishofen. Quant à moi je n'ai jamais appelé ni malades ni médecins.

En février dernier ces médecins qui se déclarent partisans de la cure d'eau ont fondé une société pour propager scientifiquement mes procédés curatifs : là encore je me suis abstenu. Ils ont créé un journal : le *Centralblatt für das Kneipp'sche Heilverfahren*, qui se publie à Kaufbeurn, chez Borchert et Schmid ; j'y collabore. Il ne peut qu'en résulter un grand bien, à la condition qu'on demeure uni.

Aujourd'hui, on compte plus de cent Instituts où les malades sont traités d'après ma méthode. Si tous les maux n'ont pas été guéris, n'oublions pas que les commencements sont toujours difficiles.

J'en ai la ferme confiance : ma méthode comprise

et appliquée, comme il le faut, contribuera beaucoup au bien de l'humanité et donnera entière satisfaction aux médecins.

Seulement puisse cette méthode rester toujours intacte, sans mélange d'aucune falsification. C'est un des buts de la Société médicale dont je viens de parler. Ne pas trouver que l'eau et les plantes suffisent au traitement des maladies, c'est attester qu'on ne sait point se servir de ces moyens curatifs : les médecins les plus éminents en hydrothérapie me l'ont tous affirmé. La preuve que l'eau et les plantes suffisent, je la vois dans ces milliers de malades, qui, abandonnés des médecins, viennent à Wörishofen et y trouvent ou une amélioration notable ou une entière guérison. Quant à la mort, on n'en a pas encore trouvé le remède : l'eau elle-même n'a point le privilège de conférer l'immortalité.

Les plantes — si Dieu me donne vie et santé — seront l'objet de la seconde partie de ce travail. Puisse Celui qui m'a conduit dans cette voie où je suis entré, pour ainsi dire, malgré moi, puisse ce Dieu qui nous guide dans les multiples sentiers de cette misérable vie, bénir mon entreprise.

Wörishofen, Août 1894.

modifications amenées par l'âge & la modération, et par l'expérience =

Diminution de la durée des applications = 4 secondes ou — minutes —
diminution de l'importance des maillots et de leur durée
Les affusions être données peuvent nous en dispenser —

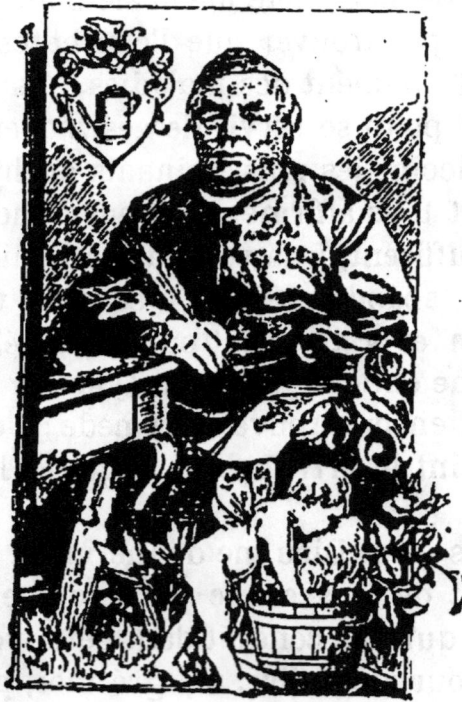

PREMIÈRE PARTIE

GENERALITES

CHAPITRE PREMIER

Comment les maladies naissent-elles ?

Le corps humain est admirable dans toutes ses parties, depuis le plus petit vaisseau jusqu'à l'os le plus gros. Mais autant la belle harmonie des diverses parties du corps est admirable, autant est grande la facilité avec laquelle ces mêmes parties sont sujettes à se détériorer, de sorte qu'elles ne sont plus ce qu'elles devraient être, et, par suite, ne peuvent plus remplir parfaitement leurs fonctions. Que cet état se manifeste dans une seule partie ou dans le corps tout entier, cela s'appelle une maladie. Ces états morbides peuvent se produire dans le corps humain tout entier de bien des manières différentes ; c'est pourquoi on peut compter un grand nombre de maladies. Circulant à travers de grands et de petits canaux, le sang parcourt tout l'organisme et porte la nourriture à chaque partie aussi bien qu'au corps entier. Formé du sang, c'est aussi du sang que le corps vit. Lorsque l'on considère attentivement l'un ou l'autre des vaisseaux sanguins, grands ou petits, l'on doit se demander involontairement comment il est possible que par ces petites veines le sang parcoure le corps entier, sans qu'il se produise des troubles fréquents, comme il arrive quelquefois. Si dans un point quelconque d'une veine un obstacle s'oppose à la circulation du sang, il y a stase sanguine. Ces stases sanguines peuvent être

le point de départ d'une foule de maladies, soit bénignes, soit graves; elles peuvent même donner naissance à une affection qui, dans la suite, entraînera
la mort. Extrèmement variées, petites ou grandes,
elles vont parfois jusqu'à mettre le malade hors
d'état de remplir ses fonctions, et même de se livrer
à aucune occupation. Que de gens meurent d'une
attaque d'apoplexie ! Le point de départ a été une
très légère congestion. Lorsque de petites congestions se produisent en diverses parties du corps,
le sang demeure comme enfermé sans avancer ni
reculer comme il faudrait; la pléthore amène généralement une grande chaleur à ces endroits; le sang
y afflue de plus en plus et il s'ensuit infailliblement
une maladie. S'il se forme dans certaines parties du
corps des stases sanguines, petites ou grandes, plus
ou moins nombreuses, d'autres parties souffrent
également par suite d'anémie; en un point il y a
surabondance, en l'autre insuffisance. Une personne
peut avoir mal à la tête parce que le sang y afflue
violemment. Elle souffrira beaucoup. Une autre a
mal à la tête, parce qu'en certaines parties de la
tête le sang fait défaut. Autre exemple: quelqu'un
ressent aux pieds des douleurs insupportables: des
stases sanguines en sont la cause. Un autre se
plaint de douleurs dans les pieds, qui sont maigres,
sans force, sans chaleur; le sang manque, d'où les
douleurs. Un troisième a tantôt une forte oppression
à la poitrine, tantôt des douleurs dans le bas-ventre;
c'est que le sang se porte avec violence parfois à la
poitrine et parfois au bas-ventre. Qui pourrait compter toutes les maladies qui proviennent de troubles
dans la circulation du sang? Cet été je vis une personne qui avait plus de cent abcès sur tout le corps;

d'après ce qu'elle raconta, on l'avait massée trop rudement ; le sang refoulé trop violemment hors des artères s'était peu à peu corrompu, parce qu'il n'avait pas trouvé d'issue, et cette personne était devenue absolument incapable de s'acquitter de ses travaux. Les éruptions sont, en petit, la même chose.

Le sang se forme des principes nutritifs que l'on fournit à la nature. Si l'on ne donne à la nature que des aliments sains, fortifiants, le sang sera également sain. Mais si la nature reçoit beaucoup de principes qui ne lui conviennent pas, qui ne peuvent fournir un bon sang et qu'elle ne puisse réussir à les rejeter, le sang ne saurait être bon. Par exemple, l'alcool est plus nuisible qu'utile à la nature qui ne peut rien en faire. Or, lorsqu'on boit de l'alcool, il pénètre dans le sang. Lorsqu'on prend du poison comme médicament, le poison pénètre aussi dans le sang ; de même les aliments et les boissons fournissent à la nature bien des principes qui corrompent le sang, et donnent par là naissance à un grand nombre de maladies qu'on aurait bien de la peine à compter. Chacun doit donc penser à user de prudence dans le choix de ses aliments et de ses boissons, afin de ne pas se corrompre le sang et de ne pas nuire à sa santé ; cela est d'autant plus nécessaire qu'il n'y a pas de bornes aux exigences de la nature, et qu'elle recherche tels aliments et telles boissons avec un goût immodéré ; si l'on satisfait toujours ce penchant, non seulement on peut affaiblir la nature ou se rendre malade, mais on peut encore ruiner sa constitution tout entière. Combien de gens l'alcool n'a-t-il pas conduits prématurément au tombeau, buveurs de bière, de vin ou d'eau-de-vie ! Il en est de même de l'usage excessif des acides, du vinaigre, par exemple, ou des friandises délicates, qui ont pour le corps les conséquences les plus funestes.

De petits canaux portent les humeurs dans toutes les directions, comme les veines portent le sang; et, de même qu'il se produit des stases dans le cours du sang, il s'en produit aussi et encore plus facilement dans le cours des humeurs. Comme le sang, les humeurs peuvent devenir malades, particulièrement en cas de stase, et plus encore si la nourriture est malsaine, c'est-à-dire contient des principes susceptibles d'altérer les humeurs et le sang. Qu'est-ce que l'anasarque, sinon une maladie des humeurs qui se résolvent en sel et en eau?

N'arrive-t-il pas souvent que tout à coup on transpire violemment sans avoir fait aucun effort extraordinaire? Les exhalaisons trahissent assez la mauvaise nature et le caractère morbide de la sueur qui sort des humeurs, et, de plus, le malade qui transpire peut dire comment il se trouvait avant de transpirer et comment il s'est trouvé lorsque la transpiration a cessé. Ce que reçoit la nature peut lui être bon et favorable. Mais elle peut aussi recevoir bien des choses nuisibles. La présence de principes morbides dans l'air, qui est, lui aussi, un corps, est bien fréquente; et combien il est facile à ces principes nuisibles de pénétrer par la respiration, en même temps que les bons, dans l'économie, et d'y produire de fâcheux effets! La lumière elle-même a sur le corps l'influence la plus favorable; un trop grand défaut de lumière est préjudiciable au corps et peut le rendre maladif ou malade. Je n'en veux pas de preuve plus convaincante que les plantes qui croissent à l'ombre; elles sont malades parce que la pleine lumière leur manque et qu'habituellement aussi

elles ne respirent pas un air pur. Que la chaleur et
le froid puissent nuire, chacun le sait ; on n'a qu'à
penser à tous les malheureux qui ont péri gelés et
à tous ceux qui sont morts d'un coup de soleil.
Mais un froid ou une chaleur moins considérables,
peuvent aussi avoir une action funeste sur le corps
et le rendre malade ou tout au moins l'une de ses
parties.

Les maladies peuvent encore être héréditaires.
De même que les enfants ressemblent à leurs parents, qu'ils héritent de leurs traits, les bonnes et
les mauvaises qualités des parents peuvent aussi
passer aux enfants. On dit souvent : Il n'y a rien
d'étonnant à ce qu'un tel soit vicieux, cela vient de
ses parents. Pourquoi les maladies ne se transmet-
traient-elles pas des parents aux enfants ? Si les parents ont un sang malsain et des humeurs morbides,
les enfants ne peuvent hériter que d'un sang malsain
et d'humeurs morbides. De là vient le proverbe :
« Tel champ, telles raves ; tel père, tel fils ; telle mère,
telle fille. » Ces pauvres créatures qui, en venant
au monde, apportent comme héritage un sang malsain et des humeurs morbides, ne peuvent avoir
d'autre perspective que d'être la proie de diverses
maladies. On constate fréquemment dans la vie de
tous les jours que les enfants de parents malades
sont malades, eux aussi. Donc les maladies peuvent
se transmettre par l'hérédité.

Si nous pouvions voir tout ce que renferme l'air,
tout ce qui s'y meut et s'y agite, combien de principes divers invisibles à nos yeux, combien de vapeurs légères il tient en suspension, nous dirions :
« Tout ceci n'est pas sans influence sur notre organisme lorsque nous l'introduisons en nous par la

respiration. » Lorsqu'on fume un mauvais cigare dans une chambre, n'y a-t-il pas une mauvaise odeur dans toute la chambre? ce seul cigare ne corrompt-il pas l'air? Lorsque la fumée a complètement disparu, l'air de la chambre renferme cependant encore ce qu'avait de mauvais la fumée du cigare. Celui qui vit longtemps dans un air malsain perdra bientôt les fraîches couleurs de la santé et prendra une apparence maladive ou souffrante. On admet que l'air inspiré et expiré trois fois contient déjà des traces de poison. Que se passe-t-il lorsqu'on respire à maintes reprises, souvent, l'air corrompu d'une chambre? On ne doit pas s'étonner que la plupart du temps il en résulte un état maladif. Les exhalaisons de personnes malades, souvent très malades, ne peuvent-elles pas aussi être dangereuses pour ceux qui, vivant auprès de ces personnes, doivent respirer un air corrompu? Qui pourrait en douter? C'est ainsi qu'une maladie peut, par la respiration ou les exhalaisons du malade, passer à une autre personne, c'est-à-dire l'infecter. Cependant je dois remarquer ici qu'il ne faut pas être trop craintif.

Un corps sain et robuste triomphe de ces petites choses; elles se dissipent chez lui comme la fumée dans l'air à mesure qu'elle y pénètre. Mais les natures débilitées sont plus sensibles et plus susceptibles, surtout lorsqu'elles renferment déjà des principes qui s'unissent au principe morbide infectieux. Il y a plusieurs maladies qui sont connues comme particulièrement contagieuses, par exemple, le choléra, la dysenterie, la petite vérole, etc.. C'est, j'en suis convaincu, parce qu'elles déterminent à un degré très élevé la production de principes vénéneux et peuvent plus facilement avoir une action

destructive sur l'organisme. Mais il faut aussi que
le corps humain offre une susceptibilité ou une
disposition particulière ; car on a de nombreux
exemples de personnes qui, à des moments où sévis-
saient des maladies réputées des plus contagieuses,
n'ont pas été atteintes. En 1855, à cause du choléra,
les concombres étaient sévèrement interdits. Dans
un couvent, un domestique, qui les aimait beaucoup,
essaya de se nourrir presque exclusivement de concombres, à cause de leur bon marché et aussi pour
voir s'ils étaient vraiment nuisibles. Ni les concombres, ni le choléra ne lui firent aucun mal. La
crainte, l'anxiété, l'effroi rendent les natures plus
susceptibles de contracter une maladie contagieuse ;
on peut dire qu'elles y conduisent. L'organisme humain souffre surtout de l'habitation dans les locaux
malsains, de la proximité d'exhalaisons malsaines,
provenant de marais, d'eaux croupissantes, d'or-
dures. On voit fréquemment, surtout au printemps
et à l'automne, s'élever de ces endroits, sous forme
de vapeur, des exhalaisons qui, certainement, ne
peuvent pas être aussi saines que les exhalaisons
d'une colline pierreuse. Il est donc d'une nécessité
absolue de veiller à ce que les maisons soient bien
aérées, à ce que le sol sur lequel elles sont bâties
ne soit pas trop humide, à ce que nulle part des eaux
sales et sentant mauvais ne puissent s'amasser et,
en se corrompant, être dangereuses pour la santé.
Aussi faut-il assainir les pays marécageux, en creusant des canaux qui fournissent un écoulement à
l'eau des marais.

Un grand nombre d'articles de modes causent
aussi du dommage à la santé et sont l'origine de maladies. C'est la mode à présent de porter des talons

élevés à ses souliers ou à ses bottes. Lorsque l'on compare le pied tel qu'il a été fait par le Créateur avec un soulier à la mode, on se refuse à croire qu'il soit possible de confectionner un tel étui pour protéger le pied. Habituellement la partie antérieure du soulier se termine en pointe et les cinq doigts sont comprimés de sorte qu'aucun d'eux ne peut se développer convenablement. Or, tout organe comprimé souffre et ne rend pas les mêmes services que l'organe bien portant.

Les talons hauts forcent à beaucoup lever les pieds en marchant; autrement on trébucherait constamment. Par conséquent, à chaque pas le talon frappe violemment à terre, ce qui est également préjudiciable aux os, aux vaisseaux et aux veines. Les preuves de ce que j'avance sont multiples. Le soulier étant fait d'une manière si opposée à la conformation du pied a besoin d'être fortement bouclé ou retenu par un élastique; sans cela il serait impossible de marcher. Que d'entorses sont la conséquence de ce genre de chaussures! De plus, le sang ne peut pénétrer dans un pied emmaillotté de la sorte, et ce qui a réussi à y pénétrer ne peut en sortir. La circulation normale est donc entravée, et peu à peu le sang se corrompt; en même temps le pied n'est pas suffisamment nourri, et il n'y a pas à se demander pour quelle cause les pieds refusent leur service. Les malheureux sont victimes de la mode et en subissent les conséquences. De là vient aussi que tant de personnes se plaignent de douleurs tout autour des chevilles et que leurs pieds tout bleus, tout congestionnés, s'ouvrent et guérissent rarement.

Il est très fréquent de voir les paysans et surtout

les gens riches tenir beaucoup aux beaux chevaux, à ceux qui sont le plus possible exempts de tout défaut ; c'est aussi mon sentiment, et vraiment on fait beaucoup d'efforts dans l'économie rurale afin d'obtenir de beaux résultats. Mais jamais encore je n'ai vu commettre la sottise d'emmaillotter fortement un cheval afin de lui donner un heureux développement ; celui qui le ferait serait regardé comme un fou.

Ce qu'on n'ose faire à un animal, les femmes le font. Elles enferment le haut de leur corps dans une cuirasse, ou, pour l'appeler par son nom, un corset, qui comprime tellement la poitrine et la taille, qu'il leur est difficile de se baisser et quelquefois même de respirer. Cela ne peut avoir que les pires conséquences. Il est nécessaire que le sang nourrisse et réchauffe toutes les parties du corps ; c'est pourquoi les veines le portent sans interruption dans toutes les directions. Une partie des veines est située à la surface du corps, les autres plus profondément : lorsque le corps est enfermé dans un corset, il n'est pas à supposer que cette partie comprimée de la sorte reçoive un afflux de sang convenable. Or, ce qui n'est pas bien nourri se met à dépérir. Le corset empêche le corps d'atteindre son complet développement.

Le corps ne doit rencontrer aucun obstacle sur son chemin ; il faut qu'il puisse se développer ainsi que l'a ordonné la loi de la nature. Que les jeunes os sont mous ! Par une courbure persévérante on arrive réellement à les diriger de telle façon que le corps est bien plus mince qu'il ne devrait l'être naturellement. Comme le corps ne peut se développer, faute de sang, et que, d'ailleurs, un obstacle l'empêche de prendre son extension normale, il reste dans un état de faiblesse, et la nature se venge au bout d'un petit nombre d'années. J'ai connu des jeunes filles qui paraissaient vraiment des figures bien réussies tirées d'un journal de modes ; mais, si elles laissaient tomber quelque chose à terre, il leur était impossible de se baisser rapidement pour le ramasser, parce que leur corps se refusait à les porter. Une telle faiblesse entraîne une vieillesse prématurée, des infirmités et toutes sortes de souffrances. Elle rend incapable de remplir ses fonctions ordinaires, de rien supporter. Si j'étais législateur, j'interdirais absolument par une loi à toutes les femmes qui se serrent de se marier, à cause des malheureux enfants qui, au lieu d'être sains et robustes, ne peuvent être que misérables et étiolés, qui même viennent souvent au monde avant terme ou morts, parce que la place leur a manqué pour se développer complètement. On s'étonne et on se plaint lorsque les gens riches ont des enfants amaigris, nerveux, décolorés ; chez un grand nombre cela peut tenir à l'éducation, mais très souvent la raison en est que leurs mères se sont jadis sacrifiées à la mode et se sont serrées dans un corset. Qui ne redoute pas les maladies de foie ? Heureux celui dont le foie est bon, bien développé, sain! L'usage du corset s'oppose absolument au développement normal du foie. Un médecin m'a assuré que des sections pratiquées sur des corps qui avaient été comprimés par un corset ont montré le foie entièrement transformé en un lambeau desséché, souvent coupé jusqu'en son milieu, ou même davantage, et dans un état complet de dégénérescence.

Le corset exerce une pression sur les organes

abdominaux. Ils les comprime en les repoussant
vers le bas. Comment veut-on que, dans ces conditions, le sang puisse circuler régulièrement. Il est
arrêté et il se forme peu à peu des tumeurs qui né-
cessitent une opération, ou, lorsqu'il est trop tard
pour la faire, entraînent infailliblement la mort.
Un médecin, qui avait une clientèle fort étendue,
m'a affirmé qu'il est impossible de dire combien le
corset est mauvais pour le bas-ventre, et combien
il faut faire d'opérations dont il est la seule cause.
Grâce à cette mode malheureuse, le bas-ventre devient le siège de nombreuses souffrances.

Cette action funeste ne s'étend pas seulement au
bas-ventre, mais encore à la partie supérieure du
corps. Lorsque le sang ne peut servir au développement du corps, parce que trop d'obstacles s'opposent à sa libre circulation, il afflue en partie à la
poitrine, mais surtout à la tête. Plus les pieds sont
froids, parce que le sang n'y descend pas, plus la
tête est brûlante et plus le mal de tête est violent ;
en un mot, le corset empêche le développement normal, il s'oppose au plein épanouissement de la nature ; il amène de précoces infirmités, la vieillesse
et la caducité, et empoisonne généralement la vie.
Les parents sensés peuvent seuls remédier au mal.
Je connais un père de famille très sensé à tous les
points de vue. Il avait entendu parler du corset et
des conséquences de cette mode. Sa fille en acheta
secrètement un pour le porter les dimanches et les
jours de fête. Lorsqu'il s'aperçut à sa tenue qu'elle
s'était affublée de cet instrument de supplice, il lui in-
fligea une correction si énergique, qu'elle promit de
ne plus porter de corset de sa vie. Honneur à ce
père ! Je le respecte et le salue. Pourquoi le corset

n'est-il pas d'un usage général chez les paysans, sauf les dimanches et les jours de fête ? Par la seule raison qu'il empêcherait de travailler, qu'il ôte toute force, qu'il empêche le corps de se développer et n'aboutit qu'à l'étioler.

Très souvent la mode est aussi blâmable en ce qui regarde le cou. On a inventé diverses modes et toutes ont trouvé des adeptes. Avec chaque mode a changé la façon d'habiller le cou. Il y a quelques années, ce fut tout à coup la mode de porter des cache-nez ; on prétendait par là éviter toutes sortes de maux de gorge et de rhumes. Au commencement tout alla bien ; l'enfant qui apprenait à marcher dut porter un cache-nez et le vieillard s'en procura un, lui aussi. On pensait que personne ne tousserait plus, parce que tout le monde portait des cache-nez. A présent, ils ont presque entièrement disparu, simplement parce qu'en amollissant ils étaient cause d'un bien plus grand nombre de rhumes, de maux de gorge, d'inflammations du cou, de la gorge, du nez, etc. Aujourd'hui, c'est la mode de serrer assez fortement le cou. Bien des personnes portent des cols artistement faits, qui ressemblent à du fer blanc ; le cou est comme cloué dans le corps et la garniture de fer blanc conserve à la tête la bonne direction. On ne songe pas que de chaque côté du cou, est située une artère, qui pénètre dans la tête, en restant presque à la surface, que cette compression empêche le sang de se rendre librement dans la tête ; et que celui qui peut y arriver y forme aisément des stases. Cette compression amollit aussi le cou et le rend par là susceptible de contracter bien des maladies. Le cou doit être le plus possible libre et dégagé, afin que la transpiration ne soit pas em-

pêchée et que l'air frais puisse toujours endurcir *con d'l'air*
les organes qu'il contient.

S'il est facile de comprendre la raison de beaucoup
de choses qui se font en ce monde, il en est beaucoup aussi qu'on ne saurait s'expliquer. Ainsi les
gants chez soi, dans un salon, lorsqu'il fait chaud.
Tâtez la main d'une de ces personnes qui portent
constamment des gants. Comme elle est flétrie, *gants !*
flasque, pâteuse, onctueuse et rarement chaude ! En
été même, elle est froide ; en hiver, il n'en faut pas
parler. Ces mains ne sont jamais chaudes en réalité.
La transpiration est empêchée, parce que les gants
seuls l'absorbent. Or, ce que la nature aurait voulu
expulser, commence à se corrompre. Les mains étant
habituellement froides, ne sont pas suffisamment
nourries, et, par conséquent, ne se développent pas
non plus comme elles le devraient. Mais, je l'oubliais :
puisque l'étiolement est à la mode, je l'approuve
aussi. De l'agrément que procure l'usage des gants,
je n'en puis rien dire du tout, n'en ayant jamais
porté de ma vie ; mais j'ai toujours eu le plaisir
d'avoir chaud aux mains toute l'année, d'avoir les
mains plus propres que si j'avais porté des gants, et
de pouvoir travailler avec mes mains comme je
l'entendais.

L'amollissement est un des maux les plus terri- *amollissement*
bles. Contemplons les arbres à la lisière d'une forêt,
surtout ceux qui se trouvent à l'est ou à l'ouest ; qu'ils
résistent fermement et presque inébranlablement à
la violence de tous les vents ! Comparons-les avec
ceux du milieu de la forêt, la différence est immense.
S'il arrive qu'au milieu de cette forêt une partie des
arbres soit coupée, qu'une trouée soit faite et donne
entrée au vent et à la tempête, les arbres qui restent

seront en partie arrachés, en partie brisés. Parce
qu'ils ont grandi dans le calme, à l'abri de la tempête, ils ne seront pas capables de lui résister. Au
contraire, les arbres de la lisière ont grandi au milieu
des tempêtes, ils ont poussé de si profondes racines
qu'aucun effort ne peut les déraciner, et ils ont une
telle solidité, qu'ils bravent tout ouragan. Ainsi, au
milieu de la plaine de Wœrishofen s'élève un pin
isolé, âgé de plus de 100 ans; aucune tempête n'a
réussi à le déraciner.

C'est l'image fidèle de l'homme amolli et de l'homme
endurci. Combien de personnes sont toujours malades, ne se sentent jamais bien portantes! Et cependant, peut-être, chez la plupart, tous les organes
sont-ils en bon état ; c'est simplement parce qu'elles
sont amollies qu'elles succombent aux tempêtes qui
les assaillent. Je crois n'avoir pas tort en nommant
notre siècle le siècle de l'amollissement ; car jamais
encore la durée moyenne de la vie humaine n'est
descendue si bas qu'à présent. Il y a peu d'années,
on lisait qu'elle était de 34 ans, et maintenant elle
s'abaisse à 28. Il est incontestable que l'amollissement est une des principales raisons pour lesquelles
l'espèce humaine n'a plus aucune force de résistance,
et succombe aux plus petits assauts. Je voudrais
savoir quelle maladie ne triomphe pas, avec la plus
grande facilité, d'une nature amollie, tandis qu'une
nature endurcie n'en a aucun souci. Je maintiens
que l'amollissement ouvre la porte à toutes sortes
de maladies. Quels ennuis causent les catarrhes! Et
que de gens amollis ont un catarrhe toute l'année;
tout au plus s'en débarrasseront-ils pendant six semaines ou deux mois. Au contraire, celui qui est
endurci n'a jamais de catarrhe, ou, s'il en attrape

un, il est vite guéri. Et quelles ruines produisent
dans l'organisme ces catarrhes répétés! Ils enlèvent
habituellement tout appétit et, par suite, amènent un
dépérissement. Les organes attaqués par le catarrhe
s'altèrent et sont mis peu à peu hors d'usage ; bref,
comme me le disait un médecin intelligent : « Le
catarrhe peut être le point de départ de toutes sortes
de maladies mortelles. » Ce que je dis du catarrhe,
je peux le dire des autres maladies. Je suis fermement convaincu que l'amollissement ouvre la porte
à toutes sortes d'affections, et même peut rendre
malades un grand nombre des parties du corps ; celui
qui n'est pas endurci, ne sera jamais capable de s'acquitter parfaitement des devoirs de sa position, il
deviendra toujours plus impropre à tout service. Un
jeune prêtre, qui ne pouvait plus remplir aucun ministère, vint, dans son désespoir, s'adresser à moi. Il
n'avait pas de quoi vivre, ne pouvait pas travailler,
mais ne pouvait pas non plus mourir ; il ne pouvait
qu'être malheureux. Sa principale richesse était une
masse de vêtements qu'il traînait sur lui et avec lesquels il entretenait son mal. Il portait trois caleçons
et deux chemises de laine ; des pieds à la tête il était
enveloppé et ne savait que gémir et se plaindre de
sa misère. Son esprit était abattu, son corps incapable de tout travail. D'ailleurs ses organes étaient
sains. Lorsque peu à peu il enleva ses vêtements de
laine, s'endurcit par l'usage de l'eau froide et en vint
à s'habiller le plus simplement et le plus naturellement possible, il guérit de corps et d'esprit ; il retourna à ses études avec confiance et courage, continua raisonnablement à s'endurcir et, au bout de
deux ans, devint professeur. Encore à présent il
remplit cette fonction avec honneur. Lorsqu'il était

amolli on n'eût pu en faire un chapelain, maintenant
qu'il est endurci il affronte la chaire avec succès.
Comment s'était-il amolli de la sorte? Il s'était en-
rhumé et il dut consulter un médecin. Après un long
traitement survinrent des crampes. Aux crampes se
joignirent une nervosité et une mélancolie incroyables, il était presque hors de lui ; la moindre
chose le mettait dans un état d'excitation extrême.
Maintenant il est la tranquillité, la mesure même :
c'est un véritable homme d'entendement.

Je pourrais dire qu'innombrables sont les exemples
de ceux que l'amollissement a rendus malades et incapables de s'acquitter des devoirs de leur état ; il
serait bien temps que les hommes se décidassent à
s'endurcir, afin qu'on ne dise plus désormais : C'est
dans ce siècle que la durée moyenne de la vie humaine est tombée le plus bas, et on ne fait aucun
effort pour la relever. Si j'avais devant les yeux
tous les amollis et les malades qu'un endurcissement raisonnable a rendus au bonheur et à la santé,
qu'ils seraient nombreux ! L'endurcissement est
donc une condition indispensable d'une bonne santé
et d'une longue vie, tandis que l'amollissement amène
un grand nombre de maladies, la misère et souvent
une mort prématurée. Comme dit le proverbe : « Trop
et trop peu gâtent tout jeu. » Si l'amollissement est
un mal si terrible qui donne entrée à tant de maladies, le froid, lui aussi, est dangereux pour la nature
humaine, il peut produire la maladie, la misère et
la mort. Le corps a besoin d'être protégé, en été,
contre la chaleur, en hiver, contre le froid. Si le moi-
neau n'avait en hiver que son vêtement d'été, il ne
saurait résister aux frimas. Il en est de même des
animaux de la forêt et aussi de l'homme. En été, il

lui faut des vêtements légers, il a besoin aussi de
vêtements d'hiver; mais la mesure et la modération
doivent régner en tout temps.

La gale est une maladie très fréquente et fort pénible. Je la connais depuis ma jeunesse, parce que
mes parents savaient la guérir au moyen d'une pommade. On prenait de l'eau-de-vie, de la fleur de soufre
et, si je m'en souviens bien, de l'axonge, peut-être
y ajoutait-on encore quelque autre chose. On frottait le malade avec cette pommade ou une pommade
analogue; habituellement il n'était pas nécessaire
de renouveler souvent les frictions pour amener la
guérison. Mais souvent aussi la gale revenait. Je regarde cette médication comme tout à fait irration-
nelle et très dangereuse. Cependant la gale n'est
autre chose qu'une tique qui fait sa demeure et
cherche sa vie sous la peau, comme la taupe sous la
terre. Une pommade qui a une forte odeur, chasse
ces petits animaux dans l'épaisseur de la peau; avec
le temps ils reviennent, ou bien ils meurent et il est
difficile de les expulser. La gale est très contagieuse, si l'on se sert des vêtements d'un galeux, ce
vêtement communique la gale; il en est de même
du lit. Lorsqu'une personne a la gale depuis très
longtemps, son organisme en souffre beaucoup. Les
humeurs et le sang se corrompent et le malade devient faible. De plus cette vermine lui enlève tout
repos et empêche tout sommeil réparateur. Je voudrais mettre tout le monde en garde contre la médication externe par le moyen de frictions, et je ne
puis admettre d'autre traitement rationnel qu'un
traitement qui élimine et chasse ces insectes de
l'organisme et les détruit. Déjà un grand nombre
de galeux, jadis sains et robustes, ont été guéris à

Wœrishofen par des applications d'eau, par des demi-
bains, surtout par les différentes sortes de douches
et, avant tout, par la douche fulgurante. Il y a déjà
20 ans, j'en ai guéri un grand nombre très rapidement avec un savon vert que je commandais au
pharmacien. Le malade se frottait vigoureusement
le corps entier avec ce savon, prenait un bain chaud
de 30-32° R [1] et, par un lavage énergique, se débarrassait des insectes, que la chaleur faisait sortir.
Mais, au sortir de ce bain il faut mettre du linge tout
à fait propre; car, si l'on remet les mêmes vêtements, les insectes que ces vêtements ont retenus en
nombre considérable vous infectent de nouveau.
Deux bains au plus, rarement trois, amènent une
guérison complète. La gale est tellement contagieuse, comme on vient de le voir, que les insectes
se transmettent d'une personne à l'autre au moyen
des vêtements ou des lits. Si la gale, en s'introdui-
sant dans le corps de l'homme, peut causer tant de
mal, pourquoi d'autres natures ne pourraient-elles
pas devenir la proie d'une vermine analogue? De
même que dans la gale des insectes se logent dans
la peau, des insectes analogues peuvent pulluler
aussi dans les différentes parties du corps des animaux et de là passer facilement à l'homme. Ainsi
les trichines ne sont pas autre chose que des êtres
vivants qui naissent dans l'animal, ou s'y intro-
duisent, et peuvent passer chez l'homme. C'est pourquoi je ne comprends pas que tant de gens se nourrissent de viande crue; il faut pourtant reconnaître
que la trichinose en a déjà fait mourir un grand
nombre. Le ver solitaire se communique de la même

trichines

ver solitaire

_____

[1] 37° ½-40° centigrades.

façon, et, on l'a prouvé, surtout par l'usage de la
viande de bœuf crue ou mal cuite. Si un œuf pénètre
dans l'estomac, il y éclôt et le ver peut atteindre de
10 à 20 mètres de long. On conçoit aisément que la
présence de ce ver soit très funeste à l'organisme; et
c'est réellement un grand bonheur qu'on ait trouvé
aujourd'hui des moyens pour l'expulser facilement
et sûrement. Il y a seulement 20 ou 30 ans il fallait
employer les moyens les plus énergiques. Mon voi-
sin eut, il y a 36 ans, le ver solitaire; il prit des remèdes si violents qu'on attribua généralement sa
mort à l'usage de ces remèdes. Je le préparai moi-
même à la mort.

Lorsqu'on songe au grand nombre de maladies qui
accablent la nature et peuvent causer la mort, on
peut à juste titre se poser cette question : « Où trouver
des remèdes assez multiples et assez énergiques pour
guérir toutes ces maladies? Combien ne faut-il pas
que les remèdes pharmaceutiques soient variés pour
combattre une telle quantité d'affections?» Je réponds
à cela : « L'eau que nous a donnée le Créateur de l'humanité, et des herbes choisies, sont les remèdes es-
sentiels qui guérissent les maladies et rendent la
santé aux corps. » Il s'agit seulement de savoir de
quelle manière l'eau doit être appliquée, quelles
plantes on doit choisir et comment elles doivent être
employées. Lorsqu'un corps est malade, il s'est nécessairement produit en lui des désordres qui ont
porté atteinte à la belle harmonie qui y régnait; ces
désordres ont eu pour conséquence la production de
principes morbides qui ont rendu malade le corps
auparavant bien portant; ou bien il s'est introduit
dans l'économie quelque chose qui a amené des
troubles dans l'organisme tout entier et a été nui-

résoudre -sible à la santé. Dans les deux cas, les remèdes doivent nécessairement résoudre et éliminer les principes morbides qui se sont développés ou se sont *éliminer* introduits dans l'organisme. Cette résolution et cette élimination doivent se poursuivre jusqu'à ce que tous les principes morbides soient résolus et éliminés; et jusqu'à ce que les perturbations qui ont rendu le corps malade aient cessé. Tout ceci doit être l'œuvre de l'eau et de plantes choisies. Pour mener cette œuvre à bonne fin, il existe un grand nombre d'applications diverses, mais toutes agissent de concert, de manière à résoudre toutes les congestions et toutes les indurations qui s'étaient formées, à écarter tous les obstacles et à rétablir l'ordre parfait dans l'organisme. Considérez les maladies dans leur multitude et leur diversité, et vous verrez clairement que les applications d'eau et d'herbes doivent se faire de bien des manières différentes, qu'elles doivent être tantôt plus fortes, tantôt plus faibles, tantôt générales, tantôt circonscrites à une ou plusieurs parties du corps. C'est là le grand art de guérir : ni trop, ni trop peu, ni trop souvent; tout en son temps. C'est pourquoi il faut montrer par des exemples particuliers comment on peut, au moyen de l'eau et des herbes, guérir et les maladies bénignes et les maladies graves.

ni trop, ni trop peu, ni trop souvent ~

CHAPITRE II

Dans quelles conditions doit-on se trouver pour prendre une application ?

La première et la plus nécessaire des conditions est QUE LE CORPS AIT TOUTE SA CHALEUR NATURELLE, c'est-à-dire qu'il ne doit y avoir ni froid ni frissons. On peut obtenir cette chaleur soit par un séjour préparatoire dans un local chauffé, soit par le mouvement et le travail. A celui qui aurait à moitié froid et à moitié chaud l'eau ne ferait aucun ou presque aucun bien; au contraire, elle pourrait lui faire beaucoup de mal ; car le froid de l'eau entre en lutte avec la chaleur naturelle. S'il existe peu de chaleur naturelle, le froid remportera aisément la victoire, et il sera difficile au corps de se réchauffer ensuite, ou même il pourra arriver que le froid détermine une fièvre de longue durée. Donc, la première condition de toute application est que le corps ait toute sa chaleur. Cependant il n'en est pas de même pour ceux qui ont froid aux pieds. Celui qui marche dans la neige avec les pieds froids les sent se réchauffer très rapidement et devenir brûlants. Marcher dans l'eau lorsqu'on a froid aux pieds est salutaire aussi et les réchauffe rapidement , mais il ne faut pas que la marche dans l'eau dépasse une durée de trois à cinq minutes. Plus l'eau est froide, plus la chaleur revient prompte et forte.

On ne doit donc marcher dans l'eau ou prendre une application d'eau, que lorsqu'on a bien chaud.

On demandera : « JUSQU'A QUEL POINT FAUT-IL AVOIR CHAUD, et PEUT-ON PRENDRE UNE APPLICATION D'EAU LORSQU'ON EST EN TRANSPIRATION ? » Je répondrai : « Plus on a chaud, mieux cela vaut pour lutter contre le froid de l'eau. » Celui qui est en transpiration lorsqu'il prend une application, en retirera les effets les plus salutaires ; et, s'il était en nage au point que l'eau lui ruisselât du front et du corps tout entier, l'effet serait encore plus sûr. J'ai toujours entendu dire qu'on ne doit pas prendre de bain lorsqu'on est en transpiration ; et pourtant, étant fortement en nage, j'ai pris plus de cinq cents bains, j'ai conseillé la même chose à d'autres, et pas une seule fois ces bains n'ont manqué d'avoir les meilleurs résultats. La chose est bien claire : si la chaleur est puissante contre l'eau, la plus forte chaleur possible sera la plus puissante. On dit communément : Une grande chaleur échauffe le sang et le met en ébullition. C'est parfaitement vrai ; mais cet état s'adoucit et se tempère instantanément, si bien que c'est une des plus grandes jouissances pour celui qui transpire que de se laver les mains et le visage. Si avant le bain, par suite de la chaleur et de la marche, le pouls avait 150 pulsations à la minute, après le bain il n'en a que 80 à 90 au plus. On dit : Les poumons ne peuvent pas réagir, l'impression soudaine leur nuit et peut amener une paralysie de cet organe. C'est faux. Il n'est pas croyable qu'en deux secondes l'action de l'eau puisse pénétrer jusqu'aux organes internes pour en déconcerter le jeu ; car on entre d'un seul coup dans l'eau jusqu'à la poitrine et, en une seconde, la fraîcheur de l'eau

a déjà dissipé une grande partie de la chaleur. Puis
on se lave rapidement la poitrine, ce qui enlève également la chaleur brûlante ; si on le veut, on peut
alors plonger avec avantage jusqu'au cou, ou bien
se laver le haut du corps et terminer ainsi le bain.

A cette question : « COMBIEN DE TEMPS DOIT DURER
LE BAIN ? » Je répondrai : « Le bain le plus court est
le meilleur. » La durée habituelle en est d'une à
deux secondes, par exception seulement elle peut
aller jusqu'à cinq ou six. C'est justement la plus
grande erreur que l'on ait commise jusqu'ici, à cet
égard, d'avoir fait durer les bains trop longtemps et,
d'avoir ainsi exercé une véritable tyrannie sur le
corps ; il était impossible que ces bains eussent
le même résultat que les bains de courte durée et,
de plus, ils effrayaient tout le monde. Que de chaleur perd le corps lorsqu'on reste de 6 à 10 minutes
ou plus longtemps encore dans l'eau froide ! Or,
quand le corps a perdu sa chaleur, il ne recouvre
que très difficilement sa température normale. Au
contraire, un bain de une à deux secondes n'enlève
pas beaucoup de calorique et, par suite, la chaleur
la plus agréable se développe très rapidement ; voilà
une des raisons pour lesquelles tant de personnes
sont à présent passionnées pour l'eau, tandis qu'auparavant un bain froid leur causait la plus grande
horreur. C'est la BRÈVE DURÉE qui fait qu'on ne
craint plus autant l'eau froide ; le bain ne dure
qu'un instant, soulage rapidement et n'amène ni
froid, ni frissons.

« JUSQU'A QUEL POINT L'EAU DOIT-ELLE ÊTRE
FROIDE ? » Je réponds : « Plus elle est froide, meilleure
elle est. » J'ai pris et j'ai conseillé à d'autres beaucoup de bains dans une eau mêlée de neige. Si l'on

recule la première fois en frissonnant, la seconde on
entre avec d'autant plus de courage, parce qu'on a
acquis la conviction que l'eau la plus froide est celle
qui développe le plus rapidement la chaleur la plus
agréable. Donc, L'EAU LA PLUS FROIDE EST LA MEIL-
LEURE. Et cela pour les vieillards comme pour les
enfants, bien que chez les uns et chez les autres les
applications doivent être faites avec la plus extrême
prudence. Lorsqu'on plonge un enfant dans l'eau,
on compte seulement un, deux, et on le remet vite
dans le lit chaud d'où on l'a tiré ; le petit être, n'eût-
il que quelques jours, se réchauffe infailliblement en
très peu de temps, et on a fait ce qu'il y a de mieux
pour l'endurcir. Cette année, une personne du rang
le plus élevé vint me trouver ; elle était assez âgée,
si maigre et si faible qu'elle pouvait à peine faire
quelques pas. Elle demanda de l'eau tiède pour débuter ; elle avait commencé par prendre des bains de
pieds chauds. Je lui donnai une légère affusion des
cuisses avec de l'eau tout à fait froide et la chaleur
se développa rapidement ; à partir de ce moment
elle ne parla plus d'eau chaude, tant elle trouvait
agréable ce développement rapide de la chaleur et
le retour de ses forces. Le principe fondamental est
donc : La meilleure eau est la plus froide. Qu'elle
vienne d'un ruisseau ou d'un puits, peu importe,
pourvu qu'elle mouille et qu'elle soit fraîche.

On peut se demander : « Faut-il entrer dans l'eau
par petits sauts ou d'un seul bond ? » Je réponds : « Il
faut ENTRER LENTEMENT DANS L'EAU ; » de même il faut
donner les affusions en commençant par le bas et en
montant peu à peu, afin de traiter le corps avec ménagement. « Je ne conseille pas d'entrer trop vite dans
l'eau, parce que l'impression que recevrait le corps

serait trop violente ; y entrer lentement ne fait aucun
mal, tandis qu'une trop grande hâte peut être dangereuse. Un écolier voulut se baigner dans un ruisseau. Il prit un fort élan, et sauta dans l'eau profonde
d'un mètre environ. En sautant, il plongea brusquement et on ne retira qu'un cadavre. Il ne faut pas
accuser ici la fraîcheur de l'eau, — on était en été ;
— mais l'impression trop brusque de l'eau sur le
corps, sur le cœur et sur la poitrine causa une paralysie. Je connais trois cas de ce genre. Naturellement chaque fois on en accusa l'eau, bien qu'on fût
en été. C'est donc très important : si, d'une part, il
faut avoir bien chaud, d'autre part, on doit veiller à
ce que les applications d'eau sur le corps entier
soient faites avec beaucoup de ménagements et de
douceur.

Ce qui inquiètera aussi bien des gens, est de savoir A QUEL MOMENT les applications doivent être
prises. Je réponds : « L'effet en étant très doux et peu
fatigant, il n'y a pas à trop se préoccuper du moment
où on doit les prendre. » Ici, nous devons distinguer
entre un débutant, qui n'est pas encore accoutumé à
l'eau, et celui qui en a déjà l'habitude ; de même,
par exemple, il est indifférent à presque tous de se
laver les mains à un moment ou à un autre. J'ai pris
un grand nombre de bains froids la nuit, lorsque je
me réveillais à minuit, à 2 heures, à 3 heures. Pendant plus de deux ans, j'ai pris mon bain quotidien
au moment de mon lever ; je l'ai pris aussi le soir,
après le travail du jour ; très souvent encore immédiatement avant ou après le repas ; toujours je m'en
suis bien trouvé. A la longue, il développait en moi
une telle chaleur, que je n'avais plus besoin de faire
de mouvement en sortant de l'eau ; j'avais en géné-

ral plus chaud après le bain qu'avant. Je suis d'avis
que les débutants ne doivent pas se baigner immédiatement avant ou après le repas ; lorsqu'on se met
à table tout de suite après le bain, la chaleur ne se
développe pas assez vite. Un débutant ne doit pas
non plus prendre son bain le soir au moment de se
coucher, parce qu'à ce moment le corps est fatigué
et enclin au sommeil, et que le bain l'excite trop et
risque de causer de l'insomnie.

Je ne conseille donc pas de prendre son bain avant
de se coucher ; cependant j'en connais qui le font et
n'en dorment que mieux. Qu'ils continuent, ils ne
s'en trouveront pas mal. Chacun peut décider lui-
même quel est le meilleur moment. Je le répète :
Les effets de l'eau sur notre corps, dans cette application si simple, sont tellement doux et modérés
qu'il n'y a vraiment pas à parler d'un violent sai-
sissment.

« QUE DOIT-ON FAIRE APRÈS LE BAIN ? » De même
qu'il faut avoir bien chaud avant le bain, si l'on veut
obtenir un bon résultat, de même, après le bain, il
faut avoir soin de se réchauffer aussi vite que possible. C'est une des questions les plus importantes
pour l'hydropathe. Celui qui est accoutumé à l'eau
s'en inquiète peu ; il est bientôt entièrement réchauffé. Les natures faibles ou très amollies doivent
veiller avec la plus grande sollicitude à regagner
aussi rapidement que possible leur chaleur naturelle ;
on y arrive par le simple exercice, ou bien encore en
se donnant du mouvement dans un local chauffé,
jusqu'à ce qu'on ait parfaitement chaud. Mais il ne
faut pas oublier que, lorsque cette réaction s'est produite, et a amené une chaleur agréable, elle peut
être suivie d'une seconde et même d'une troisième

réaction. Si, au bout d'un certain temps, on éprouve quelques frissons, il faut sur le champ se remettre en mouvement jusqu'à ce qu'on soit complètement réchauffé. On peut aussi se réchauffer plus rapidement par divers exercices de gymnastique. Cependant, je dois mettre en garde contre les mouvements excessifs qui fatigueraient même une personne bien reposée ; ils annihileraient toute l'action fortifiante de l'eau. Il faut toujours traiter le corps avec ménagement

Je conseille à ceux qui en ont le temps et la facilité de prendre les applications le matin de bonne heure ; pour celui qui veut les prendre l'après-midi, le mieux est de le faire une heure après le dîner ou une heure avant le souper. La nuit encore, après le premier sommeil, quand le corps possède le plus de chaleur naturelle et s'est déjà un peu reposé, les applications d'eau sont très salutaires ; mais il faut vite se remettre au lit, afin de retrouver la chaleur nécessaire.

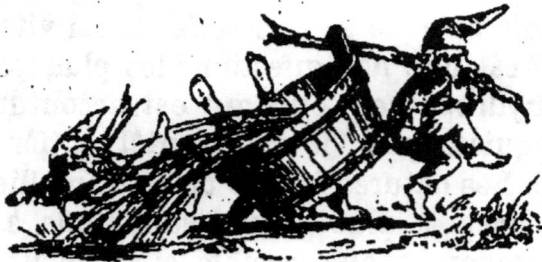

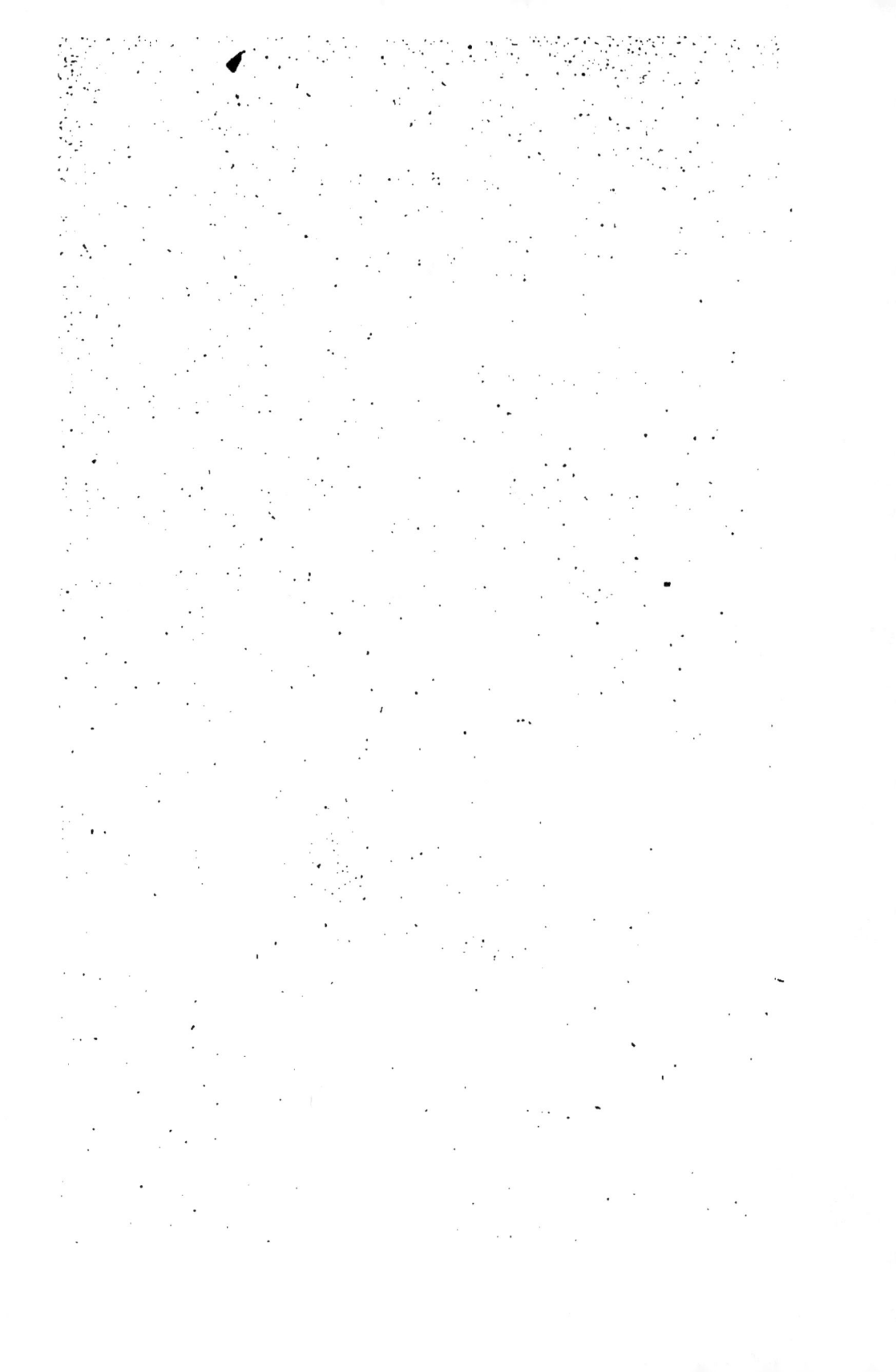

DEUXIÈME PARTIE

L'ENDURCISSEMENT

1. — La marche nu-pieds.

Dans la vie, ce qui est le plus profitable est, d'ordinaire, ce qui a, aux yeux des hommes, le moins de valeur et d'importance ; souvent on n'y fait aucune attention, ou même on l'évite. Il en est ainsi de la marche nu-pieds. Elle a, pour l'homme, une telle importance, que celui qui en serait convaincu n'y renoncerait jamais entièrement.

Pour élever des enfants robustes, prospères et sains, rien de plus efficace que la marche nu-pieds. Il en est du vieillard comme de l'enfant ; il arrivera à alléger les infirmités de l'âge par la marche nu-pieds dans un jardin ou sur des dalles mouillées. Et vous aussi, qui que vous soyez, cher lecteur, ne négligez pas, de temps à autre, de marcher nu-pieds pendant quelques minutes. Si vous ne pouvez le faire dehors, faites le dans votre maison, ou bien le soir, au moment de vous coucher, dans votre chambre ; vous en retirerez d'excellents résultats. Heureux celui qui a endurci ses pieds contre les changements de température, mais malheur à celui dont les pieds et le corps sont entièrement ou en partie amollis. Chez les grands comme chez les petits, les pieds sont faits pour fouler le sol, pour porter le corps sur la terre ou sur le plancher d'une chambre; on pourrait décupler l'épaisseur de la chaussure, les pieds n'en toucheraient pas moins le sol. Ils sont donc destinés à porter le poids du corps entier, c'est pourquoi il est

nécessaire qu'ils soient endurcis contre la fatigue.
Quel malheur lorsqu'ils sont affaiblis, ce qui est le
cas de tant de gens. La marche nu-pieds est ce qui
accoutume le mieux notre organisme au contact de
la terre, et l'endurcit si bien que jamais nous ne nous
trouvons mieux que lorsque nous la sentons sous
nos pieds. La raison en est que cette pratique attire
le sang vers le bas ; par conséquent, les pieds sont
mieux nourris. De plus, ils sont toujours riches en
sang et robustes, parce qu'ils ne sont jamais froids.
S'ils sont bien nourris, l'afflux du sang vers le haut
du corps est entravé. S'ils sont vigoureux et que la
circulation du sang soit régulière, les stases se produisent difficilement. Au contraire, si les pieds sont
souvent ou presque toujours froids, ils sont en grande
partie anémiés ; le sang qui leur arrive ne peut plus
remonter, et de là résultent des stases fréquentes,
causes de bien des misères. Non seulement la marche
nu-pieds régularise la circulation sanguine et fortifie
les pieds, mais elle a encore une action sur tout le
bas-ventre. Combien se sont plaints à moi de douleurs, de catarrhes et de diverses maladies de la
vessie. Mais parmi eux il n'en était pas un seul qui,
par ce genre de marche, eût convenablement endurci
ses pieds ; ils étaient de ceux qui, jusque dans leur
chambre, n'osent marcher sans souliers ni bas.
L'amollissement et le sang aux pieds refoulent le
sang vers le haut du corps, et le froid aux pieds agit
aussi sur le bas-ventre ; il cause très facilement des
refroidissements, et, par suite, divers catarrhes, ca-
tharres de la vessie, des reins et autres analogues.
Lorsque le bas-ventre est amolli, il devient le siège
de beaucoup de maladies. On ne saurait désormais
prendre trop de soins, la moindre chose occasionne

un nouveau mal. De même qu'en endurcissant les
pieds par la marche nu-pieds, on fortifie et on raffermit le bas ventre; en les laissant s'amollir, on le
ruine par mille incommodités. Les applications d'eau
bien dirigées en donnent la preuve ; car la marche
nu-pieds est justement ce qu'il y a de meilleur pour
soulager et guérir les catarrhes de la vessie et les
autres affections analogues du bas-ventre.

Puisque les phtisiques sont généralement amollis, et que la phtisie se déclare à la suite de rhumes
négligés, il s'ensuit que le moyen de prévenir cette
maladie est de s'endurcir. Là encore, la marche
nu-pieds est le meilleur préventif, parce qu'il fortifie la nature et l'empêche, par conséquent, de recevoir aussi facilement les principes morbides ; car
une nature vigoureuse est une nature capable de
résistance. De quels ravages des troubles dans la
circulation du sang ne sont-ils pas souvent la cause,
particulièrement chez les femmes ! Ils ne se produiraient pas si les pieds étaient convenablement endurcis par la marche nu-pieds, parce que l'état du
bas-ventre deviendrait excellent. Je recommande
aux femmes encore plus qu'aux hommes de la pratiquer assidûment, depuis l'enfance jusqu'à la vieillesse. Si elles laissent s'amollir leurs pieds et leur
bas-ventre, elles seront victimes de beaucoup d'incommodités. Combien d'entre elles ont la poitrine,
le cœur oppressés, bien que tous les organes de la
partie supérieure de leur corps soient en bon état !
Lorsque le bas-ventre est amolli, le sang afflue
davantage à la poitrine et il en résulte bien des
maux. Mais, en pratiquant la marche nu-pieds, on
active la circulation du sang, non seulement entre
le bas-ventre et les pieds, mais encore entre la poi-

trine, le bas-ventre et par conséquent aussi les pieds.

Une jeune fille de 24 ans environ se plaignait à moi d'avoir toujours la respiration fort courte et souvent une oppression qui l'empêchait de travailler. Je lui conseillai de marcher au moins deux fois par jour pieds nus pendant une demi-heure, ou dans l'eau pendant trois minutes. Au bout d'un mois elle était complètement guérie, et affirmait que l'oppression à la poitrine ne revenait que lorsqu'elle avait froid aux pieds.

Lorsque l'afflux de sang est trop considérable dans les poumons et a pour effet de rendre la respiration difficile et de provoquer la toux, la cause principale en est que les pieds et le bas-ventre sont amollis, par suite, une trop grande quantité de sang est refoulée vers le haut. La marche nu-pieds régularisera la circulation, endurcira le corps et le rendra plus résistant. Combien de milliers de personnes souffrent presque continuellement de la tête. Elles ont essayé en vain tous les remèdes possibles. A cette question : « Comment avez-vous les pieds ? » Elles répondent : « Toujours froids. » C'est qu'une trop grande quantité de sang se porte à la tête et y occasionne des douleurs. Un grand nombre de gens souffrant de la tête m'ont affirmé que rien n'a diminué et peu à peu fait cesser entièrement leurs douleurs, comme la marche nu-pieds. Qu'on en fasse l'essai, soit sur les chemins, soit dans l'herbe. Et si, sans souffrir précisément, on a la tête un peu lourde, on sentira une pression descendre vers le bas et la tête entière se dégager.

Un monsieur m'écrivait que, pendant plus de trente ans, il avait eu un fort mal de tête; rarement se trou-

vait-il bien pendant une heure; il avait essayé en
vain tous les remèdes possibles. Il se mit alors à
marcher nu-pieds, comme je le recommande dans
mon livre, *Ma Cure d'eau*. La première fois déjà il
éprouva un effet salutaire; peu à peu il se fortifia, et
à présent, il est complètement débarrassé de ses
souffrances, ce qu'il n'espérait guère. La nécessité
absolue le détermina seule à recourir à ce remède;
car tout son entourage s'y opposait absolument,
disant qu'il allait ruiner sa santé pour jamais.

La marche nu-pieds a aussi une action puissante,
quoique indirecte, sur l'ESTOMAC; car, plus la nature
est vigoureuse, plus l'organisme fonctionne avec
énergie et vigueur, plus l'estomac lui donnera facilement ce qu'elle réclame. La marche nu-pieds est
encore le meilleur remède préventif contre les diverses maladies, toujours parce qu'elle endurcit le
corps et régularise le cours du sang. En effet, les
principales causes de la plupart des maladies sont
invariablement l'amollissement et des troubles dans
la circulation.

Combien les petits paysans ne soupirent-ils pas
après le retour du printemps, afin de pouvoir courir
de nouveau nu-pieds! Cela leur est si agréable, leur
fait tant de bien, que certes nul d'entre eux ne met
ni bas ni souliers, à moins d'y être forcé. Voilà ce
que font les enfants, et ce que faisaient jadis les
pauvres gens durant tout l'été; ils ne se chaussaient
que le dimanche pour aller à l'église.

Mais ce n'est pas pour les paysans seuls que la
marche nu-pieds est bonne; elle l'est encore davantage pour les CITADINS. L'employé est toute la journée assis, ou au moins enfermé dans son bureau; il a
la tête lourde, pesante, fatiguée; il compte presque

les minutes jusqu'à l'heure de la fermeture, comme le journalier attend avec impatience le son de la cloche qui lui permettra de laisser là son travail du jour. Sa tête est lourde ; le travail y a attiré trop de sang ; aussi elle est brûlante tandis que les pieds sont glacés. Y aurait-il rien de meilleur pour lui que de marcher pieds nus un quart d'heure, et mieux encore une demi-heure ? L'atonie disparaîtrait vite ; le sang descendrait de la tête et le mouvement ne pourrait avoir qu'une action favorable sur le corps tout entier. La fatigue s'en irait par les pieds, comme un clou qu'on arrache d'une planche. La marche nu-pieds doit donc être recommandée à tous ceux qui travaillent dans un endroit fermé, non seulement parce qu'elle les soulage, mais encore parce qu'elle les défend contre bien des maladies que produit facilement ce surmenage de l'esprit joint à l'inactivité du corps.

Ce que je dis ici des employés, je le dis aussi de ceux qui passent la plus grande partie de leur temps dans leur chambre ou devant leur table de travail. Tous éprouveraient un grand soulagement s'ils marchaient quelque temps nu-pieds.

Il y a deux ans, un médecin militaire vint à Wœrishofen. Il vit combien les malades appréciaient la marche nu-pieds et leur entendit raconter le bien qu'ils en ressentaient ; il la pratiqua lui-même et, avant de partir, il dit ceci : « Je n'aurais jamais cru que la marche nu-pieds pût avoir de tels effets ; elle dégage la tête et endurcit le corps ; autant on était harassé auparavant, autant on est dispos ensuite. Chez moi je ferai tout mon possible auprès de l'autorité pour que les soldats reçoivent la permission et même l'ordre de marcher nu-pieds, afin de s'endurcir. » Ce médecin était tout à fait dans le vrai. Aux manœuvres, malheur au soldat amolli ! Il ne recueille que les railleries et les sarcasmes. Au contraire, celui qui est endurci est en état de supporter de grandes fatigues, ne craint pas les exercices les plus pénibles et est estimé comme un homme solide. Si le soldat n'a pas eu soin de s'endurcir auparavant, et s'il a peur seulement de mettre les pieds nus à terre, comment supportera-t-il les fortes marches qu'il lui faudra pourtant exécuter ? Il en sera malade et, en outre, s'entendra appeler « poule mouillée »; il aura les pieds pleins d'ampoules ; la tenue militaire lui sera à charge, la gymnastique sera presque au-dessus de ses forces; bref, ce soldat sera réduit à un état des plus misérables. Combien de fois n'est-il pas arrivé que des étudiants et des employés qui faisaient leur service, avaient au bout de peu de temps perdu à moitié leur santé et leurs forces. J'en ai connu plusieurs qui ne se sont jamais remis de ces fatigues. Leur exemple prouve, jusqu'à l'évidence, que dans toutes les positions l'endurcissement est nécessaire. Si l'on n'a pas soigné les pieds comme il faut, la force manque, parce que les pieds ne sont pas suffisamment endurcis et nourris; par suite, le corps entier est affaibli. C'est pourquoi le soldat doit avoir, comme tout le monde, la facilité de s'endurcir et, pour cela, la première chose et la plus nécessaire est la marche nu-pieds. Comment veut-on que celui qui n'aura jamais été nu-pieds puisse passer sans inconvénient une seule nuit en plein air ? Si je pouvais dire un mot en faveur des soldats à leurs chefs, je demanderais que chacun d'eux dût marcher nu-pieds chaque jour, ou au moins tous les deux jours, pendant une demi-heure ; plus longtemps durerait cet exercice, mieux cela vaudrait. Je demanderais encore un autre moyen d'endurcissement : deux ou trois demi-bains froids de deux à trois secondes par semaine. Que ce serait facile à faire ! De même qu'il est aisé à l'employé de marcher nu-pieds le matin dans sa maison, le soldat peut aussi matin et soir être nu-pieds en vaquant à ses occupations ; je ne lui demande pas de faire une longue marche : l'essentiel est que les pieds soient exposés directement à l'air.

On peut à juste titre appeler la marche nu-pieds un vésicatoire qui attire dans les pieds tous les principes malsains et de là les élimine.

On m'a raconté, il y a peu de temps, qu'un professeur fait marcher ses élèves nu-pieds au bout d'une heure de travail ; la classe reprend ensuite. J'approuve ce professeur et je le félicite ; certainement il n'aura pas de jeunes gens nerveux parmi ses élèves.

Je ne puis pas ici passer en revue toutes les professions ; mais je voudrais dire à tous les pères et à toutes les mères : « Faites beaucoup marcher vos enfants nu-pieds. » Je voudrais aussi dire aux maîtres de manière à les persuader : « Ayez soin de la santé de vos élèves et apprenez-leur à ne jamais négliger la marche nu-pieds ! » Aux collèges et aux séminaires je voudrais imposer ceci comme une obligation de conscience : « Employez le premier des moyens préventifs contre la nervosité. Défendez vos élèves contre l'amollissement et mettez en première ligne la marche nu-pieds. » Qu'y a-t-il de plus malheureux qu'un homme nerveux que sa nervosité arrête dans l'exercice de sa profession, malgré tous ses efforts et tous ses sacrifices ! Les orphelinats renferment presque toujours non seulement des enfants sans père ni mère, mais encore des enfants faibles et maladifs. Le premier des soins devrait être d'endurcir le corps, car c'est la première condition du développement normal de l'esprit ; si le corps est amolli, toutes les portes sont ouvertes au dépérissement de l'esprit. Aussi, ne devrait-on jamais trouver dans les orphelinats un enfant qui portât des chaussures.

Les séminaires ont habituellement des corridors dallés. On pensera peut-être qu'il n'est pas bon de marcher nu-pieds sur la pierre. Je dis à tous que cela vaut mieux que la marche nu-pieds ordinaire.

Le sort des ouvriers des fabriques est représenté sous les plus tristes couleurs, parce qu'il n'entre d'ordinaire dans les usines que des gens faibles, incomplètement développés, qui gagnent leur pain au prix du peu de forces qui leur restent. Je leur dis d'une façon pressante : « Si vous êtes déjà naturellement étiolés, prenez garde au moins de vous rendre encore plus misérables, et, en cherchant à nourrir raisonnablement votre corps, cherchez aussi à l'endurcir. » Or, le premier moyen est toujours la marche nu-pieds. Si les patrons s'inquiètent du sort de leurs ouvriers, et ne se contentent pas de leur donner le travail qui leur procurera du pain, s'ils se préoccupent encore de leur bien-être matériel et moral, ils doivent avant tout tenir à ce que, par la marche nu-pieds, ils s'endurcissent et se fortifient ; c'est ainsi qu'ils triompheront facilement de toutes les fatigues et s'y soumettront même avec plaisir. Le contentement naîtra alors parmi les ouvriers ; car ils seront en état de bien faire leur travail et, par suite, de gagner honorablement leur pain. Au contraire, voici ce qu'on entend d'habitude : « Je n'ai jamais été fort, mais j'ai complètement perdu la santé à la fabrique. » Aussi, je souhaiterais ardemment que partout pût se réaliser ce que me promit un jour un patron : qu'il veillerait à ce que ses ouvriers eussent la facilité de marcher nu-pieds, de marcher dans l'eau et de prendre des demi-bains. Je ne puis mieux comparer ce patron qu'à un père de famille qui fait, pour le bien de ses subordonnés, tout ce qui est en son pouvoir.

La marche nu-pieds n'a rien qui ne convienne également à la noblesse. Il y a trois ans, une duchesse vint ici faire une cure, et, partie par curiosité, partie pour rétablir sa santé, elle essaya la marche nu-pieds et cela du matin au soir. Un jour elle me dit : « Oh! si ma mère ne m'avait pas interdit dans mon enfance de marcher nu-pieds, aujourd'hui je l'en bénirais encore ; étant enfant, j'y étais invinciblement portée et j'enviais tous les enfants que je voyais courir sans chaussures. Mais ma mère avait rigoureusement interdit à ma gouvernante de me laisser marcher nu-pieds et, toutes les fois que j'étais surprise en flagrant délit de désobéissance, je recevais de sévères remontrances et une punition. Lorsque je vois l'effet de la marche nu-pieds sur le corps tout entier, je me convaincs de plus en plus que, grâce à elle, bien des maladies m'eussent été épargnées. » A cette question : « Pourquoi ne vous laissait-on pas marcher nu-pieds? » elle répondit : « Ma mère ne jugeait pas convenable que la fille d'une duchesse allât sans chaussures. » Plaise à Dieu que toutes les mères placées dans une position élevée se pénètrent bien de ceci, afin que tôt ou tard elles ne s'attirent pas ce reproche de la part de leurs enfants: « Pourquoi ma mère n'a-t-elle pas mieux su

s'y prendre pour m'endurcir et fortifier ma santé ? »
En quoi la marche nu-pieds déshonore-t-elle un
enfant bien né ? L'enfant en vaut-il davantage pour
porter des bas et des souliers, et commencer ainsi à
s'étioler alors qu'il est encore à la mamelle ; n'est-
ce pas plutôt l'honneur des parents d'avoir des
enfants bien portants, endurcis, et n'ont-ils pas le
droit d'être justement fiers lorsqu'ils peuvent dire :
« Nous avons fait notre devoir, nos enfants sont
sains et robustes. »

LA MARCHE NU-PIEDS doit donc être GÉNÉRALE ; ni
l'âge, ni la position, ni le sexe n'en dispensent,
parce qu'elle fortifie la nature et prévient beaucoup
de maux. Mais, comme il a déjà été dit plus haut, il
ne s'agit pas de marcher nu-pieds quelques minutes
seulement ; PLUS on le fera, MIEUX cela vaudra. S'il
est impossible de le faire dehors, qu'on le fasse dans
sa chambre ; tout au moins il est facile de n'avoir les
pieds que très légèrement couverts. Je connais un
prêtre qui avait toujours les pieds froids dans sa
chambre, quelque chaud qu'il y fit ; qu'il mît une
ou deux paires de chaussettes, peu importait. Il me
demanda un jour s'il n'y avait aucun moyen d'avoir
chaud aux pieds, au moins dans sa chambre. Je lui
dis d'enlever ses souliers et de ne porter qu'une paire
de chaussettes, qu'alors il aurait chaud ; mais qu'il
était nécessaire, pour commencer, de marcher tous
les jours pendant deux ou trois minutes dans l'eau,
afin d'obtenir un endurcissement plus prompt et un
développement de chaleur plus rapide. Au bout de
peu de jours, il en était arrivé à ne porter plus que
des chaussettes dans sa chambre ; plus tard, il porta
des sandales, et à présent il a toujours les pieds bien
chauds.

2. — L'usage des sandales.

Depuis trois ans, l'USAGE DES SANDALES s'est ré
pandu chez ceux qui viennent faire une cure à Wœrishofen, qu'on leur ait prescrit la marche nu-pieds,
ou qu'on la leur ait permise. Je regrette seulement de
n'avoir pas connu les sandales plus tôt; j'en avais
bien vu aux capucins, mais je n'y avais pas fait attention. Or, depuis que je connais les maux innombrables dont souffre le corps humain et particulièrement le pied, et depuis que je suis convaincu que
l'amollissement est le point de départ d'une foule de
maladies, j'ai essayé de joindre l'usage des sandales
à la marche nu-pieds. A peine eut-on vu quelques
sandales à Wœrishofen, que l'usage s'en répandit
rapidement ; chacun s'en procura et s'en para fière-
ment, comme un enfant qui a un habit neuf, et qui s'y
sent à l'aise. La principale raison du bon accueil fait
aux sandales est que la peau, encore tendre, ne peut
supporter le contact direct du sol, et que plus d'une
personne s'était blessée avec une écharde, ce qui naturellement ne lui allait pas. On apprécia aussi beaucoup les sandales parce qu'elles sont très commodes
pour marcher. En effet, au lieu de bottes lourdes, on
a une simple semelle sous les pieds. A mesure qu'augmenta le nombre des porteurs de sandales, le nombre
de ceux qui souffraient des pieds augmenta beaucoup
aussi. Chez la plupart des porteurs de sandales le
pied enflait complètement; chez l'un se formaient des
boutons, chez un autre des gerçures ; chez d'autres
encore des plaies laissaient couler de l'eau et du
sang, et tous se plaignaient de fortes douleurs dans

les pieds. Que cela était instructif ! Justement parce
que jusqu'alors la transpiration n'avait pu se faire
dans les pieds comme il aurait fallu, toutes les humeurs corrompues s'étaient amoncelées entre la peau
et la chair, et, je suis certain de ne pas me tromper
en l'affirmant, y causaient de grands désordres. La
marche nu-pieds éliminait ces principes morbides ;
de là venaient ces maux de pieds. Lorsque ni l'air
ni la lumière ne peuvent arriver aux pieds, la transpiration est empêchée continuellement, et cela doit
nécessairement avoir des conséquences fâcheuses
pour l'organisme tout entier. Si, grâce à la marche
nu-pieds, les pieds vivent à l'air et à la lumière, diverses éruptions se produiront, parce que les principes morbides seront résolus et sécrétés, de sorte
qu'ils seront vus à la surface de la peau. L'usage des
souliers trouble aussi la circulation sanguine. Quelquefois les pieds de ceux qui en portent habituellement restent enflés et coulent sans interruption pendant quinze jours ou un mois. Or, je le demande,
lorsque des principes morbides de cette sorte, au
lieu d'être éliminés, restent dans le corps, n'y a-t-il
pas à craindre un grand nombre de maux pour le
corps tout entier, aussi bien que pour les pieds ? Je
dirai même ceci : « Ces maux sont inévitables, surtout
lorsqu'on n'a pas soin de tenir ses pieds bien propres
en les baignant fréquemment. » Quoique cette sorte
de sécrétion fût presque générale chez les porteurs
de sandales et leur causât de grands ennuis, ils ne
perdirent nullement courage ; au contraire, ceux qui
n'avaient aucune éruption en furent plus d'une fois
mécontents, parce que les autres ne se rassasiaient
pas de raconter combien leurs pieds étaient devenus
légers et combien ils marchaient facilement. Des

moyens résolutifs furent employés pour guérir ces
plaies, c'est-à-dire, non pas pour guérir directement
les plaies, mais pour résoudre et éliminer les principes morbides; les plaies guérissaient ensuite d'elles-
mêmes en peu de temps.

L'usage des sandales devint si général que non
seulement le public ordinaire, mais encore les
évêques, les cardinaux, les ducs, bref, les personnes
les plus éminentes en dignité en portaient toutes
sans exception et, parmi les visiteurs de Wœrishofen il en est peu, si même il en est, qui n'aient
pas mis dans leur malle une paire de sandales
comme souvenir. Aussi y a-t-il à Wœrishofen un
débit de sandales tel qu'il n'en existe pas dans le
monde entier. Je suis convaincu que tous les ans on
en vend ici plus de 60.000 paires, et je ne puis que
souhaiter qu'au moins en été tout le monde en porte
au lieu de porter des souliers.

3. — Marche dans l'eau, dans l'herbe mouillée ou sur les pierres mouillées. Marche dans la neige.

La marche nu-pieds et l'usage des sandales sont,
comme on vient de le voir, de la plus grande importance ; ils sont salutaires au corps et le défendent
contre toutes sortes de maladies et d'indispositions,
en endurcissant et en rendant capables de résistance
non seulement les pieds, mais l'organisme tout entier. Or la MARCHE DANS L'EAU, DANS L'HERBE HUMIDE,
SUR LES PIERRES MOUILLÉES, et enfin DANS LA NEIGE
endurcissent d'une façon encore plus notable. La

marche dans l'eau, qui peut se pratiquer même dans l'eau la plus froide, ne doit durer que deux minutes, quatre tout au plus. Elle fortifie non seulement les pieds, mais encore le bas-ventre et le corps tout entier; elle est excellente particulièrement pour les rétentions d'urine, les catarrhes de la vessie, les maladies d'estomac, etc. La marche dans l'herbe mouillée convient à la noblesse. Qu'y a-t-il de plus agréable que de marcher pieds nus dans la fraîche rosée du matin; plus on le fera, mieux cela vaudra. On s'endurcit également en marchant sur les pierres mouillées. Avant tout, cette pratique attire le sang vers le bas. Il en est à peu près de même de la marche dans la neige. Mais ici je dois faire observer qu'il ne faut marcher que dans la neige fraîchement tombée, ou dans une neige qui n'a pas encore subi l'action d'un grand froid. Lorsque la neige a essuyé un froid de 10 à 20 degrés, elle est trop froide pour l'homme; la nature ne réagit pas avec succès contre un froid pareil; ce serait plus dangereux que salutaire. Il y a eu à Wœrishofen quelques téméraires qui ne croyaient jamais la neige assez froide pour eux; ils se sont bel et bien gelé les pieds.

Je ne crois pas nécessaire de m'étendre plus longuement sur ce sujet; les effets de la marche dans l'eau, dans l'herbe mouillée, sur les pierres mouillées, dans la neige, ressemblent beaucoup à ceux de la marche nu-pieds, et j'ai traité de ceux-ci tout au long.

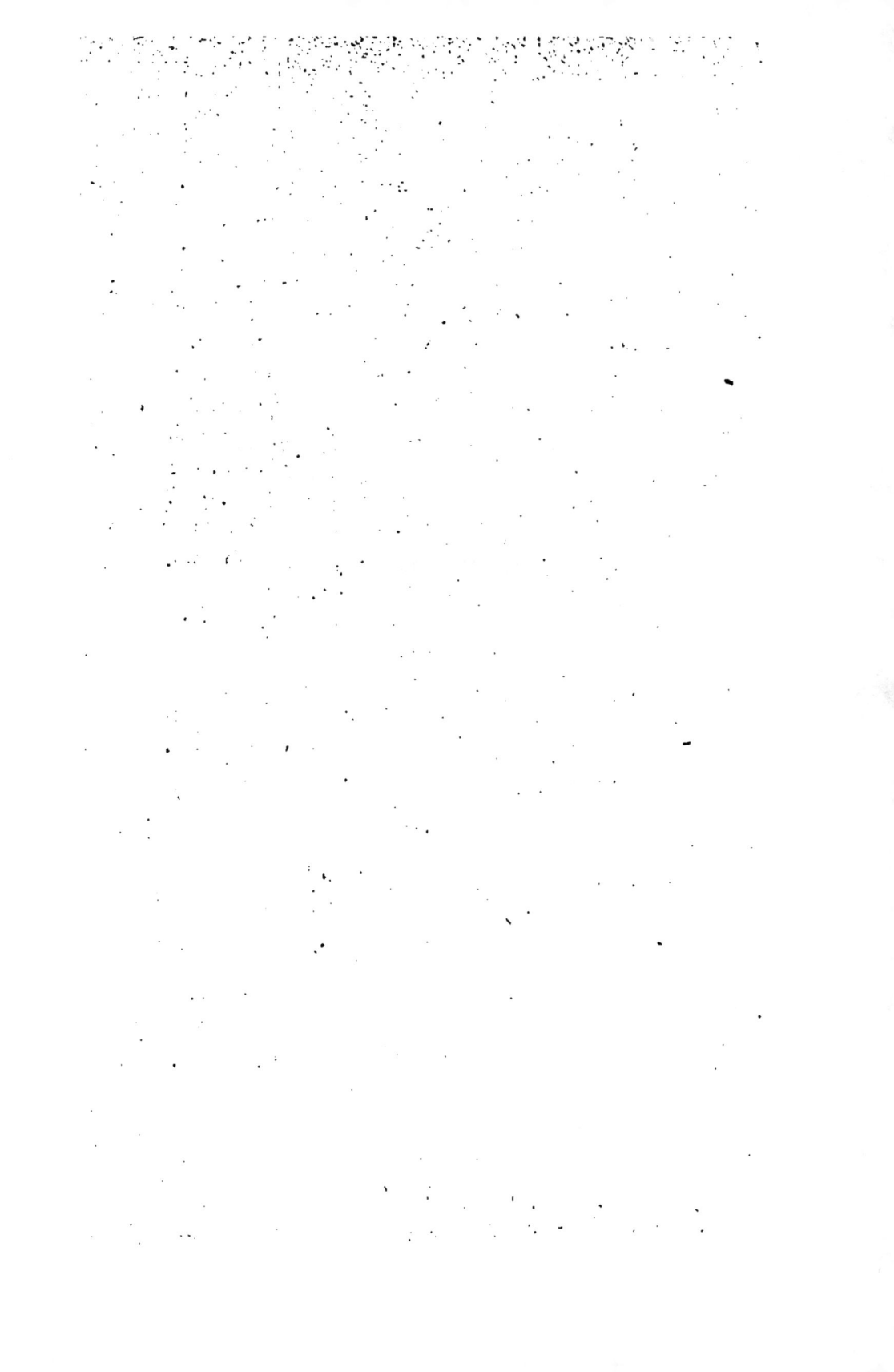

TROISIÈME PARTIE

APPLICATIONS D'EAU

I. — LES LOTIONS

Différentes sortes de lotions ; leur durée ; on
ne doit pas s'essuyer.

Guérir un malade c'est résoudre et éliminer tous
les germes morbides que renferme son corps et
débarrasser son organisme de tous les principes
qui pourraient lui nuire et ruiner la santé. L'eau
est justement propre à agir de diverses manières
sur le corps, et les applications d'eau les plus simples
sont LES LOTIONS. Comme les affusions, les lotions
peuvent varier de bien des manières ; cela dépend
de la maladie qu'on a à traiter. Celui qui a mal au
doigt a besoin, pour arriver à résoudre et à éliminer
les principes morbides, d'une action qui se fasse
sentir particulièrement sur le doigt, mais aussi sur
la main et le corps entier. Car les principes morbides qui se trouvent dans le doigt venant d'un
état maladif du corps, on doit bien agir avant tout
sur le doigt, mais sans négliger le reste du corps.

Les lotions principales sont la LOTION TOTALE, la
LOTION SUPÉRIEURE et la LOTION INFÉRIEURE. La LO-
TION TOTALE consiste à laver le corps entier de haut
en bas, de manière qu'il ne reste pas un endroit sec
sur toute sa surface. La LOTION SUPÉRIEURE est ainsi
appelée de ce qu'on lave toute la partie supérieure
du corps jusqu'aux hanches ; mais ici, comme dans
la lotion totale, il ne faut pas mouiller les cheveux,

parce que celui qui en a beaucoup ne pourrait les
sécher que difficilement, et serait exposé à contracter
un rhumatisme. La LOTION INFÉRIEURE va des pieds
jusqu'au haut des cuisses.

La lotion elle-même peut se faire avec une grosse
éponge; mais je suis d'avis qu'un grand essuie-mains
convient tout aussi bien. La première condition est
de la faire AUSSI VITE QUE POSSIBLE. La lotion totale
doit durer au plus une minute. Il n'y a rien de plus
dangereux que d'être exposé à L'AIR LIBRE, surtout
lorsque la pièce n'est pas bien chauffée. On peut
commencer indifféremment par le haut ou par le bas,
et se laver aussi rapidement que possible de bas en
haut ou de haut en bas. Pas de frottement, par conséquent, pas de forte friction. Il s'agit seulement de
mouiller le corps tout entier et d'imbiber doucement
d'eau les pores. Il faut passer trois ou quatre fois
l'éponge ou la serviette. Celle-ci doit être bien mouillée, sans pourtant dégoutter, afin que l'eau pénètre
dans les pores avec facilité. Lorsque le corps entier
est lavé, il faut se rhabiller aussi vite que possible.
Si l'on fait cette lotion au sortir du lit, il faut s'y remettre rapidement. Si l'on ne se recouche pas, il faut
vite s'habiller, et faire au moins un peu de mouvement jusqu'à ce qu'on soit bien réchauffé.

En recommandant de NE PAS S'ESSUYER, j'ai choqué bien des gens, qui n'osaient faire de lotion, de
peur de ne pouvoir se sécher de la moitié de la journée ou peut-être de la journée entière. Un médecin
m'a même avoué qu'il avait autrefois trouvé cette
méthode absurde et, pour cette raison, n'avait jamais
fait de lotion jusqu'au jour où il lui en fut ordonné
à Wœrishofen; il acquit alors la conviction qu'il y
a une très grande différence entre les lotions où l'on

ne s'essuie pas et celles où l'on se frotte et s'essuie
fortement la peau. L'eau dont les pores sont imbibés
s'échauffe bientôt et, comme la chaleur de la peau
revient d'autant plus rapidement, l'eau s'évapore
très vite de la surface du corps ; cette vapeur chaude
est reçue par les vêtements, et il se développe une
chaleur fort agréable. L'exemple des animaux de la
forêt et de nos animaux domestiques nous prouve
qu'il n'y a aucun inconvénient à être mouillé et à
faire une lotion sans s'essuyer ; après la pluie aucun
d'eux ne s'essuie. Celui qui les a mouillés les essuie,
c'est le Créateur de toutes choses. Et pourtant ils
n'en éprouvent aucun mal. Donc il ne faut pas se
sécher après une lotion ; la chaleur se développe plus
rapide et plus forte, et aucun trouble ne se produit
dans les pores, ce qui n'est certes pas le cas lorsqu'on se frotte et se frictionne. Si, bien souvent,
cela ne fait pas ou pas beaucoup de mal de se sécher,
en tous cas cela ne fait jamais de bien.

Dans les LOTIONS PARTIELLES on doit observer les
mêmes précautions que dans la lotion totale. De
même qu'on distingue trois lotions principales, il y
a encore plusieurs sous-divisions, par exemple la
lotion des mains, celle de la tête et celle des pieds. A
propos d'une de ces lotions, celle de la tête, je ferai
remarquer tout particulièrement qu'après la lotion
la tête et les cheveux doivent être fortement es-
suyés ; sans cela, à cause des cheveux qui ne
sèchent pas facilement, la tête resterait trop longtemps humide, ce qui lui serait très préjudiciable,
et amènerait bientôt des douleurs de tête, des rhumatismes de la tête et d'autres états morbides.

L'amollissement a fait, de nos jours, de tels progrès que beaucoup de gens, surtout dans les classes

élevées, n'osent presque plus se laver avec de l'eau
froide le visage et les mains et bien moins encore le
corps entier. Qu'il soit bien entendu ici que l'eau
la plus froide est la meilleure, pour quelque lotion
que ce soit. Donc toujours l'eau la plus froide. A
l'eau on peut mêler un peu de VINAIGRE, lorsqu'on a
besoin de produire une action plus énergique, ou
qu'on veut développer une chaleur plus rapide : le
fort vinaigre est très utile dans ce cas. Il a aussi
un excellent effet dans les lotions totales.

Effet des lotions

Les lotions, totales ou partielles, AUGMENTENT
tout d'abord la chaleur naturelle ; peu après la lo
tion sur toute la surface de la peau se produit une
élévation de température qui s'insinue dans le corps.
Cette élévation de température attire les humeurs
du dedans au dehors et active l'exhalation cutanée.
comme le soleil fait bientôt sortir l'humidité d'un drap
mouillé étendu sur le sol ou suspendu et la dissipe
dans l'air. C'est de cette manière que la chaleur développée par la lotion attire les humeurs à la peau ;
l'eau qui imbibe les pores se mêle elle-même aux
humeurs et emporte avec elle, par l'évaporation,
les principes morbides.

La lotion a donc pour effet de réchauffer ; elle
est en même temps un moyen d'élimination, et, lorsqu'elle est fréquemment répétée, cette résolution et
cette élimination continues ne sont certainement pas
sans avoir une influence favorable sur l'organisme.
Par exemple, dans L'INFLUENZA, la peau est sèche ;
tous les pores sont comme bouchés, et l'on remarque
fort bien qu'avec cette chaleur sèche toute transpi-

ration a cessé. Si le malade fait une lotion, puis au bout d'une heure une deuxième, puis une troisième, certainement après la seconde, sinon après la première, il se produira une transpiration abondante; la chaleur sèche disparaîtra, et la sueur coulera comme en petits ruisseaux. S'il continue les lotions pendant huit ou dix heures, la masse à peu près entière des principes morbides aura été éliminée. Il n'est guère possible de montrer plus clairement l'efficacité de l'eau comme moyen résolutif et éliminatoire. Chaque lotion tempère l'excès de la chaleur, et aide la nature à éliminer les principes morbides.

Mais l'eau froide agit encore comme FORTIFIANT. Si l'ouvrier qui, toute la journée, a fatigué ses mains et ses pieds par un travail assidu les plonge de deux à quatre minutes dans l'eau froide, la lassitude disparaît, les mains et les pieds sont de nouveau pleins de vigueur. L'eau froide a donc une vertu fortifiante, elle ranime et rafraîchit le corps tout entier.

Ainsi, la lotion totale a sur la nature une ACTION résolutive, éliminatoire et fortifiante. Or, si l'eau produit ces effets, il est clair que, par des applications répétées, elle guérira même les maladies, que, peu à peu, elle résoudra et éliminera les principes morbides jusque dans les parties les plus profondes de l'organisme. Mais les simples lotions seraient trop peu efficaces dans un grand nombre de maladies; c'est pourquoi il faut agir, aussi bien sur les différentes parties du corps que sur le corps entier, par des applications d'eau plus fortes et plus énergiques.

Combien de fois, et dans quels cas faut-il faire des lotions ?

Celui qui se lave la figure tous les jours, comme il faut, l'aura propre; au contraire, celui qui ne se lave pas chaque jour l'aura plus ou moins sale. C'est à la figure que se voient tout d'abord les traces de malpropreté; on ne peut oublier toute la poussière, la crasse, la saleté, etc., qui s'y déposent; aussi, prend-on habituellement ce soin de propreté sans que personne vous le dise. Quant au reste du corps, le peuple se contente habituellement d'un moyen de propreté très insuffisant, le frottement des vêtements qui enlève doucement bien des impuretés. Je trouve ceci mauvais. Il serait très bon et très nécessaire à des milliers de personnes de se laver toutes les semaines trois ou quatre fois le corps entier. Chaque ablution produirait une résolution et une élimination, en même temps qu'elle fortifierait; la saleté ne serait pas exposée à pénétrer si aisément à travers les pores dans le corps; tant de matières qui, peu à peu, deviennent malsaines, ne s'y accumuleraient pas, elles seraient éliminées, et bien des maladies seraient évitées. Les gens amollis sont surtout exposés à un grand nombre de maladies, parce que, chez eux, la transpiration ne se fait pas convenablement; c'est pourquoi les matières malsaines sont trop rarement résolues et éliminées et, tout au contraire, demeurent dans l'organisme comme principes morbides. Les gens malpropres détruisent leur propre santé.

L'action des lotions totales et des lotions partielles est de telle nature qu'elles suffisent à guérir un

grand nombre de maladies. Afin de rendre la chose
bien claire, je donnerai quelques exemples L'INFLU-
ENZA, si redoutée de nos jours, qui se répand de plus
en plus, qui cause tant d'effroi aux hommes et en a
fait périr des milliers, se guérit très facilement par
de simples lotions. Si pendant huit, dix ou douze
heures, on sort chaque heure de son lit pour se faire
une lotion rapide, habituellement, au bout de deux
ou trois lotions, on est couvert d'une transpiration
abondante; si l'on continue jusqu'à ce que toute
fièvre soit tombée, au bout de ces huit, dix ou douze
heures, le malade est complètement guéri. Aucune
autre application n'est nécessaire. On guérit encore
le CATARRHE de la même manière. Une mère de famille avait la goutte métastatique, mais à un degré
bénin. Je lui conseillai de faire chaque nuit une
lotion totale et de se recoucher ensuite. Bientôt elle
trouva du plaisir à ces ablutions et les continua
toutes les nuits pendant plus d'une année. Non seulement elle fut délivrée de son mal, mais son état
général s'améliora à vue d'œil; elle n'était plus si
sensible au froid et se sentait plus forte; aussi ne
pouvait-elle louer assez les lotions faites au sortir
du lit.

Une autre mère de famille, nommée Marthe, âgée
de 48 ans, avait tous les soirs les PIEDS ENFLÉS et la
respiration difficile; souvent aussi, disait-elle, elle
se sentait très mal à son aise. Comme elle n'avait
près d'elle personne qui pût lui rendre le service de
lui faire les différentes applications d'eau, je lui conseillai de faire chaque jour une lotion totale. Au
bout de trois mois elle m'apprit que ses pieds allaient
parfaitement bien; qu'elle respirait beaucoup plus
facilement, qu'elle dormait beaucoup mieux, avait

meilleur appétit et était entièrement délivrée des gaz qui l'avaient jusque là si fort tourmentée.

Une servante eut pendant plusieurs mois un ULCÈRE AU PIED, qui, par suite de son pénible travail, la faisait beaucoup souffrir. Je lui conseillai de faire chaque nuit une lotion totale et d'envelopper le mal d'une serviette trempée dans une décoction de prêle. Au bout d'environ deux mois et demi le pied était guéri, et cette servante affirma qu'elle se portait beaucoup mieux et était plus robuste qu'auparavant.

Une personne qui est très AMOLLIE, qui ne peut plus rien supporter et qui, à chaque changement de temps, souffre d'un catarrhe ou de rhumatismes, n'a qu'à se laver légèrement le corps entier le matin en se levant; tout son organisme deviendra plus résistant.

Des milliers de gens sont affligés de STASES SANGUINES. Le sang ne circule pas régulièrement dans les veines. Celui qui se lavera trois ou quatre fois par semaine avec de l'eau froide fera beaucoup pour maintenir la régularité de la circulation ou, s'il s'y est déjà produit des troubles, pour la rétablir.

Une servante se plaignait d'avoir sans cesse des RHUMES et des CATARRHES; à peine l'un était-il guéri qu'un autre commençait. Je lui conseillai de se laver tous les matins le haut du corps et de marcher dans l'eau pendant trois ou quatre minutes dans la journée. La marche dans l'eau endurcit et fortifie le corps entier, tandis que les lotions ont le même effet sur le haut du corps.

Christine me dit qu'elle avait souvent des ÉRUPTIONS sur diverses parties du corps ; les remèdes de différentes sortes qu'elle avait pris n'avaient amené

aucun résultat. Je lui donnai le conseil de faire trois
fois par semaine une lotion totale, soit la nuit, lorsqu'elle se réveillerait, soit le matin, à son lever. Elle
obéit et m'annonça, au bout de quelques semaines,
sa parfa te guérison.

Jeanne SOUFFRAIT BEAUCOUP DE LA TÊTE ; aucun
remède n'ayant réussi, elle croyait son mal incurable. Je lui conseillai de marcher dans l'eau tous
les jours une ou deux fois pendant trois ou quatre
minutes, et de faire trois à quatre lotions par semaine en se recouchant immédiatement après. Un
mois plus tard, elle m'annonçait que son mal de tête
n'était revenu que deux fois, et moins violent. Je le
comprends parfaitement. La marche dans l'eau attire
le sang vers les extrémités inférieures, et la lotion
endurcit le corps.

Combien de fois n'arrive-t-il pas que les enfants et
les adultes, — sans qu'on sache pourquoi, — sont
pris d'une FIÈVRE plus ou moins forte ! Peut-être se
sont-ils refroidis, ou ont-ils été mouillés ; ou bien
encore ont-ils mangé ou bu quelque chose qui leur
a fait du mal ; bref, ils ne savent pas eux-mêmes
d'où vient cette indisposition. Dans ce cas, qu'ils
fassent six ou huit lotions successives, une par
heure, en se recouchant immédiatement après chacune d'elles, et la guérison ne se fera pas attendre.
Peut-être même une ou deux lotions suffiront-elles.

Un domestique avait pris un fort REFROIDISSEMENT
en conduisant une voiture et le soir même une
FIÈVRE violente se déclara. Qu'y avait-il à faire ? Il
fit une lotion toutes les heures, pendant quatre à
six heures, et la fièvre céda bientôt.

Ainsi, dans une multitude de cas, les lotions totales sont excellentes ; mais on peut aussi arriver

au même but avec les DEMI-LOTIONS et la MARCHE
DANS L'EAU. La lotion supérieure employée seule ne
vaut rien pour un usage fréquent. Il faut, si l'on veut
l'employer souvent, agir en même temps sur le
ventre et surtout sur les pieds et, ce qui convient le
mieux pour cela, c'est la marche dans l'eau et l'affu
sion des genoux.

Je dois faire encore une remarque à propos de la
lotion totale : « IL NE FAUT PAS FAIRE UNE LOTION TO-
TALE TOUS LES JOURS. » Le corps s'y habituerait trop
et les lotions ne produiraient plus leur effet excellent,
parce qu'elles seraient devenues un besoin pour lui.
Bien des gens m'ont dit qu'ils en faisaient une tous
les jours de l'année ; je le leur ai déconseillé, et leur
ai dit qu'il vaudrait mieux chaque semaine faire
deux lotions totales et prendre un ou deux demi-
bains; qu'ils obtiendraient un meilleur résultat qu'en
se lavant chaque jour le corps entier. Deux ou trois
lotions totales par semaine sont excellentes, surtout
combinées avec la marche dans l'eau.

Lorsqu'on emploie les lotions totales dans le traitement d'une MALADIE, elles doivent être continuées
jusqu'à parfaite guérison ; après quoi il n'en faut
plus faire que tous les trois ou quatre jours.

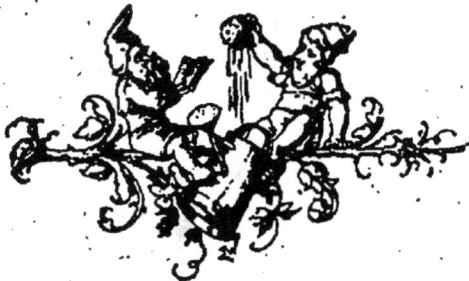

II. — LES BAINS

Généralités

Lorsqu'on se trouve dans une pharmacie bien montée et qu'on regarde tout autour de soi, on ne peut s'empêcher de se dire : « Il y a certainement un bien grand nombre de remèdes destinés à guérir, ou du moins à soulager les malades. » Mais, lorsque j'affirme que l'eau et les herbes forment aussi un ensemble de remèdes suffisants pour guérir les indispositions et les maladies, ne pourrait-on pas se dire : « Cette pharmacie qui ne se compose que de deux remèdes, des herbes et de l'eau, est bien insignifiante, étant donnée la multitude des maladies et des souffrances. » Mais allons doucement. De même que d'un gros ballot de drap on peut tirer plusieurs habits, avant de l'épuiser entièrement, de même l'eau peut servir à une foule d'applications diverses, peut-être non moins nombreuses que les nombreux flacons du pharmacien. De même qu'il existe une grande variété d'affusions et que, par une combinaison rationnelle des affusions partielles, on peut obtenir une action générale et une action spéciale, de même les diverses sortes de bains peuvent agir de mille manières sur le corps, et chaque application, je le répète, peut être comparée à un flacon de médicaments qui porte inscrit le nom de son contenu. De la tête aux pieds le corps se divise en plusieurs parties qui ont chacune

leur nom; ainsi les affusions, depuis l'affusion de la
tête jusqu'à celle des pieds, sont appropriées aux diverses parties du corps, et nommées d'après celles-
ci. Il n'en est pas autrement des bains qui, grâce à
un autre genre d'application, ont une autre sorte
d'action; il est facile d'en citer un grand nombre
aussi variés dans leur emploi que dans leurs effets.
Je m'étendrai, autant que cela sera nécessaire, sur
chacun d'eux, dans les divers chapitres qui suivent.

Le bain des yeux

De toutes les parties du corps, les yeux sont les
plus importantes et les plus nécessaires. Ils sont en-
foncés assez profondément dans la tète. Un bain
spécial, le BAIN DES YEUX, leur est réservé. Ce bain
est très simple et très facile à prendre. On met de
l'eau fraîche dans une cuvette, ou tout autre vase un
peu bas. On y plonge le front avec les yeux jusqu'à
ce que l'eau atteigne et baigne complètement ces
derniers. On les ouvre alors et on les garde ouverts
dans l'eau. Il est vrai qu'il est pénible de tenir les
yeux ouverts dans l'eau; pourtant chacun peut y
arriver, parce que l'eau n'occasionne aucune douleur.
On reste ainsi quatre à cinq secondes; on relève
alors la tête, et on cligne des yeux à plusieurs reprises afin de bien les laver par le mouvement des
paupières. Au bout d'une minute, on remet les
yeux dans l'eau et on recommence comme la première fois; si l'on s'y reprend une troisième fois,
cela ne peut avoir qu'un bon résultat.
Ces bains fortifient et nettoient l'œil. S'il renferme

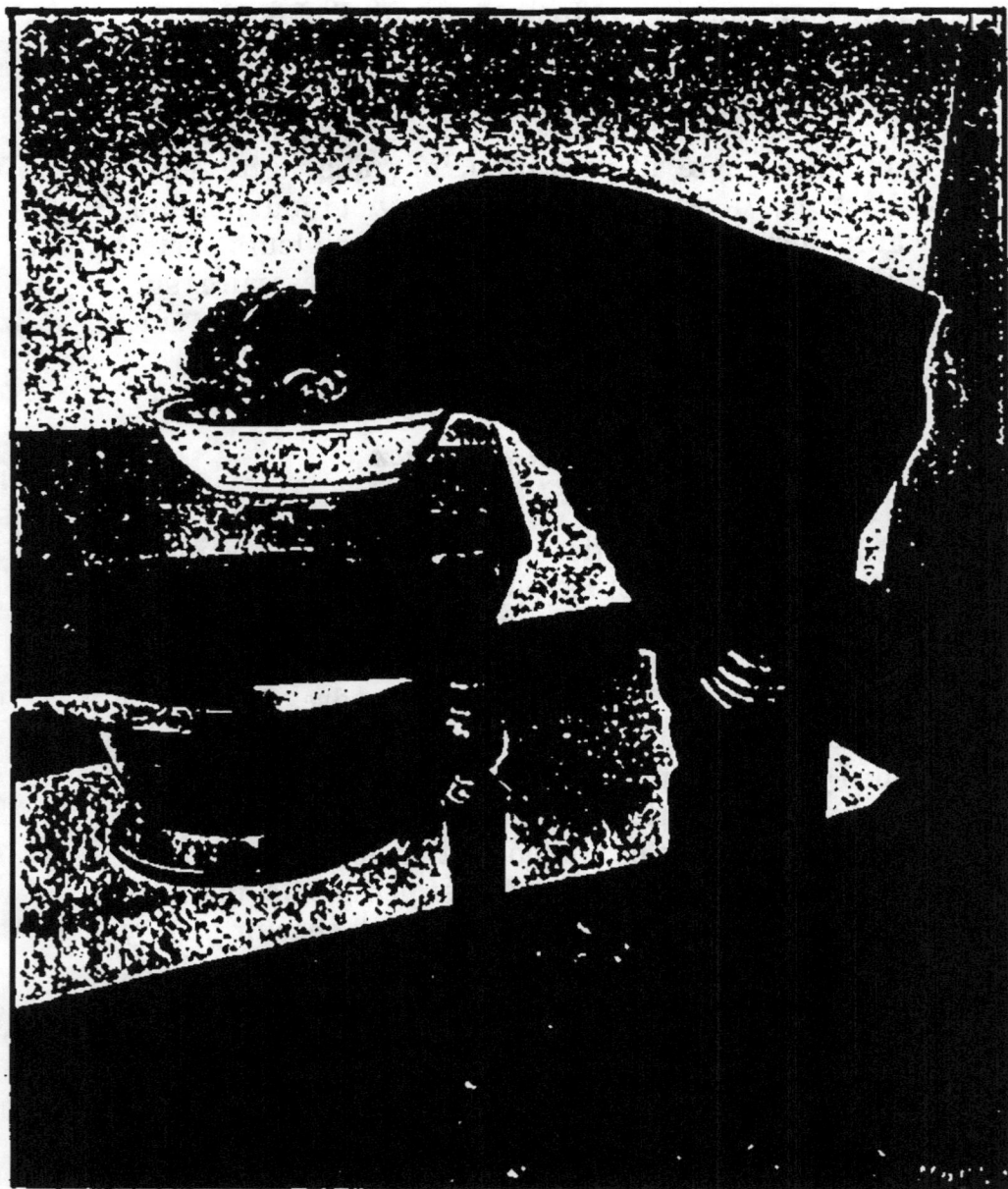

Le bain des yeux.

62

des germes morbides, ces derniers sont habituellement résolus et éliminés. On peut souvent se baigner les yeux de la sorte qu'on le fasse tous les
jours, il n'y aura pas plus d'inconvénient qu'à se
laver tous les jours vigoureusement la figure.

Le bain des yeux aura une action particulièrement
salutaire dans les INFLAMMATIONS DE CES ORGANES ;
on pourra alors en prendre de six à douze par jour.
Il est vrai que parfois une inflammation des yeux se
produit à la suite d'un bain de ce genre : on pourrait
croire qu'elle est la conséquence de ce bain. Pourtant, il n'en est pas ainsi. Le bain des yeux a une
action résolutive et éliminatoire ; lorsqu'il se trouve
dans la tête des matières morbides. il les résout et
les élimine ; la cavité de l'œil livre passage à ces
matières, mais elles sont si âcres qu'elles enflamment
l'œil. Lorsque tel est le cas, il faut agir sur le corps
entier, afin d'amener une élimination énergique des
principes morbides. Si l'on continue alors à se baigner les yeux, cela n'a aucun résultat fâcheux pour
eux.

On peut aussi préparer ces bains en y mêlant diverses HERBES ; par exemple, une légère décoction
de PRÊLE, d'ABSINTHE, de FENOUIL, d'EUFRAISE, ou
d'écorce moyenne du SUREAU, fournira un bain excellent. Ces bains se prennent tout à fait comme le
bain préparé avec de l'eau ordinaire. Ils doivent être
préférés, lorsqu'on veut nettoyer les yeux et augmenter la force visuelle. Mais si l'on n'a pas facilement les herbes voulues à sa disposition, on arrivera peu à peu au même résultat avec l'eau pure.
On se trouve très bien aussi d'alterner les bains ;
un jour un bain d'eau pure, le lendemain, un bain
préparé avec une décoction d'herbes.

On emploie très souvent aussi l'ALUN pour cet usage; on en prend sur la pointe d'un couteau, et on le jette dans une demi-tasse d'eau. On obtient ainsi un excellent bain minéral qui doit être pris tout à fait de la même manière que le bain ordinaire. Mais il faut toujours faire alterner le bain d'alun avec d'autres bains, afin qu'il ne revienne pas trop souvent.

Les bains d'yeux sont tellement inoffensifs qu'ils peuvent être employés sans inconvénient contre toutes sortes de maladies des yeux. Les yeux sont-ils affaiblis par un travail excessif, les bains feront disparaître cette faiblesse; sont-ils affaiblis et débilités à la suite d'une maladie, les bains les fortifieront : ils auront sur eux la même action que les applications d'eau sur le corps entier.

Le bain de bras.

(Voir « Ma Cure d'eau, » 1re partie.)

Puisqu'on prend des bains de pieds, et qu'ils peuvent avoir beaucoup d'efficacité, pourquoi n'y aurait-il pas des BAINS DE BRAS qui agissent sur les bras et les mains et, en même temps, sur le corps entier, comme les bains de pieds agissent sur les pieds?

Les bains de bras peuvent, eux aussi, se diviser en bains chauds et bains froids. Ici encore, on peut employer utilement des décoctions de plantes.

Les bains de bras froids sont de beaucoup les plus importants; ils fortifient, développent plus de chaleur naturelle et tempèrent l'excès de chaleur; bref,

ils ont sur les bras la même action que les bains de
pieds sur les pieds.

Un prêtre fut piqué à la main par un insecte.
L'endroit de la piqûre devint douloureux et brûlant;
le bras enfla beaucoup; le malade craignait un empoisonnement du sang. Dans ce cas, un bain de bras
chaud préparé avec une décoction de fleurs de foin
est excellent pour éliminer le venin. Ce prêtre prit
donc un bain de bras dans de l'eau où l'on avait fait
gonfler des fleurs de foin ; il eut auparavant la précaution d'y ajouter encore de l'eau très chaude, afin
d'avoir un bain à une température très élevée. Ce
bain dura une demi-heure. Au bout de peu de temps
il en prit un semblable d'une heure. Bientôt la douleur céda, et on vit comment les principes venimeux
s'étaient résolus, ne laissant plus qu'une plaque
rouge.

Lorsqu'une personne est frappée d'une attaque
d'APOPLEXIE, que son bras est paralysé et n'a plus
assez de chaleur, parce que le sang n'y arrive plus,
elle peut le plonger pendant une demi-heure, une
heure même, dans un bain chaud; ce bain aura
certainement le meilleur résultat. Il faut seulement
avoir bien soin, lorsqu'on prend de ces bains de
bras chauds, d'en prendre aussi de froids, afin d'endurcir l'organisme ; un bain chaud, un bain froid,
ou, au moins un bain froid après deux bains chauds.
Un bain de mains chaud est très bon dans le cas de
GOUTTE noueuse dans les mains ou les bras. On peut
même en prendre un ou deux par jour, mais il faut,
le même jour, prendre un bain froid de deux à
quatre minutes. Les ABCÈS de mauvaise nature,
comme, par exemple, les panaris, se guérissent fort
bien par des bains de fleurs de foin combinés avec

des bains froids et des emmaillottements. Si la main reste longtemps enflée par suite de rhumatismes, et si l'enflure est assez dure, les affusions auront sans doute l'action la plus énergique ; mais un bain de fleurs de foin pris de temps en temps hâtera la guérison. De même que les bains de pieds de fleurs de foin sont excellents dans les paralysies des enfants, ils sont très bons aussi contre l'enflure des bras. De même encore les bains de bras auront une action très marquée. Mais je dois dire encore une fois qu'un bain froid des bras doit toujours être intercalé entre deux bains chauds, si toutefois il ne suit pas immédiatement le bain chaud.

Le bain de pieds.

(Voir « Ma Cure d'eau, » 1re partie.)

Étant encore enfant, je voyais les paysans prendre des BAINS DE PIEDS, soit chauds, soit froids. Très souvent, les médecins en ordonnaient dans différentes maladies. J'ignore s'il a existé aussi des médecins qui aient défendu les bains de pieds froids. Beaucoup de paysans, en été, après leur travail du jour, s'asseyaient sur un banc devant leur maison, s'y reposaient et prenaient, en outre, un bain de pieds froid de quelques minutes. Ils avaient coutume de dire que ce bain enlève toute lassitude, et vous rend presque aussi frais et dispos qu'une bonne nuit. Ils disaient, de plus, qu'il enlève complètement l'excès de la chaleur, et vous procure un tel sentiment d'aise, de bien-être et de vigueur, qu'on y revient avec joie. Les hommes le prenaient de la façon la

plus simple, lorsqu'ils rencontraient un ruisseau ou
un fossé. Je servais chez un paysan dont le valet,
tout en faisant manger les chevaux, le soir, trempait
très souvent les deux pieds dans l'eau pendant
quelques minutes et se les lavait; il aimait à répéter: « Un tel bain de pieds fait un bien extraordinaire. »

Les enfants ont une propension toute particulière
à mettre du moins les pieds dans l'eau et à y marcher, lorsqu'ils ne peuvent pas prendre de bain.

De même qu'en été les gens de la campagne prenaient des bains de pieds froids ou marchaient dans
l'eau, en hiver, ils prenaient des bains de pieds
chauds, surtout les personnes âgées et faibles qui
souffraient parfois du froid aux pieds; elles augmentaient ainsi leur chaleur naturelle. Pour cela,
on prenait deux poignées de cendre de bois et une
poignée de sel. Comme on n'avait pas de thermo-
mètre, on essayait avec la main la température de
l'eau. Lorsqu'on disait: « L'eau a une chaleur
agréable », le bain était prêt. On craignait l'eau
trop chaude; on redoutait également l'eau froide,
certainement parce qu'on n'en connaissait pas l'action salutaire.

En ce qui regarde la durée du bain de pieds chaud,
on le prenait habituellement d'un petit quart d'heure,
jamais plus long. Les médecins de ma connaissance,
qui en prescrivaient, en fixaient d'ordinaire la durée
à 14 minutes. Moi-même, j'ai souvent ordonné des
bains de pieds chauds, et je m'en tiens à 14 minutes,
parce que j'ai acquis la conviction que c'est la longueur la plus favorable. Mais j'ai fait plus d'essais
avec les bains froids qu'avec les bains chauds; et
j'ai trouvé que la durée des premiers doit varier

suivant la constitution et l'état de santé du sujet.
On ne peut donc fixer aucune règle précise à cet
égard, mais, en général, deux à quatre minutes
suffisent. Celui-là seul qui prend le bain peut en juger d'ailleurs. Lorsqu'on met les pieds dans l'eau
froide, un froid pénétrant les envahit. Mais, au bout
de quelques instants, le froid cède et les pieds deviennent si chauds que le bain ne paraît plus froid,
mais très agréable. Cela ne dure pas, le froid revient
et se fait sentir aussi fort qu'au début. Il cède de
nouveau et fait encore place à une agréable chaleur,
plus modérée cependant que la première fois. Ainsi
une réaction succède à l'autre. On demandera : « A
quel moment faut-il sortir les pieds de l'eau ? » Je
réponds : « Dès que le froid cède et que les pieds deviennent chauds, comme si l'eau avait cessé d'être
vraiment froide ; donc après la première réaction,
lorsque le froid a fait place à la chaleur. »

Les EFFETS du bain de pieds froid sont les suivants : Tout d'abord il refroidit les pieds, qui, bientôt, ainsi que nous venons de le dire, se réchauffent
peu à peu. Ils se réchauffent, parce que le sang est
attiré du haut vers les pieds. Ce seul avantage a une
grande importance. Le sang est donc rappelé de la
tête, de la poitrine et du ventre dans les pieds. Aussi,
ce bain doit-il être recommandé tout particulièrement à ceux qui SOUFFRENT DE LA TÊTE, par suite
d'un afflux du sang considérable dans cette partie. Il
agit encore en RÉGULARISANT LA CIRCULATION SAN-
GUINE. Car, lorsque les pieds sont trop froids et la
tête trop chaude, c'est une preuve que le sang n'est
pas distribué d'une façon régulière dans le corps.
Des bains de pieds fréquents attirent à chaque fois
le sang vers le bas ; peu à peu les pieds se réchauf-

feront et arriveront à conserver leur chaleur, ce qui sera excellent pour le corps entier, surtout pour la tête, la poitrine et le ventre où le sang affluait en trop grande abondance. Le bain de pieds froid agit sur le VENTRE comme sur la poitrine. Dans les maladies si fréquentes des reins, de la vessie, et autres, il est particulièrement efficace, non seulement parce qu'il attire le sang vers le bas, mais encore parce qu'il fortifie les organes abdominaux et les pieds. Il est encore très bon dans les rétentions d'urine. Les bains de pieds froids pris comme il faut, c'est-à-dire, pas trop longs et suivis de mouvement de façon à bien réchauffer les pieds, sont plus efficaces que n'importe quel autre moyen. Si les malades ne peuvent pas faire assez de mouvement pour se réchauffer les pieds, il serait préférable, dans les rétentions d'urine, de prendre des bains de pieds chauds. Le bain de pieds a une action toute particulière sur les ORGANES DE LA VOIX. Je ne puis assez recommander le bain de pieds froid à ceux dont la voix est faible, ou qui ont de temps en temps une extinction de voix. Il agit aussi sur la tête et le cou, fait descendre le sang de la poitrine et du ventre vers le bas, en même temps qu'il fortifie et endurcit le corps entier. On peut aussi le recommander avec succès dans les cas de CONSTIPATION et de CONGESTIONS dans le bas-ventre, surtout chez les femmes.

Le BAIN DE PIEDS CHAUD produit à peu près les mêmes effets que le bain de pieds froid. Il convient particulièrement aux personnes âgées et faibles, qui ne peuvent se décider à en prendre de froids, et qui ont peu de chaleur générale, par suite d'insuffisance de sang. Les vieillards surtout s'en trouvent très bien ; un bain de pieds chaud, pris d'ordinaire vers

le soir et d'une durée de 14 minutes, les fera très bien
dormir. Au lieu de cendre et de sel on peut employer
les fleurs de foin, la paille d'avoine et choses analogues. Les bains de pieds de fleurs de foin sont des
plus importants. Ils doivent durer, comme le bain
de pieds chaud simple, 14 minutes : ils développent
une grande chaleur, attirent également le sang vers
le bas et ont une action particulièrement fortifiante
sur les pieds. Tous ces bains composés ne se prennent
que chauds. La paille d'avoine et les fleurs de
foin s'emploient souvent contre la goutte, les refroidissements violents, les états maladifs des pieds,
comme, par exemple, la sueur des pieds ; contre les
rétentions d'urine, les congestions et les maladies
des os, lorsque les os se carient, en partie par suite
d'une lésion, en partie par suite d'un travail et d'efforts excessifs ; enfin encore contre les abcès des os
et des muscles.

Le bain de siège.

Il y a déjà plus de 30 ans que j'ai entendu parler
des différentes sortes de BAINS DE SIÈGE, chauds et
froids, et que je me suis informé de la durée qu'ils
doivent avoir. On me dit que les bains froids devaient
durer d'un quart d'heure à une demi-heure, et parfois même une heure entière. J'appris que les bains
chauds avaient de 26 à 33° R.[1] et encore davantage.
Eux aussi devaient durer d'une demi-heure à une
heure. Mais, comme je suis opposé à tout ce qui est
violent, ces applications me parurent trop dures pour

1. 32° ½ à 41° ¼ centigrades.

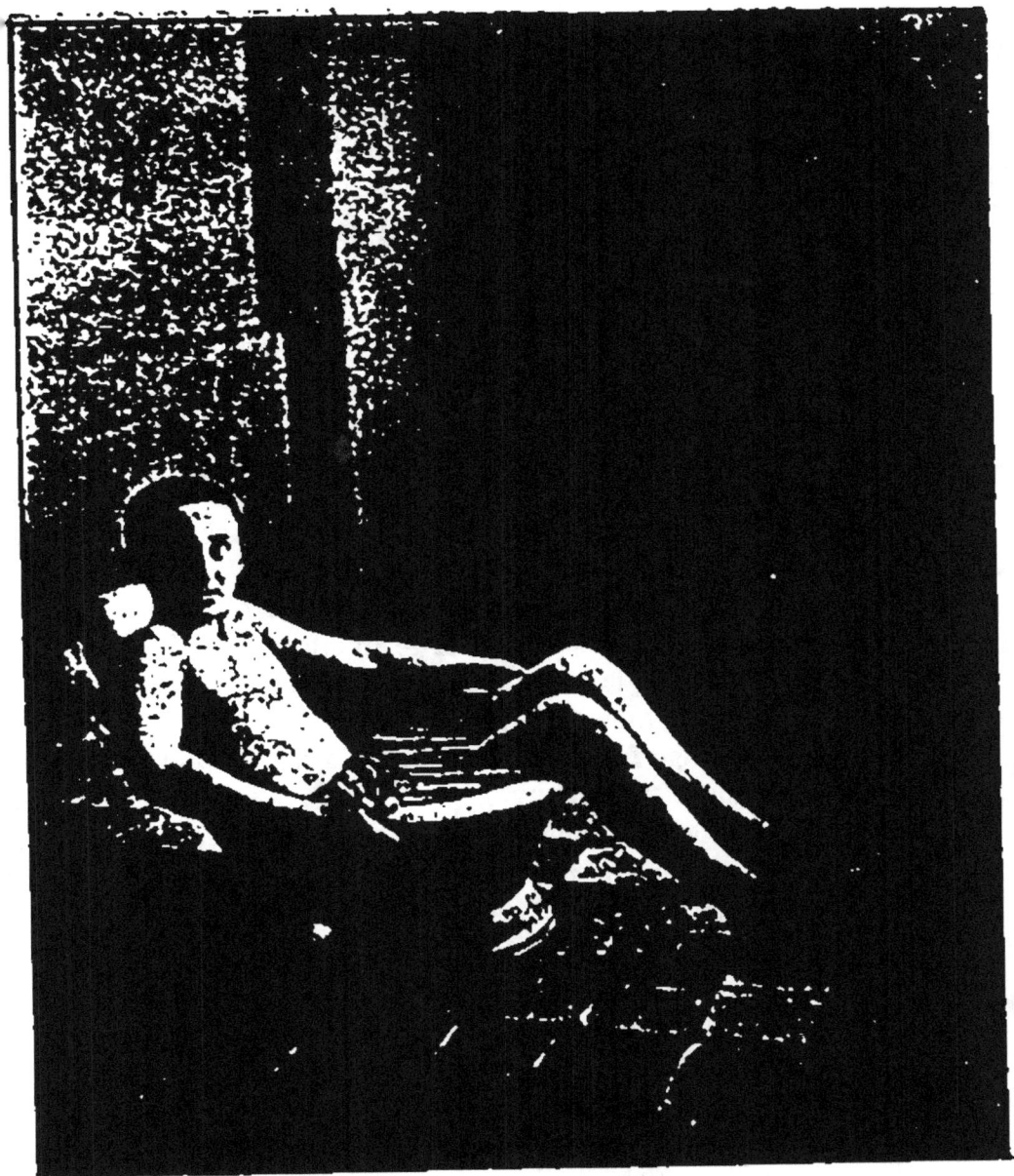

Le bain de siège.

la nature humaine et je me disais souvent : Comment peut-on rester si longtemps assis dans l'eau froide sans s'exposer au danger de perdre trop de chaleur. C'est une perte au lieu d'un gain. Il en est de même des bains chauds. Une grande chaleur fatigue tout le monde, que ce soit celle de l'été ou celle de l'eau. Si l'on reste dans un bain de 30°[1] ou davantage, cela ne peut pas manquer d'influer d'une manière préjudiciable sur la chaleur naturelle en l'augmentant trop. J'appris aussi que ces bains avaient beaucoup de conséquences fâcheuses. Les bains trop chauds relâchaient le corps, et les bains trop froids le glaçaient ordinairement ; la nature avait beaucoup à faire pour recouvrer sa chaleur normale ou le corps surchauffé se débarrassait difficilement de cet excès de chaleur. Chez l'un le sang était glacé ; chez l'autre, beaucoup trop échauffé : aussi faisaient-ils plus de mal que de bien. C'est pourquoi je m'efforçai de découvrir ici encore la règle d'or de la juste mesure, et je commençai mes expériences en petit ; j'essayai des bains de siège froids et chauds, mais ces derniers moins chauds et plus courts.

Je fus peu à peu conduit à voir clairement qu'il ne faut pas prendre BEAUCOUP de bains de siège, soit froids, soit chauds. Les bains de siège trop fréquents attirent trop de sang dans le bas-ventre, et causent ainsi non seulement des maladies, mais encore un grand nombre d'états maladifs, qui, dans la suite, sont difficiles à guérir. Les bains de siège froids enlèvent à l'organisme trop de chaleur, et le corps ne s'en trouve pas bien ; dans le cas contraire, la nature l'emporte et le bain développe toujours

[1]. 37° ½ centigrades.

plus de chaleur; la conséquence en est que le sang
afflue en trop grande abondance dans le bas-ventre.
Il arrive souvent alors que des hémorrhoïdes se
forment, ou bien celles qui existaient auparavant augmentent. Non seulement des hémorrhoïdes peuvent
se former, mais des stases peuvent se produire et
dans le sang et dans les humeurs. Bref, ces bains
risquent de causer tous les désordres possibles dans
le bas-ventre. Tous les essais que j'ai tentés m'ont
appris qu'il vaut mieux prendre peu de bains de
siège, et les combiner toujours avec d'autres applications, afin de produire une action générale sur le
corps entier. Bien employés, les bains de siège,
chauds et froids, ont de très bons résultats. Voici un
exemple.

Un paysan avait été trempé jusqu'aux os par la
pluie, ce qui avait amené un refroidissement. Il ne
pouvait plus uriner et souffrait cruellement. Je lui
conseillai de prendre pendant quatre à cinq minutes
un bain de siège chaud de 28° R [1]. Ce bain réchauffa
le bas-ventre, le froid céda, les douleurs disparurent,
et le malade urina avant même d'être sorti du bain.
Il aurait pu prendre de deux à quatre bains de ce
genre, si cela avait été nécessaire.

Donc, en cas de refroidissement du bas-ventre, le
bain de siège est indiqué. Mais ce n'est pas seulement le bas-ventre, c'est le corps entier qui souffre
d'un refroidissement; il faut donc agir sur celui-ci,
soit pour le réchauffer, soit pour lui ôter toute chaleur excessive; le meilleur moyen pour cela est une
lotion totale prise au sortir du lit et après laquelle
on se recouche.

1. 35° centigrades.

De même que le bain de siège chaud peut réchauffer le bas-ventre, le bain de siège froid est bon pour tempérer et faire disparaître une chaleur excessive dans cet organe. Voici un autre exemple :

Augustin souffrait beaucoup d'HÉMORROÏDES. Lorsqu'il s'était trop échauffé par un travail ou une marche rapide, elles lui faisaient souffrir des tourments presque insupportables ; le mal lui montait particulièrement à la tête et le mettait souvent dans l'état le plus pénible. Il prit des bains de siège froids qui lui rafraîchirent beaucoup le bas-ventre, et lui procurèrent un grand soulagement.

Il est naturel de se demander : « Quelle doit être la fréquence de ces sortes de bains » ?

Un monsieur me raconta qu'il avait souvent souffert du bas-ventre, surtout par suite de constipation, et que les bains de siège lui avaient été fort utiles ; aussi, en avait-il pris un grand nombre. Mais à présent, il souffrait beaucoup et chaque jour il rendait du sang. En prenant trop de bains de siège il avait trop attiré le sang vers le bas ; des stases s'y étaient formées et les vaisseaux sanguins du rectum s'étant distendus il s'en était suivi des hémorroïdes. Je suis partisan des bains de siège, mais peu fréquents et de courte durée. Lorsqu'il y a trop de chaleur dans le bas-ventre, j'en ordonne un froid, une à deux fois, rarement trois fois par semaine, et jamais plus. Si cela ne suffisait pas, il vaudrait mieux prendre un demi-bain au lieu d'un bain de siège. Dans les maladies aiguës, cependant, telles que les fièvres, lorsque la chaleur ou le froid sont excessifs, on peut prendre des bains de siège, mais toujours combinés avec d'autres applications ; sans cela on attirerait trop le sang dans le bas-ventre, et les bains seraient

plus nuisibles qu'utiles. Je fais toujours mélanger
aux bains de siège chauds une décoction soit de
prêle, soit de paille d'avoine, soit de branches de
pin, ou encore du sel, parce que je suis convaincu
que ces substances ont une action des plus salutaires.
Les bains de siège sont donc très utiles, à condition
qu'on n'en fasse pas un usage trop fréquent. En général, on les prend froids : pourtant dans les cas où
il est nécessaire de ramener la chaleur, lorsqu'on a
à combattre un fort refroidissement, on les emploie
également chauds. Mais ils doivent toujours être très
courts, et il ne faut jamais y habituer entièrement la
nature.

Le demi-bain

Qu'y a-t-il de plus commun chez les hommes que
la peur de l'eau, légère ou forte, suivant les cas? La
plupart croient que, loin d'être un remède, l'eau
ruine plutôt la santé. On ne prévient que trop souvent les malades contre les applications d'eau, et,
lorsqu'ensuite vous leur parlez d'un grand bain, ils
reculent en frémissant. Il vaut donc mieux, au lieu
d'un grand bain, n'ordonner à un malade qu'un demi-
bain, surtout s'il est très court. Les plaintes et les
gémissements continuels de ces peureux, joints à
mon désir de m'instruire, m'ont fait adopter l'emploi
des DEMI-BAINS, dans lesquels ou bien on ne mouille
pas du tout la partie supérieure du corps ou bien on
ne fait que la mouiller légèrement pendant le bain.
Et, en effet, non seulement j'ai fait plaisir aux malades, mais encore j'ai obtenu les meilleurs résultats.

Le demi-bain atteint jusqu'à la poitrine. On entre

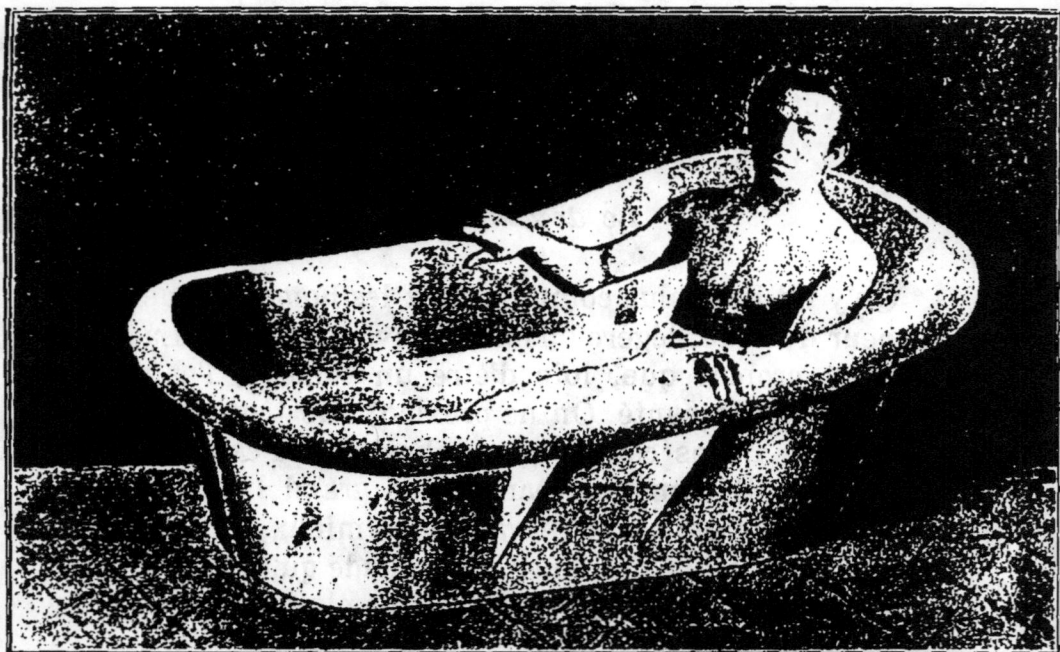

Le demi-bain,

posément dans l'eau ; on y reste debout, ou bien on
s'agenouille, ou encore on s'asseoit, selon que cela
est nécessaire pour avoir de l'eau jusqu'à la hauteur
voulue.

Autrefois, je faisais durer le demi-bain un peu plus
longtemps, comme on le voit dans « Ma cure d'eau »
(de 1 minute 1/2 à 3) ; maintenant je ne l'ordonne
que de 2 à 6 secondes. Ma principale raison pour l'a-
bréger est que les malades qui en font usage prennent
chaque jour au moins deux applications et, de plus,
marchent soit dans l'eau, soit nu-pieds. S'ils prenaient un demi-bain trop long, il faudrait trop longtemps à l'organisme pour recouvrer toute sa chaleur
naturelle, ce qui empêcherait les malades de prendre
d'autres applications. Or, la marche nu-pieds et la
marche dans l'eau s'emploient autant pour enlever
la chaleur superflue que pour endurcir.

Les effets du demi-bain froid sont excellents. Il a
une action fortifiante générale sur le corps, développe partout la chaleur, influe beaucoup sur la
circulation sanguine, calme l'organisme plus que
n'importe quelle autre application, et c'est le meilleur moyen d'amener un rétablissement rapide et
complet, après que la maladie a pris congé du corps.
Ordinairement le malade déclare que le demi-bain
est ce qui lui fait le plus de bien. On le combine
avec l'affusion supérieure jusqu'à entière guérison.

Tandis que bien des livres sur les cures d'eau
fixent aux bains une durée de plusieurs minutes,
souvent d'une demi-heure et davantage, j'en suis
venu, après un grand nombre d'essais, à cette conviction que le BAIN LE PLUS COURT EST LE MEILLEUR.
Il vaut beaucoup mieux aussi prendre deux bains
de courte durée qu'un seul long. La chaleur natu-

relle se conserve avec les bains de courte durée, et l'effet est considérable et énergique ; le malade les prend beaucoup plus volontiers, et la chaleur se développe bien plus rapidement ; tandis qu'après un bain plus long, le patient n'est souvent complètement réchauffé qu'au bout d'une ou deux heures. Le demi-bain est essentiellement différent du grand bain, dont l'action s'étend au corps tout entier et dans lequel la chaleur naturelle ne revient complètement qu'après un temps plus long. La durée du demi-bain, comme il a été dit plus haut, ne doit donc pas dépasser deux à six secondes.

De même qu'il ne faut se baigner que lorsqu'on a tout à fait chaud, de même il faut, après le bain, faire assez de mouvement pour recouvrer TOUTE SA CHALEUR NATURELLE. Lorsqu'on sort du demi-bain, on a vite chaud ; aussi croit-on d'ordinaire que tout est dit et qu'il n'y a plus à s'en préoccuper. Il n'en est pas ainsi. La chaleur qui se développe immédiatement après le bain est la première réaction, qui est suivie de plusieurs autres. Il faut que le malade qui a pris un bain sache que, dès qu'il sent la moindre sensation de froid, il doit se remettre en mouvement.

On peut encore prendre le demi-bain d'une autre manière : pendant qu'on est dans l'eau, on se lave rapidement le haut du corps ; le demi-bain ressemble, dans ce cas, tout à fait au bain complet, car la chaleur se développe très rapidement dans tout le corps aussi bien que dans les organes abdominaux. Les malades qui, en général, ne peuvent pas remuer, ou du moins ne peuvent pas assez remuer pour avoir bien chaud, doivent se coucher et, autant que possible, dans un lit chaud. Le mieux serait de prendre ce bain au sortir du lit, et de se remettre immédiatement dans le lit chaud.

Le demi-bain n'a pas moins d'utilité pour les GENS BIEN PORTANTS que pour les malades ; aussi ne puis-je trop le leur recommander comme moyen de conserver leur santé.

Quels progrès effrayants l'AMOLLISSEMENT n'a-t-il pas faits de nos jours depuis le petit enfant jusqu'au vieillard. Le demi-bain suffirait seul à défendre contre ce mal terrible. En fortifiant l'organisme tout entier, il le défend contre l'amollissement. Mais il est encore plus un préservatif contre un grand nombre de maladies, lorsque le ventre est enclin au relâchement, à la paresse, à l'inaction, ou lorsqu'il est trop amolli. Que de gens souffrent de CATARRHES DE LA VESSIE ! Il est impossible de nier que ce ne soit une maladie grave, qui risque de vous faire souffrir des années sans que vous trouviez de remède. De même qu'un catarrhe ordinaire, s'il est négligé, peut amener d'autres maladies, par exemple la phtisie, etc., de même le catarrhe de la vessie peut occasionner des lésions dans une ou plusieurs parties du corps. Et qu'il est fréquent de rencontrer ce catarrhe, qui peut à bon droit se comparer à une grave maladie, parce qu'il est très douloureux et souvent très difficile à guérir ! Je suis fermement convaincu que de telles maladies seraient moins fréquentes, si l'on savait s'endurcir comme il convient. Ce que je dis du catarrhe de la vessie est vrai d'un grand nombre d'autres maladies.

Il ne faut pas croire cependant que, puisque le demi-bain est si excellent, on doive en prendre très souvent. Qu'on se rappelle ici encore le principe : « TROP NUIT. »

Un malade, auquel un demi-bain avait fait du bien, en prit un chaque jour pendant longtemps. Et, ne croyant jamais pouvoir en prendre assez, il y revenait souvent deux fois dans le même jour. Mais, au lieu de devenir plus fort et plus résistant, il remarqua bientôt que sa chaleur naturelle diminuait de semaine en semaine, qu'il avait perdu de sa vigueur et surtout qu'il ne possédait plus cette belle humeur dont il jouissait auparavant. Son organisme ne pouvait plus résister à l'action incessante de l'eau froide. Je lui donnai le conseil de rester trois semaines sans faire aucune application d'eau, et, au bout de ce temps seulement, de prendre par semaine deux demi-bains très courts. La chaleur revint bientôt entière et avec elle la bonne humeur et l'ancienne vigueur.

Je suis convaincu que deux à trois demi-bains et deux à trois lotions supérieures par semaine suffiront complètement aux personnes bien portantes. Elles peuvent faire cette lotion tout en prenant leur bain; il ne leur restera, dans ce cas, rien autre à faire. Pour les personnes faibles, je ne conseille rien de plus que deux ou trois demi-bains par semaine.

Le grand bain froid.

De tous les bains, celui qui a le plus d'action est le BAIN COMPLET OU GRAND BAIN. On plonge le corps tout entier, sauf la tête, dans l'eau. On entre lentement dans l'eau, de manière à n'y être tout à fait qu'au bout de quatre à six secondes. La durée de ce bain est d'ordinaire d'une ou deux, ou encore de quatre ou cinq secondes. Il m'a fallu de nombreuses

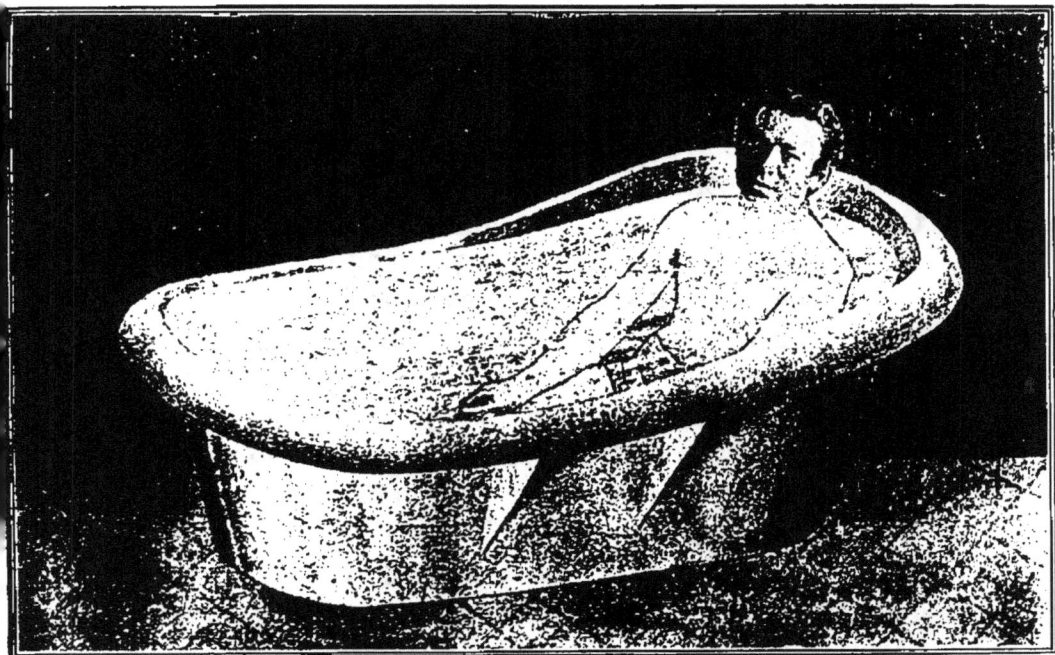

Le grand bain.

années pour me rendre compte de l'utilité de ces
bains si simples. Pendant longtemps je ne pouvais
pas croire qu'un bain si court eût cette efficacité,
d'autant plus que j'entendais parler de bains de je ne
sais combien de minutes administrés dans les établissements hydrothérapiques. Mais, à la suite de
nombreuses expériences, je me convainquis que le
meilleur bain, celui qui se supporte le plus aisément est le bain le plus court. De même qu'on ne
doit se baigner que lorsqu'on a parfaitement chaud,
au sortir du bain on doit s'habiller aussi vite que
possible comme on l'était auparavant.

J'ai choqué tout le monde en défendant de se frotter et de se sécher le corps, et en exigeant qu'encore
tout mouillé on passât sa chemise aussi vite que possible. Ma principale raison est qu'en agissant ainsi la
chaleur revient plus prompte et plus forte que lorsqu'on s'essuie. Quant au reste, lorsqu'on a fini de
s'habiller, on est déjà complètement sec. On ne se
sent pas mouillé du tout, parce que les gouttes d'eau
et l'humidité se résolvent rapidement en une vapeur
tiède, qui procure au corps une chaleur agréable.
Nous avons vu bien des fois qu'il ne faut se baigner que lorsqu'on a bien chaud; de même après le
bain, il faut, soit par la marche, soit par le travail,
recouvrer aussitôt que possible toute sa chaleur
naturelle; si, au bout de quelque temps, on éprouve
un peu de froid, c'est une preuve que la chaleur
naturelle n'est pas toute revenue et qu'il faut se
remettre encore en mouvement.

Pour ce grand bain, on emploie de l'eau fraîche,
eau de ruisseau ou eau de pluie, peu importe. Plus
l'eau est fraîche, plus je la recommande. Il arrive
souvent que ceux qui ont pris un grand bain le

matin ou à midi, vers le soir ressentent une certaine
rigidité et une certaine pesanteur dans les pieds. Ils
disent d'ordinaire dans ce cas : « Aujourd'hui, j'ai
les pieds comme du plomb ; peut-être le bain ne
m'a-t-il pas réussi.» D'autres diront : « J'ai des tiraill-
lements ou une sensation de brûlure dans les pieds.»
Voici à quoi on peut habituellement attribuer ce
fait : après le bain, on s'est réchauffé, il est vrai :
pourtant on n'a pas fait assez de mouvement ; aussi
la chaleur a-t-elle disparu trop tôt, ce qui a eu pour
conséquence d'empêcher les pieds de transpirer autant qu'il était nécessaire. Il est facile de remédier
à cette lassitude et à cette pesanteur ; on, n'a qu'à
marcher pendant deux minutes dans l'eau, ou bien
sur des dalles mouillées, ou encore sur la terre
mouillée. Si cela est impossible, on peut également,
en se mettant au lit, envelopper ses pieds dans un
simple linge trempé dans l'eau et bien tordu ; pendant la nuit, dans l'espace de deux heures, la
raideur et la lassitude disparaîtront.

Le grand bain chaud. Bains d'herbes. Bains alternés.

Comme j'ai si souvent entendu parler de bains
chauds, et que particulièrement dans les établissements balnéaires tout est toujours disposé pour qu'on
puisse presque à chaque instant prendre, soit des
bains froids, soit des BAINS CHAUDS, j'ai essayé aussi
ces derniers. Lorsqu'on prend des bains chauds, d'un
genre ou d'un autre, en se bornant à un par semaine
environ, ils réussissent assez. Mais si on en prend
plus souvent, ils affaiblissent nécessairement. En-

core plus sensible est l'amollissement qui se produit
très fréquemment après les bains chauds, et qui n'est
autre chose qu'une preuve de faiblesse. J'ai moi-
même, au début, pris souvent de ces bains; ensuite
plus rarement; puis je me suis arrêté; ma faiblesse
persistait. S'ils ne m'avaient pas amolli, ils m'avaient
du moins donné une grande susceptibilité pour les
catarrhes et indispositions analogues. En somme.
les bains chauds ne m'allaient pas du tout. Je fis
alors l'essai des BAINS D'HERBES et j'en ordonnai à la
température de 26 à 28° R[1] à des personnes les unes
plus faibles, les autres plus fortes; ils firent beaucoup de bien aux malades, qui les prenaient avec
plaisir. Mais, si on y revenait fréquemment, ils en-
traînaient l'amollissement, et les forces diminuaient
au lieu d'augmenter. Comme on ne recommandait
rien tant aux goutteux que de fuir l'eau froide, je la
redoutais aussi dans les commencements; je ne
croyais pas qu'on pût se tromper à l'égard de l'eau.
au point de ne pas savoir si l'eau froide est bonne
ou non pour les bains. Je me rangeai à l'opinion
universelle qu'elle ne convenait pas aux goutteux;
aussi ordonnai-je des bains chauds dans les cas de
goutte et de rhumatisme. Ils ne me satisfirent en
aucune façon. Je ne leur trouvais qu'un avantage,
celui d'être résolutifs; mais, comme ils étaient chauds
et amollissants, je les trouvais très nuisibles en cela.
J'essayai alors de les alterner avec des bains froids;
je laissais le malade dix minutes dans l'eau chaude,
puis une demi-minute dans l'eau froide, de nouveau
dans l'eau chaude; je prescrivais ainsi deux ou trois
alternances. J'obtins, au moyen de ces bains, d'ex-

1. 32° ⅓ à 35° centigrades.

cellents résultats chez les personnes corpulentes, goutteuses et rhumatisantes, aussi les ai-je souvent employés. Le bain froid détruisait les fâcheux effets du bain chaud, qui affaiblit et amollit aisément, sinon entièrement à chaque fois, du moins en partie, et, pendant des années, ce système m'a très bien réussi dans un grand nombre de cas. Je n'ai jamais ordonné de bains chauds tout seuls, parce qu'ils ne me satisfaisaient pas; si, tout d'abord, ils paraissaient faire du bien, les effets fâcheux ne manquaient pas de se produire, comme je l'ai dit plus haut.

Depuis cinq ans j'ai fait beaucoup d'expériences avec l'eau froide, et j'en suis arrivé à la conviction que, dans la plupart des cas, c'est à elle qu'il faut principalement recourir. Si, parfois, des applications chaudes sont nécessaires pour rétablir la chaleur naturelle trop diminuée, il vaut mieux employer des compresses que des bains chauds prolongés. Je n'ai pas ordonné un bain chaud à un seul des milliers de malades qui sont venus ici cette année. Celui qui connaît parfaitement les applications d'eau, et les effets qu'elles produisent, n'hésitera jamais à entreprendre un traitement par l'eau froide. S'il est impossible de rien obtenir désormais avec l'eau froide, il n'y a presque rien ou même rien à espérer de l'eau chaude. Comme remèdes auxiliaires et pris à tour de rôle avec des bains froids, les bains chauds peuvent être très utiles, mais à eux seuls ils ne guérissent jamais une maladie. Dans ces dernières années, j'ai vu cette opinion si souvent confirmée par les faits, que je me suis convaincu de plus en plus que l'eau froide est toujours la meilleure.

Un curé vint un jour me trouver et me raconta que son médecin lui avait ordonné de prendre chaque

jour pendant six semaines un bain chaud de 30 à
33° R¹, d'une durée de 20 à 25 minutes. A la suite
de ce traitement, il était devenu si faible qu'il put à
peine retourner chez lui, et se crut à sa dernière
heure. Après trois semaines de soins, il fut enfin en
état de faire le voyage de Wœrishofen. L'eau froide
lui fut si salutaire qu'au bout de cinq semaines les
diverses affusions et, pour terminer, quelques demi-
bains, l'eurent complètement rétabli.

On emploie souvent les bains chauds dans les
rhumatismes articulaires ; mais je n'oserais pas
en traiter un seul de cette façon. Il est très facile de
les guérir par l'eau froide : la goutte elle-même se
guérit bien plus sûrement au moyen des affusions
froides et des bains froids qu'au moyen des bains
chauds. On peut objecter sans doute que, dans cette
maladie, les bains chauds amènent une résolution
plus prompte, et que par là on gagne beaucoup ; que,
de même, les bains chauds peuvent guérir très rapidement les rhumatismes. A cela je réponds : « Quand
il serait vrai que la goutte fût résolue et éliminée
par les bains chauds, ceux-ci rendent l'organisme
si mou et si peu résistant que la maladie revient
bientôt. » De même, s'il est vrai que les bains chauds
guérissent les rhumatismes, il suffit d'une petite im-
prudence, d'un léger refroidissement pour ramener
et aggraver le mal. Au contraire, on peut affirmer à
bon droit de l'eau froide qu'elle résout et élimine la
goutte, et que, de plus, elle fortifie et raffermit l'organisme et s'oppose ainsi au retour de la maladie.
Il en est tout à fait de même des rhumatismes.

1. 37° ½ à 41° ¼ centigrades.

que l'eau froide guérit aussi bien ; des centaines
d'exemples le prouvent abondamment.

Je ne puis que louer l'effet des herbes ajoutées
aux bains ; je me suis surtout servi de fleurs de
foin, de paille d'avoine et de branches de pin. Les
BAINS DE PAILLE D'AVOINE sont bons dans la gravelle
et la pierre, et je ne puis recommander d'une façon
assez pressante à ceux qui souffrent de l'une ou
l'autre de ces maladies de prendre un ou deux de
ces bains ; ils resteront d'abord 10 minutes dans
l'eau chaude, puis 5 ou 6 secondes dans l'eau froide,
pour se remettre ensuite dans l'eau chaude. En
alternant ainsi deux ou trois fois, on obtient un
excellent résultat dans la pierre. Les BRANCHES DE
PIN sont également bonnes ; en un mois, on peut
prendre deux bains préparés de la sorte ; mais je dois
faire remarquer ici qu'il est nécessaire de prendre
aussi un bain froid par semaine, afin d'empêcher
tout amollissement et tout affaiblissement. Les
FLEURS DE FOIN ont une action résolutive, et
sont particulièrement bonnes pour les personnes
corpulentes ; elles doivent s'employer comme je
viens de le dire. Il y a vingt ans, lorsque j'étais
plus jeune d'autant, je prenais volontiers toutes les
semaines un bain de cette sorte ; mais je suis convaincu à présent que l'eau froide est beaucoup plus
énergique ; aussi, je la préfère. Voilà pourquoi, de
toute cette année, je n'ai pas prescrit un seul de ces
bains ; j'ai beaucoup mieux réussi en m'en tenant
uniquement à l'eau froide.

III. — LES AFFUSIONS

Généralités

Lorsque je me représente en idée un grand nombre d'arbres différents, ou que je les vois représentés en peinture, chacun d'eux occupe sa place et on peut dire : Autant d'arbres, autant de places. L'un pousse sur la hauteur, l'autre dans la vallée, un troisième sur une montagne, un quatrième ailleurs. Pourtant, ils se ressemblent tous, en ce qu'ils ont tous leurs racines dans les terres et, par conséquent, sortent tous de la terre.

Bien plus nombreuses et variées que ces arbres croissant en tant d'endroits sont les maladies et les infirmités du corps humain, qui toutes ont leur siège dans une partie déterminée de ce corps ; mais, elles aussi se ressemblent en ce qu'elles tiennent au corps, comme les racines des arbres au sol. Lorsqu'on veut arracher un arbre, on doit dégager d'abord toutes les racines ; alors seulement l'arbre peut être retiré de la terre. Il en est tout à fait de même des maladies dans l'organisme humain. Quoique chaque maladie se développe dans un endroit spécial du corps, elle s'attaque au corps entier et y exerce ses ravages. C'est pourquoi, si l'on ne voulait guérir que la partie atteinte, la racine du mal demeurerait dans l'organisme, et le malade ne recouvrerait pas la santé. Donc, lorsqu'une personne est malade, ce n'est pas seulement UNE partie de son corps qui est malade, mais le corps TOUT ENTIER.

Je vis une fois un malade et lui demandai quel était son mal. Il me répondit : « Je vais très bien ; seulement deux doigts de pieds me font tellement souffrir que je suis obligé de garder le lit et ne puis travailler. » Si, chez cet homme, les doigts du pied eussent seuls été malades, il est à croire qu'il aurait pu continuer à se servir de son corps tout comme auparavant.

Je suis convaincu qu'il n'existe pas une maladie qui ne gagne peu à peu le corps entier. Alors même qu'elle ne commence qu'en un petit point, elle s'étend insensiblement jusqu'à ce que le corps entier soit attaqué. En général, je regarde la place malade comme la tête, le point de départ de la maladie, qui est aussi visible pour tout observateur que l'arbre qui sort de terre. Et ma conviction intime est que le corps rejetterait tous les principes morbides, et se débarrasserait de toutes les maladies, si cela était en son pouvoir. Je suis d'avis que la meilleure méthode curative est celle qui soutient le corps entier, l'aide à résoudre et à éliminer tous les germes nuisibles, et empêche ainsi le développement d'une maladie. Après cela, la place malade ne sera pas longue à se guérir, elle aussi.

Agathe eut un panaris ; au commencement, le doigt seul lui faisait mal ; puis la main, et plus tard tout le bras furent pris. Alors survinrent le manque d'appétit et un frisson général ; enfin, il devint impossible à la malade de manger et de dormir. Les douleurs du bras étaient toujours plus fortes, Agathe se sentait tout à fait mal, elle dut garder le lit. Ne voit-on pas clairement par cet exemple que tout le corps, et non pas seulement le doigt, était atteint ? La maladie avait simplement trouvé une issue dans le doigt. Si

l'on n'avait cherché à guérir que le doigt, le corps
aurait traîné pendant de longues semaines, jusqu'à
ce que les matières morbides eussent été expulsées
peu à peu, si elles avaient pu l'être ; mais, en atten-
dant, peut-être Agathe aurait-elle perdu son doigt.

Je vis une fois à Augsbourg un jardinier que je
connaissais fort bien. Il était désolé et me raconta
en gémissant qu'on devait lui couper deux doigts de
la main droite, et que l'opération aurait lieu dans
deux jours. Jusqu'à sa soixantième année, jouissant
d'un bel embonpoint, il était resté bien portant et
robuste ; à présent, il avait beaucoup dépéri et
paraissait très malade ; il avait maigri, faisait
pitié, et la maladie et ses longues souffrances lui
avaient enlevé toute sa belle humeur. Sa main était
réellement horrible à voir ; on pouvait à peine distinguer s'il avait encore ses doigts, ou si le tout ne formait
plus qu'une seule tumeur de mauvaise nature. Le
pauvre homme se plaignait tant et redoutait tellement l'amputation des doigts que je lui conseillai de
faire un dernier essai, de faire des applications d'eau
à la fois sur le corps entier et sur la main. Il s'y
montra naturellement tout disposé. Elles eurent pour
résultat de faire cesser les violentes douleurs qu'il
ressentait dans le corps, et la main entière devint
moins douloureuse. Chaque application produisait
une amélioration sensible, de sorte qu'au bout de
peu de temps il sentit très bien l'action salutaire des
applications d'eau sur son corps et sur sa main. Il
signifia alors qu'il ne se laisserait pas amputer, continua les applications d'eau, et se remit si complètement qu'on ne voyait plus que de petites cicatrices
aux doigts. Il put se servir de sa main tout comme
auparavant. Les applications générales aidaient le

corps dans ses efforts pour expulser et rejeter les principes morbides; en même temps, une action résolutive, éliminatoire et curative énergique se produisait dans le bras. On continua ainsi jusqu'à ce que le corps fût entièrement remis. Voilà ce que j'appelle guérir une maladie.

On doit traiter toutes les maladies comme on vient de le voir dans cet exemple. Il faut agir sur le corps entier, et la guérison de la partie malade suivra nécessairement.

Ces motifs m'ont amené à agir régulièrement sur tout l'organisme, mais, en même temps, afin de le ménager, à ne traiter à la fois qu'une seule de ses parties, pour passer ensuite à une autre. Or, trouvant les simples lotions avec de l'eau trop peu efficaces pour les maladies plus graves, j'ai enfin adopté les affusions, et j'ai constaté qu'elles agissent merveilleusement sur les diverses parties du corps. Cependant, comme chaque affusion différente a une action particulière sur chaque partie, grâce à l'application des diverses affusions, on peut aussi agir sur tout le corps. Ainsi fait le serviteur avec les vêtements de son maître; il bat d'abord l'habit, puis le pantalon, puis le gilet, de sorte que toutes les pièces sont nettoyées l'une après l'autre.

Je divise les affusions comme il suit : Affusion supérieure pour le haut du corps ; affusion de la tête pour la tête ; affusions des genoux, des cuisses, du dos, des bras; affusion totale ; bref, le corps se compose de diverses parties, et on peut, au moyen des affusions, agir d'une manière toute particulière sur chacune de ces parties. Prises ensemble, et considérées au point de vue de leur action combinée, les diverses affusions, peut-on dire, agissent de concert sur le corps entier et, de plus, chacune d'elle agit d'une manière spéciale sur chacune des parties du corps.

Donc, cher lecteur, lorsque tu voudras guérir ton corps malade, tu devras employer ces diverses applications, dont les unes agiront sur la partie supérieure, d'autres sur la partie inférieure, d'autres encore sur l'ensemble. Tu pourras examiner alors comment, dans leur réunion, elles agissent sur le corps entier, et aussi sur les diverses parties isolément, et comment le corps est soumis à une action tantôt plus forte, tantôt plus faible. C'est pourquoi il faut observer la plus grande précision dans les applications, ce qui est loin d'être aussi facile qu'on se l'imagine souvent ; ce n'est qu'ainsi qu'on peut espérer un effet certain. Si les applications ne se font qu'à moitié, ou superficiellement, il est impossible d'obtenir un résultat favorable.

L'affusion de la tête

(Voir « Ma cure d'eau, » 1re partie.)

Si l'on peut administrer des affusions à toute la partie supérieure du corps, pourquoi n'en pourrait-on pas donner aussi à la tête ? Il faut cependant songer que la tête renferme justement les organes les plus délicats et les plus nobles, comme le cerveau, l'organe de l'ouïe, celui de la vue, celui de la parole ; on peut dire avec beaucoup de justesse : le cerveau est dans l'homme ce que l'hôtel de ville est dans une cité. Lorsque les facultés de l'esprit sont pleinement développées et bien réglées, qu'elles n'ont rien perdu de leur énergie, l'homme doit être assez content de son sort; du moins il lui est plus facile de supporter tous les autres maux, ou de s'en débarrasser. Par conséquent, une AFFUSION DE LA TÊTE a une grande importance.

On la donne en commençant à verser l'eau du côté droit ou du côté gauche ou derrière l'oreille, pour arriver au milieu de la tête. Ici, comme toujours, l'eau doit couler d'une façon tout à fait égale sur la tête. Un arrosoir suffit ordinairement; avec une personne forte et robuste on peut de temps en temps aller jusqu'à deux.

Le but de cette affusion est de fortifier et de raffermir toutes les parties de la tête.

De même qu'une lotion avec de l'eau fraîche rend des forces à la main fatiguée, une affusion de la tête fait disparaître la faiblesse, et fortifie la tête tout entière.

Maintenant, cher lecteur, tu pourras me demander: « Pourquoi ne pas prendre l'affusion de la tête en même temps que l'affusion supérieure ? Ce serait autant de travail d'épargné. » A cela je réponds : « L'affusion de la tête ne doit pas être fréquente ; et il vaut beaucoup mieux la prendre à part. » Si l'on en prenait une chaque fois qu'on prend une affusion supérieure, d'un côté on attirerait trop le sang à la tête, de l'autre, en se mouillant si souvent les cheveux, on s'exposerait à contracter diverses maladies, comme des douleurs de tête, un rhumatisme de la tête, des crampes, etc. Après un grand nombre d'essais, j'ai trouvé que le mieux était de ne faire que rarement des applications d'eau à la tête, et lorsqu'on en fait, de les faire avec beaucoup de circonspection. Sans doute, il y a des personnes tellement endurcies qu'elles supporteront

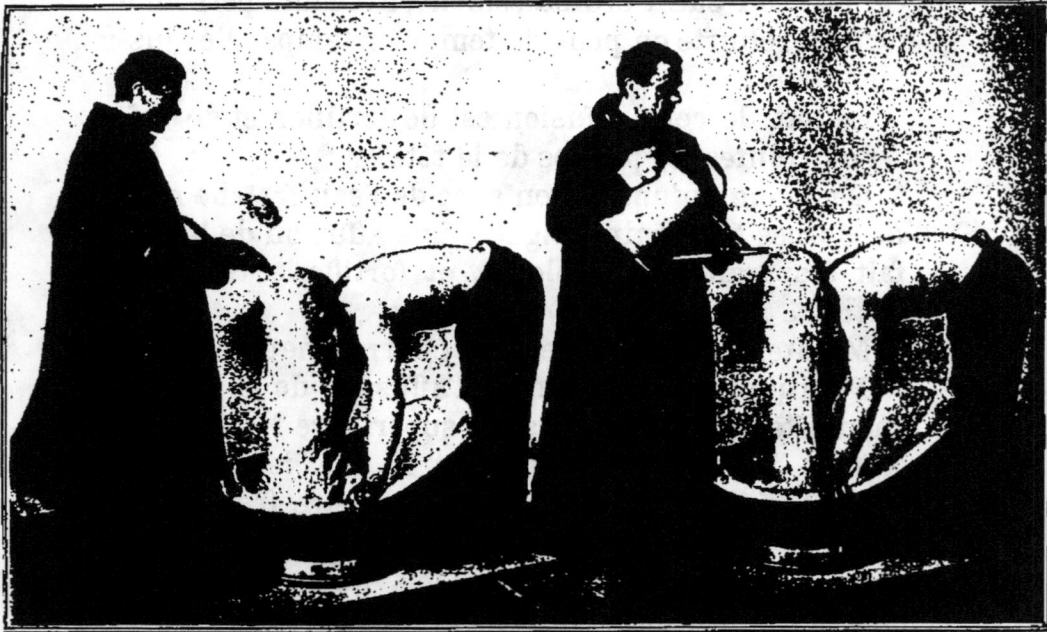

L'affusion de la tête

avec le tuyau.   avec l'arrosoir.

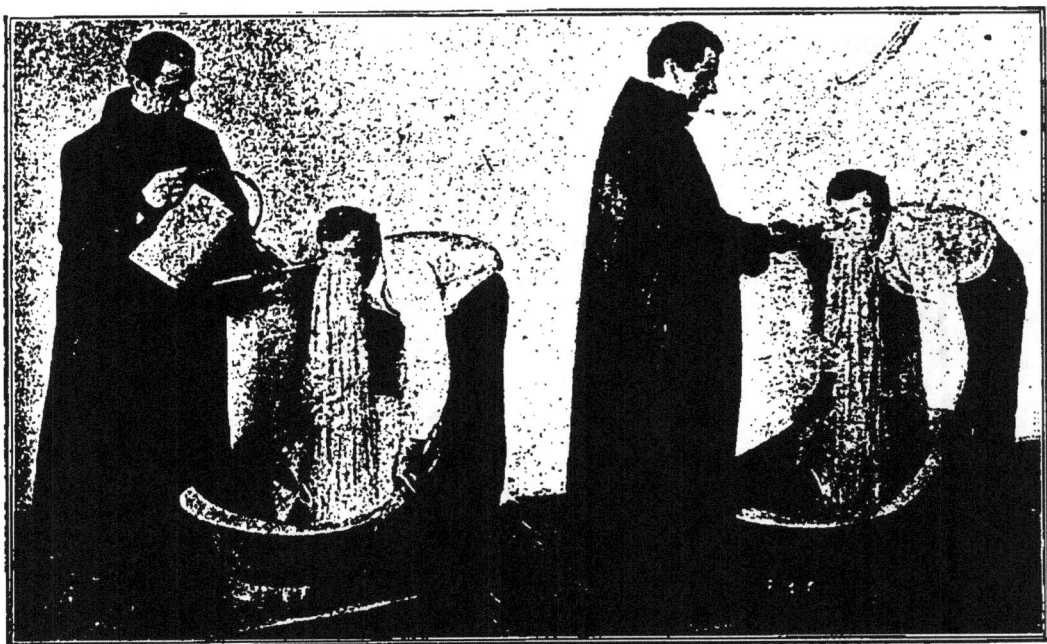

L'affusion de la face

avec l'arrosoir.   avec le tuyau.

parfaitement une affusion de la tête, surtout si elles
n'ont pas beaucoup de cheveux. Mais de telles
natures sont des exceptions ; ceci n'arrive que
chez ceux dont la circulation est très bien réglée,
chez qui il n'existe ni congestion, ni anémie, et qui
mènent une vie très active. J'ai connu beaucoup de
paysans qui avaient si bien endurci leur tête qu'ils
la mettaient presque chaque jour sous le robinet, et
laissaient couler dessus de l'eau froide pendant plusieurs minutes. Cette cure fait grand bien à celui
qui en a l'habitude; mais si l'on voulait commencer
par là, on pourrait s'en trouver fort mal. Donc, dans
les affusions ordinaires, il faut épargner la tête, à
moins qu'elle ne soit déjà suffisamment endurcie;
que celui qui doit prendre une affusion de la tête la
prenne à part, et avec une grande circonspection.

L'affusion de la face

L'AFFUSION DE LA FACE se donne en arrosant toute
la figure de la même manière qu'on arrose toute la
tête. Elle s'emploie généralement contre les ABCÈS,
le LUPUS et autres maladies analogues qui viennent
au visage. La meilleure manière de tenir la tête est
celle qui permet au visage d'être arrosé sans que le
reste du corps le soit.

La douche des oreilles

La DOUCHE DES OREILLES s'emploie souvent, combinée avec diverses applications, chez les gens qui
n'entendent plus bien. Le patient incline la tête
comme dans l'affusion supérieure, et on lui verse de

l'eau avec un arrosoir sur un côté de la tête autour
de l'oreille ; on arrose ensuite l'autre côté de la
même manière. On n'arrose pas l'intérieur de l'o-
reille, mais s'il y entre de l'eau, cela ne fait rien.
Lorsque le malade n'a pas trop de cheveux, on joint
à l'affusion des oreilles l'affusion de la tête : l'application est d'autant plus efficace. Mais il faut bien
essuyer toute la tête, afin qu'elle sèche au plus vite
et que les cheveux ne restent humides que très peu
de temps. On peut employer jusqu'à deux arrosoirs
de jardin pleins pour l'affusion des oreilles. Après
cette affusion, il faut couvrir la tête, jusqu'à ce
qu'elle soit parfaitement sèche. Pourtant cette précaution est inutile dans une chambre tempérée. Il
en est de même dehors, lorsqu'il ne fait pas de vent
et que le froid n'est point trop vif. Cette affusion est
très efficace pour dissiper les STASES SANGUINES et résoudre d'autres sortes de stases; elle a surtout une
action des plus fortifiantes sur toute la tête. Lorsqu'on est prudent, on peut l'employer avec beaucoup
de succès à intervalles rapprochés, jusqu'à trois ou
même cinq fois par semaine. Son action ne se borne
pas à l'ouïe, elle s'étend à TOUTES LES PARTIES DE LA
TÊTE, surtout lorsqu'il y existe des stases sanguines.

L'affusion de la poitrine.

L'affusion de la poitrine se joint généralement à
l'affusion supérieure. Le patient lève un bras en l'air
et reste penché, comme dans cette dernière, de façon
que l'eau arrive aisément par côté sur la poitrine.
Un grand nombre de ceux auxquels j'avais ordonné
cette affusion, s'étendaient sur une planche, la poitrine

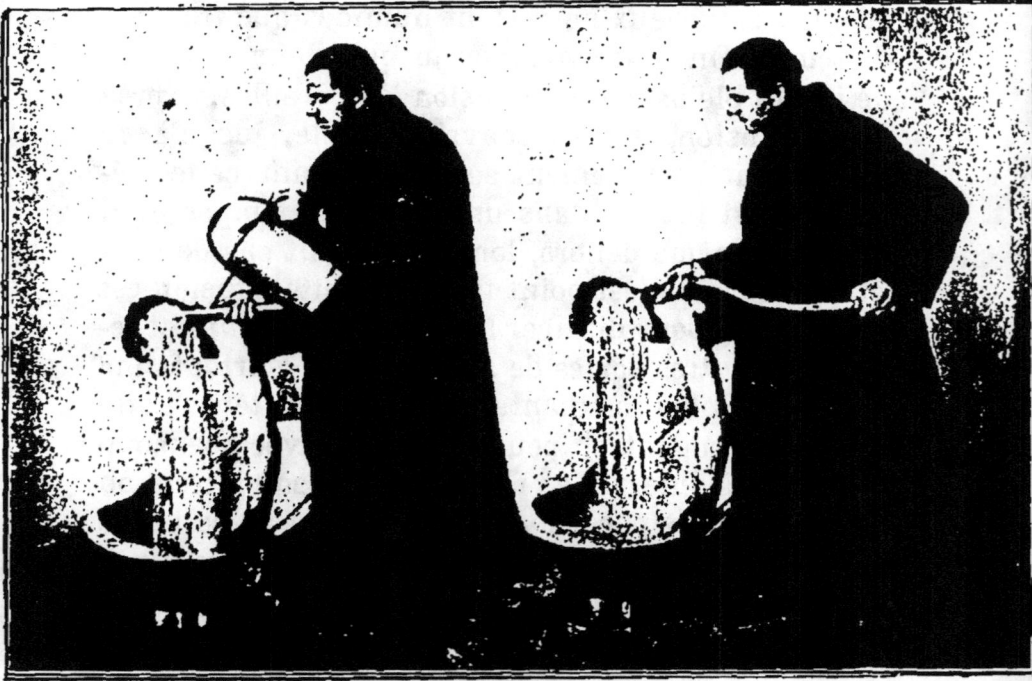

L'affusion des oreilles

avec l'arrosoir.   avec le tuyau.

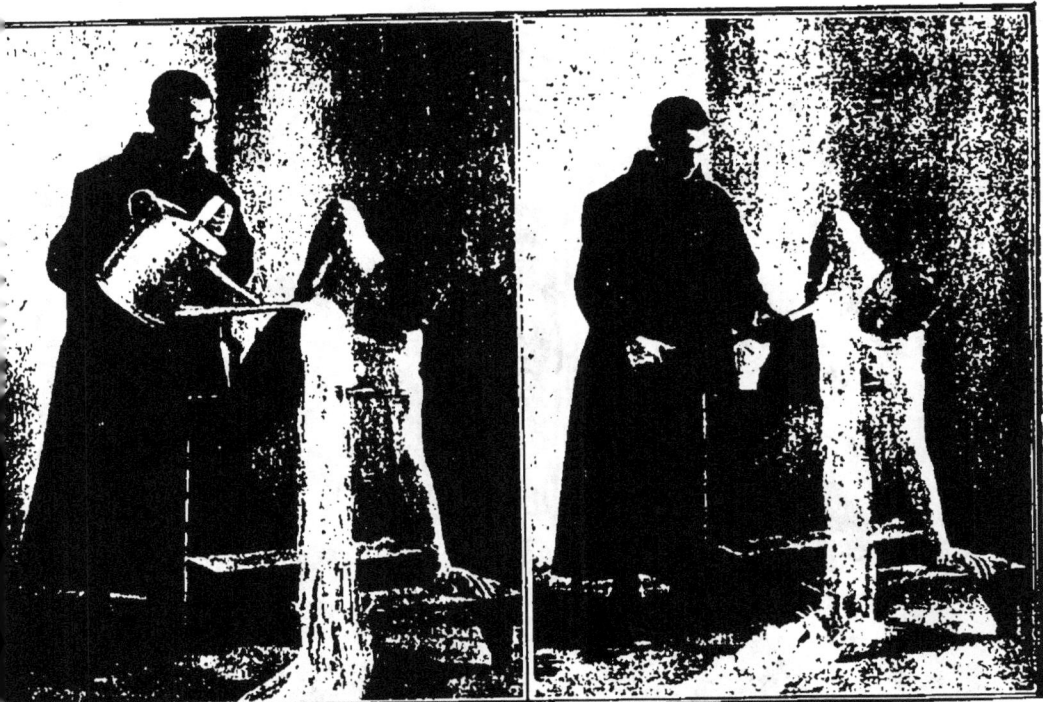

L'affusion de la poitrine

avec l'arrosoir.   avec le tuyau.

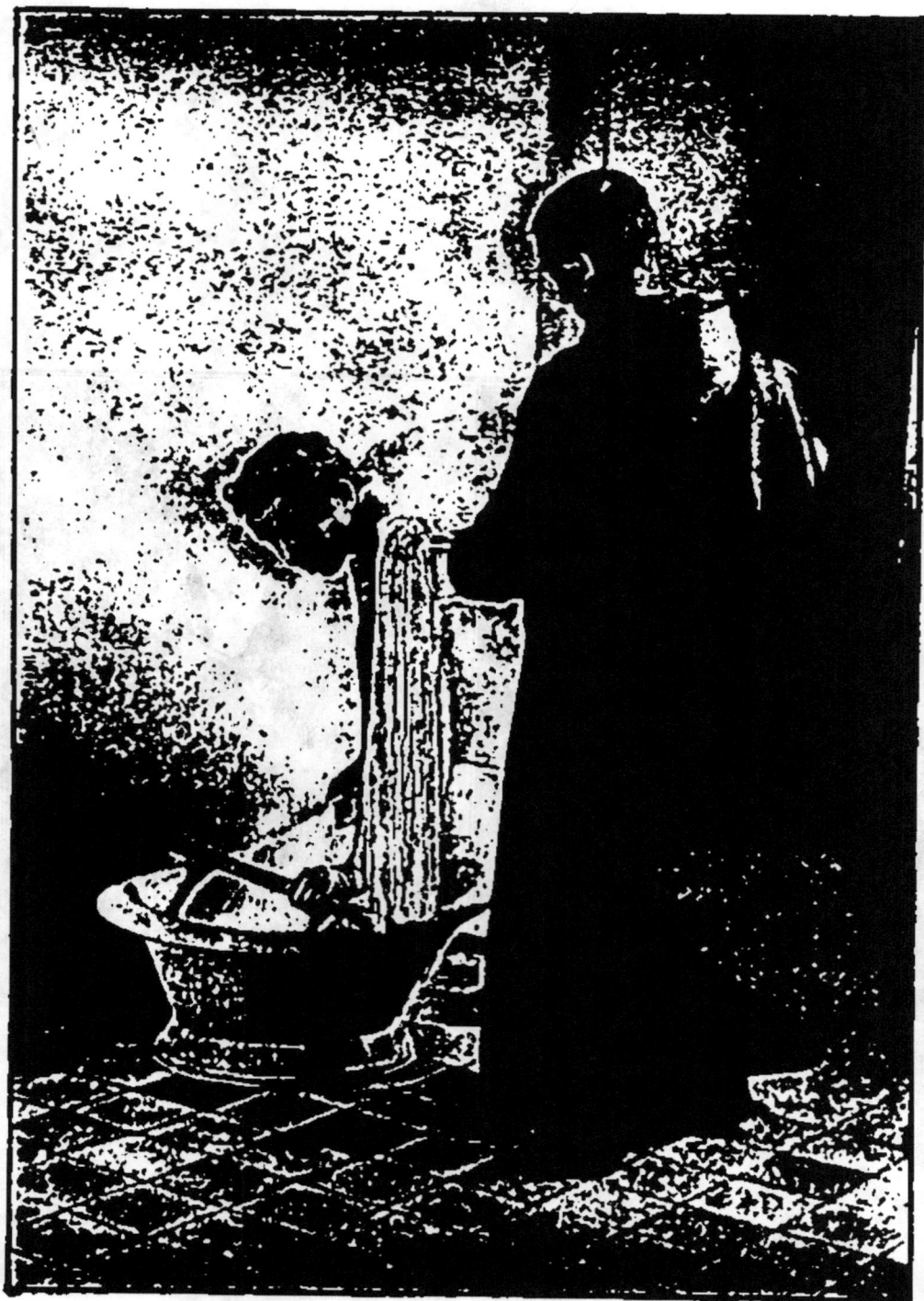

L'affusion des bras,

en l'air, et se faisaient ainsi arroser vigoureusement.
L'affusion de la poitrine a une action FORTIFIANTE,
RÉSOLUTIVE, elle ÉLIMINE LES MUCOSITÉS de la POI-
TRINE, enlève toute oppression : elle a plus de trois
ou quatre fois l'efficacité de la lotion. Mais il faut,
pour la prendre, avoir le cœur en bon état : la moindre
affection du cœur est une contre-indication absolue.
On peut employer pour cette affusion de un à trois
arrosoirs pleins d'eau.

L'affusion des bras.

(Voir « Ma Cure d'eau », 1re partie.)

L'affusion des bras consiste à arroser le bras entier, en commençant par les doigts qu'on arrose suc-
cessivement et en remontant vers le haut ; surtout
lorsqu'on remonte jusqu'au haut du bras, l'affusion
peut durer une minute. On emploie généralement
cette affusion contre les paralysies, qu'elles proviennent d'une attaque d'apoplexie ou de toute autre
cause ; mais on l'emploie encore lorsque les bras
sont très faibles et n'ont déjà plus leur chaleur normale, particulièrement dans les rhumatismes. Elle
est excellente contre les CRAMPES, comme la CRAMPE
DES ÉCRIVAINS, et autres analogues. On peut la prendre
souvent, même pendant un certain temps, chaque
jour, et, dans des cas exceptionnels, jusqu'à deux
fois par jour. De même que l'affusion des genoux
fortifie singulièrement les pieds, une affusion d'eau
froide faite de temps en temps sur les bras pourra
les fortifier.

L'affusion supérieure.

(Voir « Ma cure d'eau », 1re partie.)

Lorsqu'on veut administrer une AFFUSION SUPÉ-
RIEURE, il faut tout d'abord se demander sur quelle
partie du corps cette affusion agit. C'est sur le cœur,
les poumons, la trachée et l'organe de la voix. Il
faut aussi savoir si elle doit être forte ou légère,
ou même si, au début, on ne doit pas s'en abstenir
complètement. Par exemple, celui qui souffre d'une
maladie grave des poumons, ne peut pas débuter par
une affusion supérieure. Mais il peut, chaque matin
et chaque soir, se laver le haut du corps avec de
l'eau froide. Pour rendre cette lotion plus efficace,
il peut ajouter un peu de vinaigre à l'eau. Que
celui qui a un poumon ou les deux sérieusement
atteints commence donc par la lotion supérieure,
au lieu de commencer par l'affusion supérieure. De
même celui qui a une affection des valvules du
cœur, ou toute autre affection de cet organe ; il
agira sagement et traitera son corps avec plus de
ménagements, en faisant une lotion supérieure, tout
d'abord, au lieu de prendre une affusion supérieure.
En dehors de ces cas, il n'y a guère de contre-indi-
cations qui puissent faire paraître scabreux l'emploi
de l'affusion supérieure. Une affusion supérieure
légère n'est pas une application beaucoup plus violente qu'une lotion totale. Si, pendant quelques
jours, la lotion supérieure a produit de bons résultats, on passera à une affusion supérieure légère,
dont on augmentera peu à peu la force. Cette méthode se recommande tout particulièrement dans les
affections du cœur.

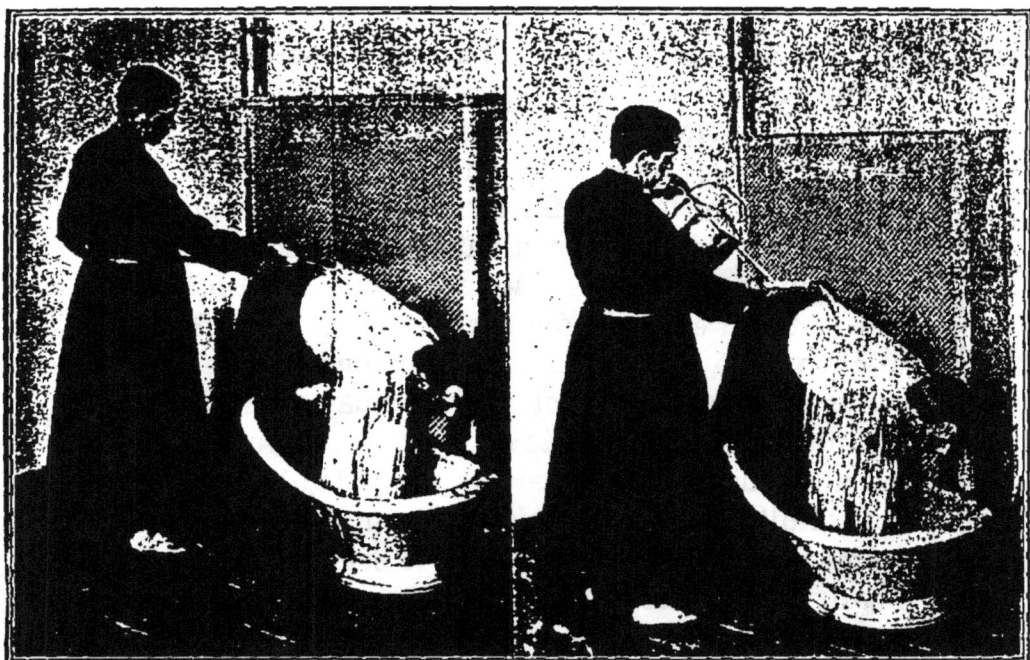

L'affusion supérieure

avec le tuyau.   avec l'arrosoir.

L'affusion supérieure agissant sur tous les organes internes de la poitrine, il est certainement très important de la bien administrer. Depuis le cou jusqu'au milieu du dos, toute la surface de la peau doit être arrosée uniformément; celui qui sait verser l'eau avec le plus de régularité, de façon qu'elle coule régulièrement d'un seul coup comme une nappe sur tout le haut du corps, douche le mieux et avec le plus d'efficacité. L'affusion supérieure peut être donnée, soit avec l'arrosoir, soit avec le tuyau; c'est tout un. Je préfère cependant l'arrosoir, parce que, selon le degré d'inclinaison qu'on lui donne, ou peut précipiter ou ralentir la chute de l'eau. Pour une légère affusion supérieure, on prend un arrosoir de jardin ordinaire d'une contenance d'environ douze à quinze litres; pour une affusion plus forte on emploie deux arrosoirs pleins. Si le patient a déjà reçu plusieurs affusions et a fait de grands progrès, on emploie trois à quatre arrosoirs; pour une personne robuste et déjà assez endurcie, on peut aller jusqu'à six, et, si elle y prend goût, jusqu'à sept et huit. Toutes les fois que le malade supporte aisément les affusions, la plus forte est préférable. Si le haut du corps est faible, on commence par le bras droit ou le bras gauche, et on avance peu à peu vers l'autre côté jusqu'au bas des côtes. On trouve habituellement vers la partie inférieure du dos, à droite ou à gauche, un point à partir duquel l'eau coule plus aisément en nappe sur tout le dos que de partout ailleurs. Pour prendre cette affusion, il faut avoir parfaitement chaud à la partie supérieure du corps. Après l'affusion, on remet sa chemise aussi vite que possible sans s'essuyer. Aussitôt qu'on s'est couvert le corps, on peut rapidement se sécher les mains, le cou et les cheveux, s'ils ont été mouillés à la nuque ; puis on doit vite s'habiller et prendre du mouvement jusqu'à ce que le corps entier ait recouvré toute sa chaleur naturelle.

L'affusion inférieure.

(Voir « Ma Cure d'eau, » 1re partie.)

De même que l'affusion supérieure agit principalement sur les parties supérieures du corps et est, pour cette raison, très efficace, l'AFFUSION INFÉRIEURE agit sur les parties inférieures. Elle est une continuation de l'affusion des genoux, et a une action toute particulière sur les REINS, le FOIE et la VESSIE, en un mot sur tous les organes abdominaux. Elle régularise surtout la circulation sanguine dans la VEINE HÉMORRHOÏDALE et a, par conséquent, une grande influence sur les hémorrhoïdes.

On administre l'affusion inférieure de la manière suivante : On prend un arrosoir plein d'eau, on commence par un pied et on arrose par derrière en montant lentement jusqu'aux genoux, puis on remonte par les cuisses jusqu'au milieu du dos. On doit commencer par le bas, avec les débutants et avec ceux qui ont souvent froid aux pieds, afin de faire descendre le sang rapidement ; car il afflue tout d'abord au premier endroit que l'on arrose. Il faut aussi bien faire attention à n'arroser que très lentement de bas en haut. Après avoir arrosé une cuisse, il faut immédiatement arroser l'autre ; on peut ainsi passer de l'une à l'autre, de deux à quatre fois. Il en est ici encore comme dans l'affusion supérieure : celui qui

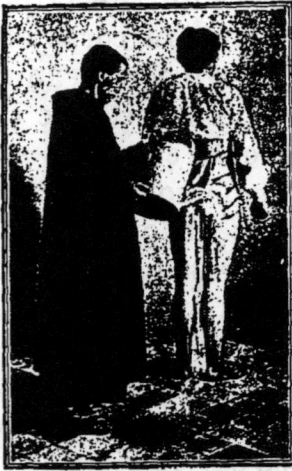

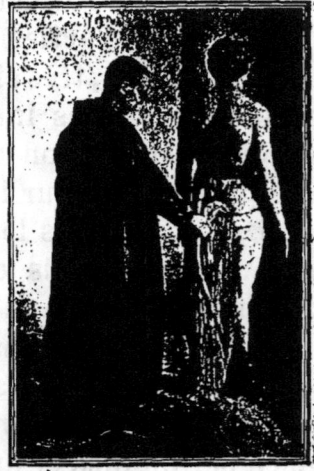

L'affusion inférieure

avec l'arrosoir.   avec le tuyau.

verse l'eau le plus régulièrement, de façon qu'elle coule comme une nappe sur toute la cuisse, est celui qui douche le mieux. Au contraire, lorsqu'on se contente de doucher au hasard, les cuisses ne sont pas régulièrement arrosées, et il ne se développe pas une agréable chaleur dans les pieds. Au bout de quatre ou cinq affusions, on peut commencer indifféremment par le haut, parce que ces premières affusions ont déjà en partie rétabli l'ordre dans la circulation sanguine. Le moment où l'eau doit couler le plus fort, c'est celui où elle coule du haut des cuisses sur les pieds.

Pour une affusion inférieure on emploie d'un à six, huit ou même dix arrosoirs d'une contenance de douze à quinze litres. Avec une personne faible, ce sera assez, pour commencer, d'un arrosoir plein; après deux ou trois affusions, si elle les supporte bien, on administrera deux ou trois arrosoirs. Mais, si le corps entier est en bon état, et qu'il soit possible d'agir énergiquement sur le bas-ventre, on ira jusqu'à trois ou quatre arrosoirs. Maintenant, si l'on veut produire une action particulièrement fortifiante et éliminatoire sur le corps tout entier, cinq ou six arrosoirs ne seront pas de trop. Lorsque je voulais faire maigrir un patient, ou, comme j'aime à le répéter, purger son hypothèque, je lui administrais jusqu'à huit ou dix arrosoirs pleins, et chaque affusion était plutôt un soulagement qu'un tourment.

Si déjà l'affusion des genoux n'améliore pas simplement l'état des jambes et des pieds, mais agit encore en partie sur les organes abdominaux, l'affusion inférieure agira avec une efficacité d'autant plus grande sur toutes les parties du BAS-VENTRE. Il n'y a rien de mieux pour agir sur les REINS. L'affusion

inférieure n'a pas seulement une action FORTIFIANTE,
elle a encore une action RÉSOLUTIVE et ÉLIMINATOIRE.
On en trouve la meilleure preuve dans l'urine qui
se trouble bien vite, lorsque les reins sont tant soit
peu malades. L'affusion inférieure agit encore très
efficacement sur la vessie dans les TROUBLES DE LA
FONCTION URINAIRE, et sur le FOIE ; en un mot, elle
a une action résolutive, éliminatoire et fortifiante
sur toutes les GLANDES QUE RENFERME LE BAS-VENTRE.
De plus, comme elle agit sur toutes les parties du
bas-ventre qui sont en correspondance avec les organes du haut du corps, son action s'étend aussi au
haut du corps et aux organes qu'il renferme.

Anna souffrait d'un tel mal de tête qu'elle dut
garder le lit ; elle avait la tête bandée. Les maillots
de cou étaient restés sans effet; au contraire, la douleur n'avait fait qu'augmenter. Pour la guérir, je lui
fis donner une forte affusion inférieure. Au bout
de quelques minutes, le mal de tête avait cessé, et
bientôt elle put dormir plusieurs heures, ce qui ne
lui était pas arrivé depuis longtemps. C'est parce
que le mal de tête avait sa cause dans le bas-ventre
que, cette cause ayant été éloignée par l'affusion
inférieure, les douleurs disparurent aussi. Car
« lorsque le mal est parti, les douleurs cessent d'elles-
mêmes. »

Jacques avait aux pieds des VARICES telles qu'on
en voit rarement de plus grosses. Les affusions des
cuisses et du dos et les demi-bains le guérirent
complètement, et certainement, de ces remèdes, le
plus efficace fut l'affusion inférieure.

Il est très facile de prendre cette affusion. Le bas-
ventre et l'organisme entier la supportent parfaitement. Aussi peut-on en prendre deux et même

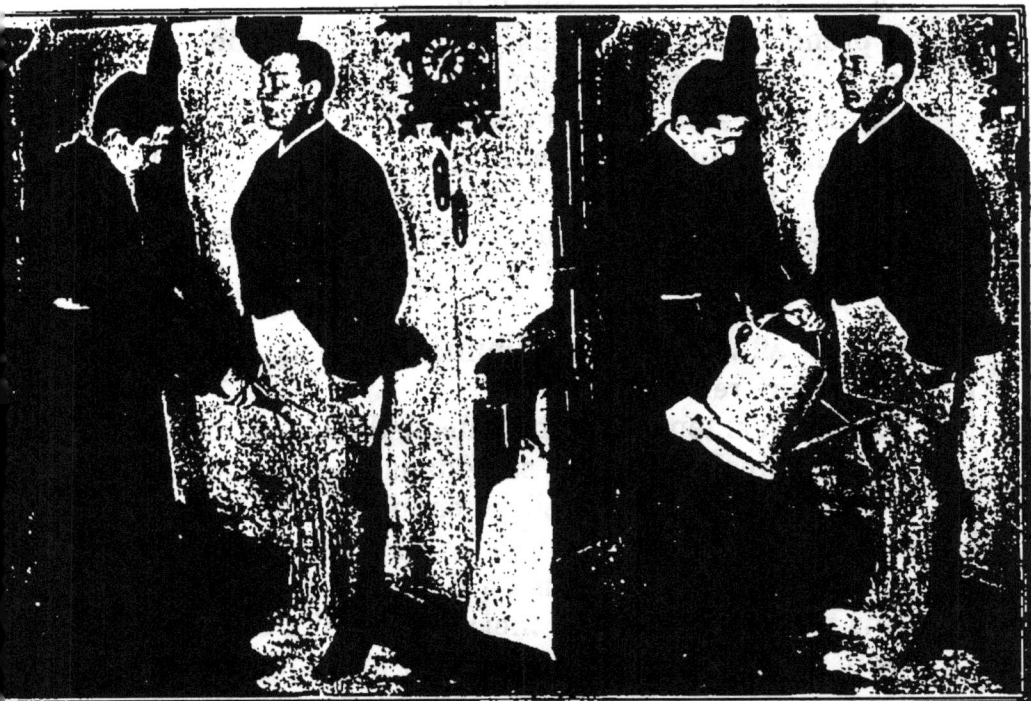

L'affusion des genoux

avec le tuyau.   avec l'arrosoir.

quatre par semaine, selon que l'on est plus faible ou
plus fort.

L'affusion des genoux.

(Voir « Ma cure d'eau, » 1ʳᵉ partie)

Ainsi que l'indique son nom seul, cette affusion
se prend depuis les pieds jusqu'au-dessus des genoux : c'est une extension du bain de pieds. On
commence par le dessus du pied et on suit en remontant jusqu'au-dessus du genoux. Avec les personnes faibles, on se contentera, au début, d'un arrosoir pour les deux jambes ; avec les personnes plus
robustes, on peut employer deux, trois et même
quatre arrosoirs.

Cette affusion, bien administrée, peut être fréquemment renouvelée.

A titre d'extension du bain de pieds, elle a comme
effet principal d'attirer le sang dans les pieds, d'augmenter la chaleur naturelle, d'endurcir et de fortifier
le corps. Celui qui a souvent froid aux pieds doit
prendre beaucoup d'affusion des genoux, deux ou
trois par semaine, selon moi ; celui qui s'est beaucoup amolli peut, au moyen des affusions des genoux, exercer une action fortifiante sur tout son
corps. De fréquentes affusions de ce genre seront
également utiles aux personnes qui souffrent souvent
de TROUBLES DANS LA FONCTION URINAIRE ; elles sont
excellentes aussi dans les MALADIES DU BAS-VENTRE
et DES REINS ; elles peuvent guérir complètement les
MAUX DE TÊTE graves, surtout s'ils proviennent d'un
trop grand afflux de sang à la tête ; elles ne restent
pas sans efficacité dans les maux de gorge, en faisant

disparaître l'amollissement et en attirant le sang
vers le bas.

Dans cette affusion encore, la manière dont on verse
l'eau sur les genoux et sur les pieds n'est pas indif-
férente. Il faut que l'eau coule régulièrement sur le
pied, à peu près comme si on saisissait la jambe des
deux mains et qu'on la frottât ainsi jusqu'en bas.

Bien des personnes se demanderont : « Pourquoi
faut-il donc verser l'eau si régulièrement, et pourquoi ne peut-on pas la jeter simplement sur le corps,
sans toutes ces précautions ? » Je réponds : « Au moment où l'eau coule sur le corps, toute la chaleur
qu'il exhalait auparavant est retenue, et il se développe sous l'eau une grande chaleur qui combat le
froid violent de l'eau. C'est pourquoi la chaleur tri-
omphera d'autant plus vite du froid ou, en d'autres
termes, la réaction sera d'autant plus prompte que
l'eau sera versée plus régulièrement et plus posément,
de telle façon qu'aucune parcelle de chaleur ne se
dissipe. Au contraire, si l'on ne verse l'eau que superficiellement, il peut arriver très facilement que,
loin de développer une chaleur bienfaisante, cette
affusion amène le triomphe du froid, de sorte que le
malade reste ensuite longtemps sans se réchauffer
comme il faut. » Je dis donc : « Plus l'eau coule
régulièrement et doucement sur le corps, plus la
chaleur est prompte à revenir et durable. » Ceci est
aussi vrai de l'affusion des genoux que des autres
affusions.

L'affusion dorsale

(Voir « Ma Cure d'eau », 1re partie)

Je vis un jour un chat grimper bien tranquillement le long d'un arbre ; ses mouvements parais-

L'affusion dorsale

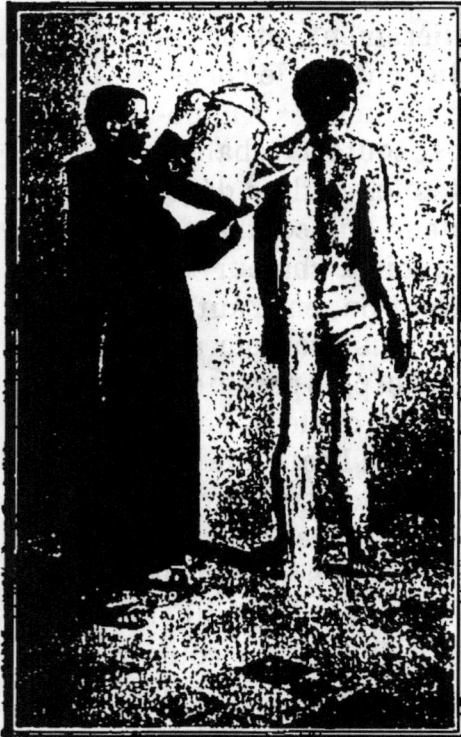

avec l'arrosoir.   avec le tuyau.

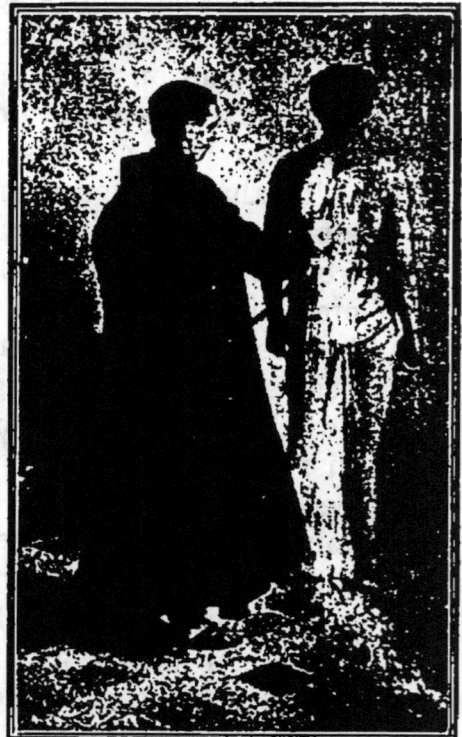

saient aussi aisés que s'il eût marché sur un chemin, et je crois qu'il ne se livrait à cet exercice que
pour s'amuser. Lorsqu'il eut atteint la première
branche, il s'y assit paisiblement pour regarder au
loin du haut de son observatoire.

Ceci me rappelle bien l'AFFUSION DORSALE. Ce
mot seul nous dit que le dos doit être arrosé. Et
COMMENT doit-on l'arroser ? Justement comme le
chat grimpe sur l'arbre; il commence par le bas,
enfonce de droite et de gauche ses griffes et grimpe
très lentement. De même, dans l'affusion DORSALE,
on commence par le bas et on remonte jusqu'à ce
que le jet arrive au-dessus des épaules. Si, dans
toutes les affusions, l'eau doit couler doucement
et en nappe sur la partie à doucher, ceci est de la
plus grande importance dans l'affusion dorsale. On
entend un grand nombre de personnes se plaindre de
ne pouvoir supporter l'affusion dorsale; elle leur
donne des douleurs, particulièrement à la tête, et
leur cause un grand malaise; certainement, dans
ce cas, elle est mal donnée. C'est pourquoi, à cause
de la facilité qu'il offre pour la régularité de l'irri-
gation, je préfère infiniment l'arrosoir au tuyau,
encore plus dans l'affusion dorsale que dans les
autres. Car on peut librement donner à l'arrosoir la
direction voulue pour que l'eau coule sur le dos en
nappe régulière. Donc la meilleure affusion est celle
où la plus large nappe coule sur le dos.

Pour bien donner l'affusion dorsale, on observe ce
qui suit : On commence par le bas, on monte jusqu'au milieu du dos, puis de là on arrose, en montant toujours, jusqu'au-dessus des épaules. Lorsqu'on tient l'arrosoir tout près du dos, on a une
nappe qui s'étend sur la moitié du dos. De même

qu'en se tenant au milieu du dos, on arrose la partie
supérieure, on peut arroser le côté droit ou le côté
gauche, mais de manière que l'eau coule régulièrement sur toute la surface. Qu'on commence par la
droite ou la gauche, cela ne fait rien. On peut aussi
d'en bas arroser le côté droit ou le côté gauche, par
conséquent la moitié du dos ; puis, quand les deux
côtés sont arrosés, on peut verser l'eau sur le milieu du dos soit à partir du bas jusqu'en haut, soit à
partir du haut jusqu'en bas, ce qui revient absolument au même. Plus l'eau coule doucement et d'une
manière ininterrompue sur le milieu du dos et les
deux côtés, mieux l'affusion est donnée. Elle est mal
donnée, lorsqu'on en fait une sorte de douche a jet
brisé, lorsque le jet tombe sur le dos d'une distance
d'un quart de mètre ou d'un demi-mètre, ou lorsqu'on asperge le dos superficiellement, comme s'il
s'agissait simplement d'y verser une certaine quantité d'eau.

Un malade se plaignait un jour à moi de ne pouvoir absolument pas supporter l'affusion dorsale ;
elle le rendait si nerveux, l'excitait tellement, et lui
causait de telles douleurs de tête, que souvent il ne
pouvait pas dormir la nuit. Il me pria de lui en
donner une moi-même ; j'accédai à son désir et, le
lendemain, il ne pouvait se lasser de répéter à quel
point cette affusion lui avait fait du bien.

Je le répète encore une fois, il faut viser avant
tout à ce que l'eau coule sur le dos le plus posément
et le plus régulièrement possible. Si l'affusion n'est
pas donnée de cette manière, on ne peut en attendre
aucun bon résultat.

Pour donner une affusion dorsale aux personnes
faibles, nerveuses et tout à fait malades, on com-

mence par un seul arrosoir plein. Lorsque deux ou
trois affusions ont habitué le malade à l'eau, on administre deux arrosoirs, chacun d'une contenance
de douze à quinze litres ; peu à peu, on peut aller
jusqu'à trois ou quatre arrosoirs. et, lorsque l'état
du malade s'est amélioré et que son organisme est
devenu plus fort, on peut très facilement arriver
à six ou huit.

J'ai donné une année, pendant longtemps, des affusions dorsales à un évêque. En dernier lieu, j'employais douze ou quinze arrosoirs ; c'était un peu, à
la vérité, comme une gageure. A la fin, il se mit à
rire et me dit que je me fatiguerais plutôt de verser
que lui de tenir bon.

Lorsque le malade a déjà reçu plusieurs affusions
dorsales, on peut aussi commencer par le haut et le
patient ne remarquera aucune différence. La raison
en est que les affusions précédentes ont déjà régula-
risé le cours du sang.

Il est difficile de trouver un meilleur moyen pour
relever et augmenter la chaleur naturelle, que l'affusion dorsale. Pendant que l'eau coule sur la surface
du dos, la chaleur naturelle s'amasse à l'intérieur et
s'avance peu à peu jusqu'à la surface, de sorte que le
malade sent bientôt l'effet bienfaisant de l'affusion.
A peine celle-ci est-elle terminée que la réaction se
manifeste par une légère rougeur qui s'étend régulièrement sur tout le dos ; si l'on tâte la peau, on remarque fort bien que la chaleur s'est beaucoup développée et a augmenté d'une façon sensible. C'est à
peu près comme avec la marche dans l'eau. Lorsqu'on entre dans l'eau, on sent tout d'abord un froid
pénétrant ; mais, au bout d'une ou deux minutes, on
remarque que le froid cède et que la chaleur l'em-

porte. De même qu'il faut, à ce moment-là, sortir de l'eau, il faut aussi, dans l'affusion dorsale, dès que la réaction a commencé, se rhabiller sans s'essuyer.

Les effets de l'affusion dorsale sont excellents. Il n'y a peut-être pas d'affusion qui ait une action aussi universellement fortifiante ; elle influe également d'une manière très favorable sur la RÉGULARITÉ DE LA CIRCULATION SANGUINE, lorsque celle-ci est troublée ; elle résout et dissipe les stases qui se sont produites dans le sang et les humeurs. Elle FORTIFIE aussi les ORGANES INTERNES, aide à l'élimination des gaz, agit sur les REINS et le FOIE, sur la POITRINE et ses organes internes ; en un mot elle a, sur le corps tout entier, une action réchauffante, fortifiante, résolutive et éliminatoire.

Puisqu'elle est si bienfaisante, pourraient se dire un grand nombre de personnes, il doit être bon d'en prendre très souvent. Je réponds : « Le bien se fait toujours lentement, et les remèdes appliqués et employés trop fréquemment finissent par faire du mal. Vouloir résoudre d'un seul coup toutes les stases sanguines serait une folie, et l'organisme ne se fortifie que peu à peu. » Pourtant, il peut y avoir des cas où il est bon d'employer plus souvent l'affusion dorsale.

Un brasseur bien portant, robuste, beaucoup trop bien nourri, qui voulait maigrir, prit au moins tous les deux jours une affusion dorsale ; pendant quelques jours il en prit même une quotidiennement · il se trouva très bien de ce traitement. Cependant, dans la plupart des cas, on peut poser en principe que l'affusion dorsale doit être prise, combinée avec d'autres applications, une et, au plus, deux fois par

L'affusion totale

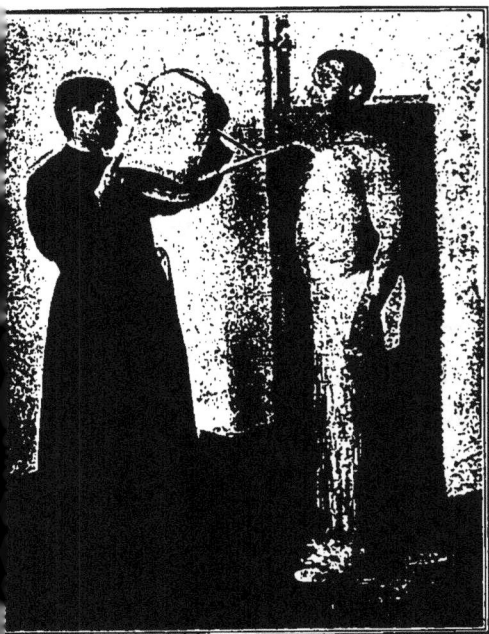

avec l'arrosoir.   avec le tuyau.

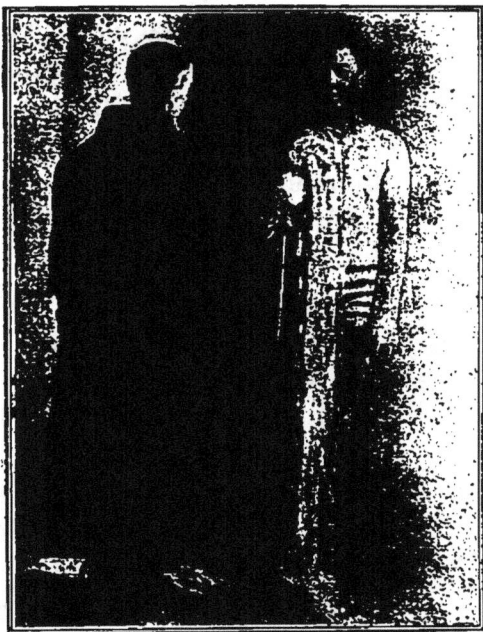

semaine, et qu'elle doit toujours avoir une très courte
durée.

L'affusion totale [1].

Lorsque l'on considère la série des affusions, on
peut croire que l'AFFUSION TOTALE est très pénible, ou
même que le corps ne peut pas y résister ; pourtant
c'est tout le contraire. Mon principe favori est de
traiter la nature avec les plus grands ménagements,
c'est pourquoi, dans toutes les applications, je demande la plus courte durée possible. Le grand nombre des
petites affusions prouve déjà qu'il ne faut pas commencer par l'affusion totale, mais au moyen des premières, préparer et endurcir l'organisme, afin qu'il
puisse supporter la dernière. Ce qu'est le manteau
à l'égard des autres parties de l'habillement, l'affusion totale l'est à l'égard des diverses petites affusions. Avant de prendre une affusion totale, on doit
avoir pratiqué longtemps l'affusion des genoux, l'affusion des cuisses, l'affusion supérieure, l'affusion
dorsale et le demi-bain. Par conséquent, cette affusion
n'est qu'une extension des autres, et, à fort peu d'exceptions près, les malades demandent régulièrement
à continuer lorsqu'ils en ont une fois goûté. C'est bien
clair : quand toutes les parties du corps sont déjà
endurcies, l'affusion totale arrose le corps entier, pour
le plus grand bien du malade. Elle est donc précédée
de diverses préparations, et on ne l'administre pas
avant d'avoir acquis la conviction que toutes les
parties du corps s'en trouveront bien. Comme pour

1. La figure 1 de l'affusion totale sert aussi pour l'affusion
dorsale.

toutes les affusions, il faut, avant de la prendre, avoir
parfaitement chaud ; si le corps n'a pas toute sa
chaleur, on ne doit jamais prendre d'affusion. C'est
lorsqu'on est en SUEUR qu'elle vaut le mieux et agit
le plus efficacement.

Pour donner l'affusion totale, on commence, du
côté du dos, par les pieds, en remontant le long des
cuisses et du dos jusqu'aux épaules, de façon que
par-dessus les épaules l'eau coule aussi également
que possible sur le corps entier, à la fois devant et
derrière. On peut aussi arroser d'abord de haut en
bas tout le côté du dos, en partant des épaules, puis,
lorsqu'on a fini, on passe au devant du corps. Il est
tout à fait indifférent d'opérer avec un arrosoir ou
avec un tuyau ; le principal est de verser l'eau très
également. On peut encore, par derrière, arroser tout
de suite les épaules, de façon que, par devant comme
par derrière, l'eau coule régulièrement de haut en
bas. Plus l'eau coule régulièrement des deux côtés
sur le corps, mieux l'affusion totale est donnée.

Une personne très grosse a besoin que les affusions
lui soient données très méthodiquement ; il en est
de même d'une personne qui a le dos un peu proémi-
nent. Au moyen d'une posture convenable on peut
très bien arriver à faire couler l'eau le plus également
possible sur tout le corps ; en particulier si le patient
se penche un peu en avant, l'eau coulera parfaitement
sur le dos et sur le devant. Plus l'eau coule doucement et également sur le corps, meilleure est l'affusion ; il ne faut pas croire qu'asperger le corps de
tous côtés et de toutes sortes de manières, ou avec
un arrosoir, ou avec un tuyau, s'appelle donner une
affusion totale. Je le répète : « Plus l'eau coule également, doucement et largement sur le corps, meilleur

est l'effet. » Comme d'ordinaire, l'affusion totale a été précédée de plusieurs autres, on peut administrer de deux à huit arrosoirs, et même dix arrosoirs pleins. Si à une personne faible il ne faut qu'un ou deux arrosoirs, huit ou dix arrosoirs produiront le meilleur des effets sur une personne déjà très endurcie. Il n'est pas rare qu'un patient trouve que ce n'est pas assez de douze.

Lorsque j'avais affaire à des natures très robu: surtout à des personnes qui voulaient se débarrasser de leur excès d'embonpoint, il m'est arrivé de ne pas me contenter de l'arrosoir, mais de me servir d'une sorte de seau ; je versais l'eau à flots et elle coulait tout le long de leur corps. Ces personnes pouvaient recevoir ainsi vingt flots successifs et plus; ce n'était pas nécessaire, il est vrai, mais elles le désiraient et, comme cela se faisait sans inconvénient, je les satisfaisais. Mais ceci est une exception, et n'est bon que pour des personnes tout à fait bien portantes et robustes, qui sont ou trop molles ou trop corpulentes.

Très souvent aussi j'ai administré l'affusion totale d'une manière différente. Le patient s'agenouille dans une baignoire et se penche un peu en avant. Il reçoit d'abord une légère affusion totale, puis par là-dessus je verse avec le seau plusieurs ondées torrentielles sur tout le corps. Cela provoque habituellement des accès d'hilarité; il est vrai que le patient y met toujours aussi un peu d'entrain ; mais il peut en venir au point de préférer cette méthode à toutes les autres. N'avons-nous pas ici la preuve la plus évidente du degré d'endurcissement que peut amener l'eau, et de l'action fortifiante qu'elle est susceptible d'exercer? Dès que l'affusion totale peut être supportée, le malade a toutes les chances possibles de rétablissement. Mais, s'il faut toujours l'employer avec ménagement chez les personnes bien portantes ou guéries, combien plus chez les malades !

Un POITRINAIRE de Wurtzbourg vint à Wœrishofen, et raconta qu'il avait été abandonné là-bas par tous les médecins. S'il ne lui restait plus aucun espoir de guérison même ici, il demandait qu'on le lui dît ; il se résignerait à son sort et ne tenterait plus rien. Il ne paraissait pas trop malade, du moins il lui restait des muscles. Pendant un mois, il reçut tous les jours deux affusions, légères tout d'abord, puis un peu plus fortes ; ensuite on lui donna doucement une affusion dorsale et enfin, pour terminer, une courte affusion totale, en remontant le long du dos jusque par-dessus les épaules, de façon que l'eau coulât aussi par devant. Cette affusion fit au malade un bien extraordinaire, quoique au commencement elle l'eût un peu secoué ; il n'était pas encore tout à fait habillé qu'il dit : « Cette douche m'a été des plus salutaires. » Pendant longtemps, il reçut tous les deux ou trois jours une affusion totale, et il assurait que rien ne l'avait autant fortifié et ne lui avait donné autant de chaleur.

Par conséquent, l'affusion totale n'est pas un tyran ; les amollis peuvent la considérer avec horreur, mais pour celui que les affusions ont fortifié et guéri méthodiquement, elle met le sceau à la guérison.

Ayant fait toutes les expériences sur moi-même et ne m'étant jamais fait aider de personne pour les applications, je me suis donné aussi les affusions totales. Je prenais un arrosoir plein d'eau, l'élevais en l'air avec les deux mains et me versais l'eau sur la poitrine par le tuyau ou par l'ouverture, de manière qu'elle coulât tout à fait régulièrement sur le devant du corps. Puis, je penchais la tête et me versais un nouvel arrosoir sur la nuque et sur tout le dos, ensuite sur une épaule, enfin sur l'autre; j'usais en tout quatre arrosoirs et plus d'une fois j'en ajoutai un cinquième.

Avec les enfants on emploie très souvent l'affusion totale. En ce cas on arrose seulement de bas en haut toute la face dorsale; on s'arrête à l'épaule, de telle sorte que l'eau coule sur tout le corps. Ensuite on arrose aussi tout particulièrement le devant. D'ordinaire, on prend pour commencer un arrosoir plein pour le corps entier; plus tard, on peut employer deux arrosoirs, un pour chaque côté. Les enfants aiment singulièrement cette affusion. Il en est d'eux comme des adultes qui finissent par tant l'apprécier, ce qui est une preuve qu'ils sont déjà beaucoup mieux portants et plus forts.

On administre d'ordinaire par semaine une ou deux affusions totales combinées avec d'autres affusions; cependant, lorsqu'il s'agit de guérir une maladie ou de fortifier la constitution entière, on peut en donner deux ou trois par semaine. Les enfants peuvent aller jusqu'à trois ou quatre. Mais les personnes nerveuses ne doivent pas en prendre trop souvent; une à deux affusions supérieures par semaine leur suffisent.

Ce n'est pas à tort que cette affusion porte le nom d'affusion totale, car elle a une action générale et complète. Elle sert tout particulièrement à AUGMENTER LA CHALEUR NATURELLE, a surtout une action fortifiante sur l'économie entière, régularise la circulation sanguine et donne à la nature, lors-

qu'on en prend fréquemment, une force de résistance contre tous les orages possibles. Pour ce qu:
concerne le moment de son administration, c'est à
peu près indifférent. On peut la prendre le matin de
bonne heure ou avant le dîner; si c'est après le
dîner, il vaut mieux attendre deux heures après le
repas. Le soir, en hiver, il est préférable de ne pas
dépasser quatre heures, de la prendre plutôt avant;
en été les environs de six heures sont un moment
bien choisi.

Comme je l'ai déjà dit, l'affusion totale, relativement à son mode d'application, comme relativement
à ses effets, est aux autres affusions ce que le manteau est aux autres vêtements pour le corps.

Dans l'affusion totale, on ne douche généralement
as la tête, parce que, si des cheveux épais sont tout
mouillés, ils ne sèchent pas vite, et il peut très facilement s'ensuivre des douleurs de tête ou des rhumatismes. S'il ne fait pas trop froid et que les cheveux ne soient ni trop longs, ni trop épais, de sorte
que la tête vigoureusement essuyée avec une serviette sèche vite, une affusion sur la tête n'aura aucun inconvénient. Dans le cas contraire, on fera mieux
d'éviter de la mouiller.

La douche fulgurante.

Lorsqu'un étranger voit notre église paroissiale,
il peut à peine croire qu'elle ait été dans le misérable
état où je l'ai trouvée à mon arrivée. Les murs, jusqu'à la hauteur des voûtes, étaient tout mouillés et
couverts de taches; il semblait qu'ils eussent plongé
en partie dans l'eau et s'y fussent chargés de vase et
de saleté. Le mur du fond surtout était en mauvais

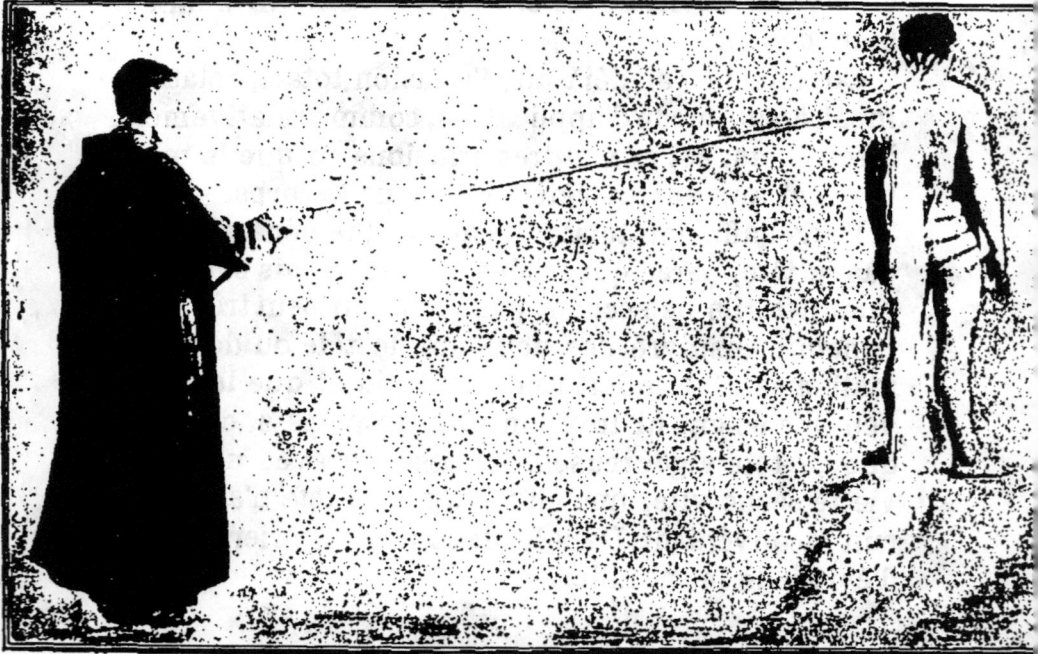

La douche fulgurante
(ne se donne qu'avec le tuyau).

état de bas en haut ; non seulement il était transpercé par l'humidité, mais tellement rongé par une sorte de carie que, lorsqu'on s'y adossait, on emportait sur ses vêtements le mortier désagrégé. Pour remédier à ce mal, et éloigner l'humidité des autres murs, je fis venir six maçons et leur enjoignis d'enlever tout ce qui était pourri, jusqu'à ce qu'il n'en sortît que de la poussière, quand même il fallût arriver à la pierre. Les maçons commencèrent à creuser avec leurs pics, et le sable pourri tombait à terre comme la pluie. Lorsque le travail fut achevé, on vit que le mur était à l'intérieur tout à fait solide et sec, mais qu'on l'avait revêtu de trois enduits dont aucun n'avait séché. L'église n'était jamais aérée, ou ne l'était que très rarement ; pendant le service divin, il y avait toujours une grande affluence ; aussi, était-elle constamment pleine de vapeurs et l'humidité s'était-elle introduite dans les murs. Après que tout fut gratté, de bon mortier bien sec, fait avec les meilleurs matériaux, fut appliqué ; et, depuis ce temps, il n'y a plus aucune trace d'humidité. Naturellement on ne manqua pas d'aérer, afin que les vapeurs pussent s'échapper de l'église et l'air pur y pénétrer. Cette image s'applique parfaitement à un homme qui viendrait à moi, semblable à un boucher chargé de cinquante à soixante livres de viande qu'il serait obligé de porter constamment avec lui, sans pouvoir la vendre et qui, pour cette raison, se traînerait péniblement. Pourtant, il serait très facile de le décharger de son fardeau.

Je vis arriver un monsieur qui pesait dans les trois cent cinquante livres ; il désirait vivement être débarrassé de cet excès d'embonpoint. Il dut tout d'abord s'habituer à l'eau, au moyen des applica-

tions générales (affusion inférieure, affusion dorsale,
demi-bain, affusion totale), mais ensuite vint la
DOUCHE FULGURANTE. Elle eut sur lui le même effet
que le pic des maçons sur le mur pourri de mon
église.

Pour bien donner la douche fulgurante, on commence par les pieds, du côté du dos; on monte lentement le long du dos; et, pour finir, on arrose aussi
également que possible le dos tout entier. On agit
de même sur le devant du corps, et habituellement
une chaleur croissante se développe rapidement pendant l'opération même. Le malade se sent soulagé
d'une manière si frappante qu'il dit : « Il me semble
renaître. »

Tu veux savoir, cher lecteur, ce qu'est cette douche fulgurante, et quels sont ses effets? Je fus une
fois témoin d'un incendie ; pour l'éteindre on se
servit d'une bonne pompe. Afin d'étouffer le feu à
l'intérieur, on chercha au moyen de la pompe, à
faire tomber les murs et on y réussit.

Un jet d'eau est envoyé comme un éclair, à travers
un tuyau, sur le corps; on commence par en bas, et,
jusqu'en haut, toutes les parties du corps sont vivement douchées. Ce jet impressionne fortement et
n'est nullement douloureux ; mais tout le monde remarque qu'il détruit dans le corps tout ce qui ne tient
pas solidement. Il se passe à peu près ce qui se passe
lorsqu'on bat un habit avec un jonc; la poussière est
forcée de déguerpir, et il n'arrive rien à l'habit.

Le tuyau peut être éloigné de trois à cinq mètres
du patient, selon que le jet est fort ou faible. L'application peut durer de trois à huit minutes. Tout
d'abord, ce jet fulgurant aigu fouette violemment;
puis on varie, en pressant avec le doigt sur l'ouver-

lure, de manière que le jet divisé tombe sur la peau en pluie rapide, comme lorsque, pendant un orage, la pluie fouette les vitres. Le calibre du tuyau doit au plus être assez grand pour qu'on puisse y faire entrer un crayon mince. Le jet ne doit pas non plus être trop violent; car il faut traiter la nature avec autant de ménagements qu'il est possible.

Les effets de la douche fulgurante sont les suivants. Le malade voit s'accroître considérablement sa CHALEUR NATURELLE, il prend bien vite meilleure mine et sa respiration devient plus facile. Son APPÉTIT augmente aussi. Il expectore habituellement des mucosités ; mais, ce qui est frappant, c'est l'abondance inaccoutumée de l'URINE, chargée souvent de tels dépôts, que les malades s'effraient et demandent s'il n'y a pas de danger à ce que l'urine entraîne tant d'impuretés.

Il convient alors d'administrer au malade une douche fulgurante tous les jours, ou tous les deux jours et, lorsqu'une fois l'organisme tout entier est en bon état, de temps en temps, on en donnera même deux par jour

L'allopathie a introduit le MASSAGE. J'y suis foncièrement opposé, parce que j'ai entendu tant de personnes se plaindre, non seulement des souffrances que cette méthode leur avait fait éprouver, mais encore des tristes résultats qu'elle avait eus. La pression, le frottement, l'écrasement peuvent très facilement faire crever les vaisseaux. faire sortir le sang des petites veines et ainsi produire de grands désordres. Un malade m'arriva qui avait plus de cinquante abcès ; par suite du massage les humeurs et le sang s'étaient enflammés, et avaient formé tous ces abcès qui suppuraient en occasionnant de grandes

douleurs. Au lieu du massage, je puis recommander
en toute sûreté de conscience la douche fulgurante ;
non seulement elle le remplace, mais elle a des
effets bien supérieurs. Elle est comme un marteau
qui frappe et ébranle le corps entier, et tout ce qui
ne tient pas solidement, elle le résout et l'élimine.

Chacun sait que, chez les personnes CORPULENTES,
les tissus sont comme SPONGIEUX, et que ce qui est
spongieux se résout aisément. L'eau froide concentre
tout ce qui a été résolu, et, soit la transpiration, soit
l'urine l'entraîne au dehors. Ceux qui ont le plus de
tendance à l'embonpoint ne sont justement pas ceux
qui ont les organes les plus solides. Il se forme chez
eux trop de sang ; c'est comme une cheminée dans
laquelle passe en grande quantité une fumée épaisse :
une forte couche de suie s'y amasse bien vite. Il en
est de même chez ces personnes. Nous en avons la
preuve dans leur respiration qui est généralement
difficile et leur marche qui est pénible ; elles se fatiguent vite. Comme je le disais du mur de l'église,
il se forme en elles un double ou un triple enduit
qui doit disparaître.

Ainsi, un fonctionnaire autrichien, après une longue cure, perdit 73 livres ; lorsqu'il était arrivé,
il pouvait à peine respirer, il était tout à fait accablé
et traînait péniblement son fardeau. La douche fulgurante l'en débarrassa ; son teint devint frais, et
reprit l'apparence de la santé et de la jeunesse. Sa
respiration devint aisée ; la marche ne fut plus une
fatigue pour lui, il retourna avec joie à ses occupations qu'il voulait auparavant abandonner. Ce
bon monsieur avait déjà essayé, à de fréquentes reprises, de se débarrasser de son embonpoint, mais en
vain. On lui avait prescrit la diète, ce qui ne lui con-

venait guère ; mais il avait beau peu manger, il ne
maigrissait pas, sa corpulence demeurait toujours
la même. Il paraissait tout à fait étrange dans ses
vêtements. Comme il me montrait un jour son vaste
pantalon, je lui dis en plaisantant que, dans la pé-
nurie de logements où l'on se trouvait alors, il aurait
du moins l'avantage de pouvoir y offrir l'hospitalité
à un tailleur. J'ai instamment recommandé à ce
monsieur de ne rien changer à sa manière de vivre,
pourvu qu'elle fût raisonnable. D'ailleurs ce n'était
ni un gros mangeur, ni un buveur ; au contraire, il
vivait très simplement. Son embonpoint venait de
ce qu'il se formait chez lui trop de sang, d'où son
excessive corpulence ; ses occupations, — il était
employé de la Chancellerie —, contribuaient beaucoup à ce malheureux effet.

Du reste, comme un brusque changement dans
la nourriture peut, lui aussi, avoir de fâcheuses
conséquences, je ne peux que le désapprouver. Une
cure de ce genre longtemps prolongée peut avoir
pour bien des gens les plus tristes résultats ; c'est
pourquoi je donnai à ce malade, ainsi que je l'ai
déjà dit, le conseil de ne rien changer à sa maniè-
de vivre qui était rationnelle.

Comme rien de bon ne se fait dans le monde qui
ne soit plus ou moins en butte aux attaques des
uns et des autres, l'action de la douche fulgurante a
été critiquée à tort, et on a déclaré cette douche dangereuse pour CEUX QUI ONT UNE AFFECTION DU CŒUR.
Oui, nos médecins eux-mêmes hésitaient à la quali-
fier de bonne, parce qu'ils craignaient qu'elle ne
pût être dangereuse dans cette maladie. Je soute-
nais constamment le contraire, à condition toutefois que la douche fulgurante fût bien appliquée.

Mais, une fois que l'homme ne croit pas une chose, qu'il porte le nom de Thomas ou le titre de docteur, il ne veut pas admettre qu'elle soit vraie. De nombreux essais furent faits. On compta les pulsations d'un malade avant la douche, au milieu de la douche et à la fin de la douche. Qu'on écoute et qu'on s'étonne : cette torture, comme on avait bien des fois surnommé cette douche, donna des résultats tout en ma faveur et d'une manière qui convainquit entièrement les médecins incrédules.

Ainsi, un jeune prêtre, auquel on n'avait donné aucune fonction, parce qu'il avait une affection du cœur *(insufficientia valvulæ mitralis)*, avait le premier jour 108 pulsations avant la douche ; après cette même douche, ce nombre s'était abaissé à 80. Les médecins pensèrent qu'on pouvait avoir fait erreur, et ne voulurent toujours pas se rendre ; le malade fut douché encore le lendemain. Avant la douche le pouls avait 120 pulsations à la minute, et après seulement 88. Le patient se sentait extraordinairement bien et calme, et disait : « Il ne me manque absolument rien ; depuis des années je ne me suis pas trouvé aussi bien et aussi à mon aise. »

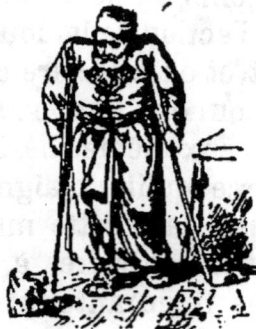

IV. — MAILLOTS. — COMPRESSES

Généralités

Si, dans la cure d'eau, les affusions sont, à cause
de leur simplicité, de leur efficacité et de leur très
courte durée, d'une importance extrême, les maillots
ne sont guère moins importants pour la guérison des
maladies. Celui qui connaît l'action de l'eau et s'entend bien à faire les applications, peut, au moyen
des maillots et des compresses, atteindre le même
but qu'avec les affusions. A la vérité, cette méthode
est un peu plus compliquée et plus lente.

Les maillots se divisent en : MAILLOT DE TÊTE,
MAILLOT DE COU, DEMI-MAILLOT, MAILLOT INFÉRIEUR
et MAILLOT DES PIEDS. Enfin, vient le GRAND MAILLOT
OU MAILLOT COMPLET, appelé encore MANTEAU ES-
PAGNOL.

De même que chaque maillot porte un nom particulier, il a aussi son action propre ; et de même
qu'ils sont tout à fait distincts les uns des autres,
leurs effets, eux aussi, sont distincts. Cependant, ils
se ressemblent tous en ce qu'ils résolvent, absorbent,
et éliminent les principes morbides, et exercent ainsi
sur la nature une action bienfaisante. Ils résolvent
et pompent les principes morbides ; ils s'emparent
aussi de la chaleur, en dissipent l'excès, ou commu-
niquent au contraire à l'organisme une chaleur artificielle, selon que le réclame l'état dans lequel il se
trouve. Ils dissipent la chaleur de la fièvre, et donnent
de la chaleur à ceux qui ont froid.

Il faut appliquer les maillots comme les compresses, avec le plus grand soin ; car, s'ils étaient mal appliqués, ils auraient un effet contraire à celui que l'on attend.

Maillot de la tête.

(Voir « Ma cure d'eau », 1re partie.)

Le maillot de la tête enveloppe toute la tête sauf le visage. Une serviette (de toile) trempée dans l'eau est placée sur la tête, de manière à bien l'envelopper. de sorte qu'il n'y ait entre la serviette et la peau aucun espace vide. Les cheveux gênent à la vérité ; il faut ou les couper ou les mouiller également, et enrouler, par-dessus, la serviette autour de la tête. Mais il est absolument nécessaire de les mouiller auparavant, sans quoi l'humidité du linge ne dépasserait pas leur surface et l'effet ne serait pas produit. On trempe habituellement la serviette dans l'eau FROIDE, quand rien de particulier n'est spécifié.

Dès que des vapeurs chaudes s'exhalent de la tête, elles sont absorbées par la serviette humide, et il se développe une agréable chaleur qui produit une transpiration d'autant plus forte ; et plus la chaleur augmente, plus la serviette absorbe.

Cet emmaillottement dure d'ordinaire une heure. Si on le prolongeait trop longtemps, il développerait une chaleur excessive qui attirerait ensuite beaucoup de sang dans la tête. Le mal, au lieu de diminuer, ne ferait que s'accroître. Si, toutefois, la chaleur se développait sur le champ et si l'afflux de sang à la tête causait des douleurs, une contre-application rétablirait bien vite l'ordre. Cette contre-application

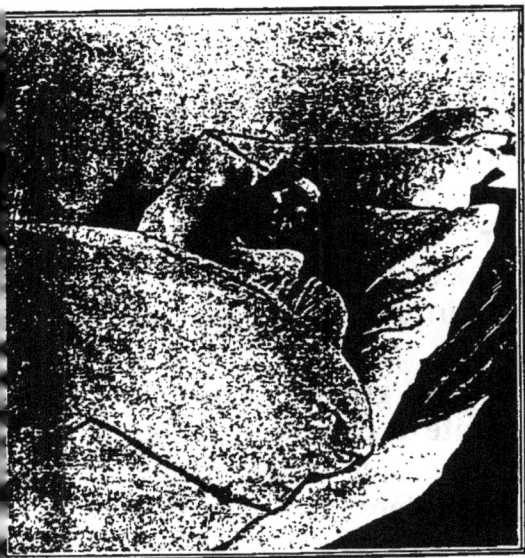

Maillot du cou.

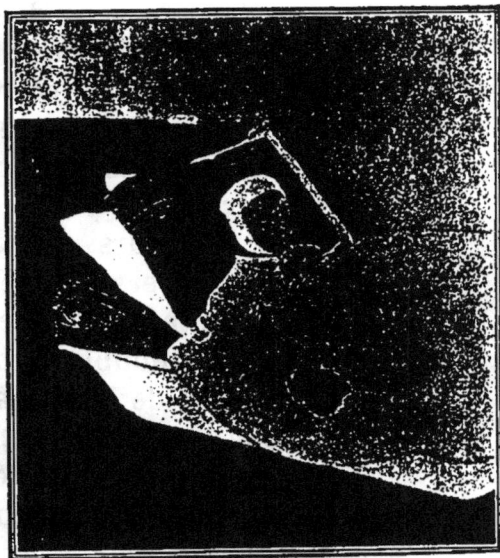

Maillot de la tête.

consisterait en un maillot des pieds qui monterait jusqu'aux mollets.

J'ordonne très peu le maillot de la tête, parce que mon principe fondamental est d'agir aussi peu que possible sur la tête, et jamais d'une façon violente ; car les organes de la tête sont parmi les plus délicats, et il pourrait très facilement en résulter de grands inconvénients. On peut, en général, agir beaucoup plus sûrement et plus aisément sur la tête, en agissant sur le corps tout entier. Si une personne a trop de sang dans la tête, le maillot de tête ne le chassera jamais ; il faut l'attirer par le bas. Aussi ne faut-il pas souvent appliquer de maillots de tête, UN OU DEUX AU PLUS PAR SEMAINE. Ce n'est que dans des cas tout à fait rares qu'on peut aller jusqu'à trois.

Il faut toujours recouvrir la serviette mouillée d'une autre serviette sèche, exactement appliquée sur la première ; et mieux vaut que cette seconde serviette soit double ou triple.

Le maillot de la tête a la plus grande efficacité lorsque la tête est prise par suite de rhumatismes ou d'un trop grand afflux de sang et que la dérivation ne peut se faire d'une autre manière ; par exemple, dans les cas de stases du sang et des humeurs. Dans les maladies cérébrales il ne faut l'employer que rarement ; car aussitôt qu'un maillot a une action éliminatoire trop violente, il produit d'ordinaire une grande faiblesse. Lorsqu'on l'ôte il ne faut jamais donner d'affusion, comme on le fait si volontiers. Le maillot amène une transpiration que l'affusion arrêterait ; il est préférable de rester dans une douce température, au lit par exemple, afin qu'une forte transpiration puisse se produire

Qu'on essuie bien la tête alors! Au bout de quatre
ou cinq heures on peut la laver, mais pas les cheveux.

Le maillot du cou.

(Voir « Ma cure d'eau », 1re partie.)

Ce maillot porte le nom de maillot du cou, parce
qu'il ne s'étend pas au delà du cou qu'il recouvre
d'ailleurs tout entier. Il commence au dessous des
oreilles, sous le menton, et s'étend jusqu'à la ligne
d'attache du cou. On prend une serviette épaisse et
molle qu'on enroule bien autour du cou. Elle peut
avoir de quatre à six épaisseurs ; naturellement, il
faut enrouler par dessus une serviette sèche, pliée
en quatre ou en six.

Les effets de ce maillot sont les suivants : IL RÉ-
SOUT et POMPE les matières renfermées dans le cou.
ou bien il élimine l'excès de chaleur. Mais il ne
faut jamais le laisser longtemps en place sans le renouveler, parce qu'autrement la chaleur se développerait rapidement ; et quand la chaleur devient
trop grande, elle fait plus de mal que de bien. L'action de ce maillot s'étend à la tête et au corps; il dégage la tête, arrêtant également au passage ce qui
en descend et ce qui veut y monter. Si donc il s'é-
chauffe, il attire le sang de la tête et du corps dans
le cou et, avec le sang, les humeurs.

Par exemple, une personne avait le COU ENFLE.
elle voulut le guérir par l'emploi de ce maillot. Pour
que son action fût plus efficace, elle le laissait en
place très longtemps. Mais le cou enflait de jour en
jour et elle ne pouvait comprendre pourquoi la gué-

rison ne se faisait pas. Lorsqu'enfin l'enflure fut à son plus haut point, elle me raconta sa peine. Je lui dis : « Si vous attirez au cou le sang et les humeurs à la fois de la tête et du reste du corps, il est impossible que votre cou n'enfle pas. Voulez-vous le faire diminuer, enveloppez-le d'une serviette bien froide Elle aura une action astringente ; mais dès que la chaleur revient, ce qui s'est contracté se relâche de nouveau. Le bon effet produit tout d'abord est anéanti. Dès l'instant que vous avez besoin de froid pour tempérer l'excès de chaleur, il faut changer le maillot tous les quarts d'heure, et cela pendant une heure ou une heure et demie. De cette manière seulement vous atteindrez votre but ».

Si quelqu'un a un trop fort AFFLUX DE SANG à la tête, il n'arrivera à rien au moyen du maillot du cou. Il lui faut un maillot qui attire le sang vers le bas, soit un maillot des pieds, soit un maillot des cuisses, soit une serviette mouillée sur le ventre. Bref, c'est en agissant sur le bas qu'on fera descendre le sang. Le maillot du cou peut bien dégager la tête, mais par son seul pouvoir absorbant, et lorsque ce qui a été absorbé est enlevé aussitôt que possible, ce qui ne peut avoir lieu que si l'on renouvelle rapidement le maillot.

Dans une INFLAMMATION DE LA GORGE, une personne tant soit peu habile emploiera avec grand succès le maillot du cou. Mais celui qui n'en connaît pas bien les effets, ne fera qu'augmenter le mal. S'il existe une inflammation dans la gorge, il y a aussi afflux de sang. Aussi, le maillot s'échauffe-t-il très rapidement ; il attire alors le sang encore davantage et le mal empire. Si donc on veut dissiper un excès de chaleur ou une inflammation de la gorge au moyen d'un maillot, il faut renouveler les maillots au moins toutes les dix minutes, et les tremper dans l'eau la plus froide possible. Il est beaucoup plus sage de mettre sur le ventre une serviette pliée en six qui détermine rapidement une augmentation de chaleur; par suite le sang est attiré dans le ventre et l'inflammation de la gorge disparaît. On peut encore envelopper les pieds jusqu'aux genoux avec un maillot des pieds, ce qui a également pour effet de dégager le haut et d'attirer le sang vers le bas.

Il peut y avoir aussi des cas dans lesquels le maillot du cou ne doit pas être employé froid, mais chaud. Par exemple, dans le CROUP, on agit sur les stases sanguines au moyen de maillots aussi chauds que le malade peut les supporter, de manière à dissiper ces stases par l'élévation de la température, et à éloigner le danger, en activant les échanges vitaux. On se comporte ici comme pour un EMPOISONNEMENT DU SANG dans lequel on couvre la partie enflammée de maillots chauds, afin d'empêcher l'inflammation de s'étendre, et d'éliminer les matières déjà corrompues.

Dans la DIPHTHÉRIE, au contraire, où l'inflammation se développe rapidement, des maillots froids renouvelés aussi souvent que possible d'une manière ininterrompue empêchent l'afflux du sang. Les MAILLOTS CHAUDS doivent être trempés TOUTES LES VINGT MINUTES dans l'eau chaude : les MAILLOTS FROIDS doivent être renouvelés au bout DE DIX A VINGT MINUTES.

Le maillot du cou s'emploie principalement pour résoudre, par voie d'élimination, les stases ou les indurations et les glandes du cou ou de la tête.

On pourrait croire que c'est le meilleur moyen

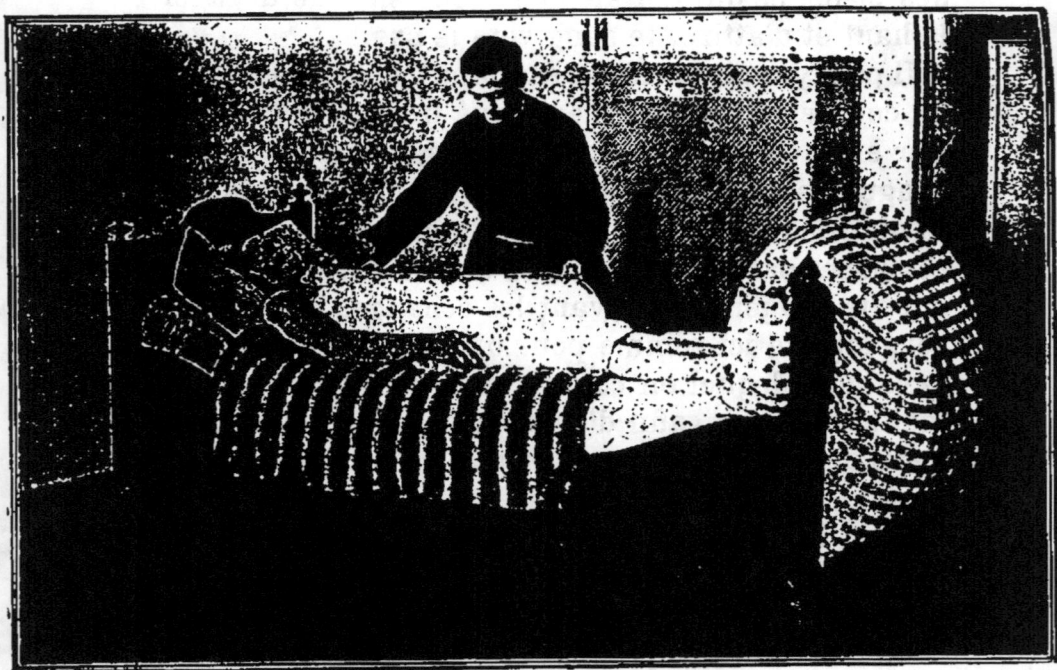

Le demi-maillot.
(Le malade est conché; le maillot est appliqué par un autre.)

pour guérir le goître. Je réponds qu'on n'y réussit que
lorsque les maillots durent très peu, et sont renouvelés trois ou quatre fois de suite toutes les dix minutes. Si le maillot s'échauffe, le goître augmente
au lieu de diminuer, parce que le sang afflue encore
davantage, et amène un nouveau gonflement du
cou.

Un catarrhe encore récent du haut des voies respiratoires peut être guéri en une heure, par l'emploi
du maillot du cou, pourvu qu'on ait soin de tremper toutes les huit ou dix minutes la serviette dans
l'eau froide. Il faut prendre garde, tout particulièrement avec ce maillot, que le malade reste parfaitement tranquille dans son lit ; car chaque mouvement fait pénétrer de l'air. Or les maillots n'ont de
bon effet que lorsqu'ils s'appliquent exactement sur
la peau.

Le demi-maillot.

(Voir « Ma cure d'eau », 1ʳᵉ partie.)

Le demi-maillot commence sous les bras et atteint
presque jusqu'aux genoux. De tous les maillots
c'est le plus important. Celui qui sait bien l'appliquer, et l'emploie aussi souvent que cela est nécessaire, en obtient vraiment des résultats incroyables;
mais si on l'applique de travers, ce sera comme toujours : il ne fera aucun bien, et fera même du
mal. Or beaucoup de gens, lorsqu'on leur parle du
demi-maillot, s'imaginent que la chose se fait toute
seule, et qu'ils sauront très bien l'appliquer. Je puis
leur affirmer avec certitude qu'ils se trompent com-

plètement. Ce maillot ayant plus d'importance que les autres, demande plus de soins qu'aucun d'eux.

On l'applique de la manière suivante. On pose tout, d'abord sur le lit une couverture de laine et, par dessus, la toile mouillée destinée au maillot. Cette toile doit être pliée en quatre ou six et être d'un tissu grossier. Il faut la tremper dans l'eau et la tordre suffisamment pour qu'elle ne dégoutte pas ; mais elle doit être assez mouillée pour que le corps puisse se mouiller aisément. Le malade s'étend sur la toile qui doit aller largement depuis le dessous des bras jusqu'aux genoux ; on rabat alors sur le corps un des côtés de la toile, en serrant très étroitement, puis l'autre, en serrant de même, de façon que les deux côtés se replient l'un sur l'autre. Il faut que le maillot s'applique parfaitement sur les cuisses elles-mêmes, de façon que nulle part l'air ne puisse pénétrer entre la toile et la peau. Une fois les deux côtés bien rabattus l'un sur l'autre, on rabat l'un sur l'autre les deux côtés de la couverture de laine qu'on serre également de son mieux, de telle sorte que le corps soit enveloppé d'un double maillot. (Il va sans dire que cette couverture de laine doit dépasser en haut et en bas le drap mouillé, afin que le lit ne soit pas trempé, et que l'air ne puisse pas pénétrer. Si l'on n'a pas de couverture de laine, on peut prendre encore un drap de toile et en envelopper le patient par dessus le maillot mouillé). Plus le maillot sera appliqué étroitement et également, plus on sera certain d'obtenir un bon résultat. Autour de ces deux enveloppes, le drap et la couverture de laine (couverture à longs poils), bien des gens enroulent encore une bande ; loin de désapprouver ceci, je le recommande, car de cette manière, l'arrangement est bien solide.

Une fois le malade emmaillotté comme je viens de le dire, on le couvre bien avec une couverture ou un édredon (plumeau, lit de plume).

Lorsque le drap FROID entre en contact avec le ventre, il produit tout d'abord un frisson qui passe très vite. Bientôt se développe une agréable chaleur. Dès que le drap mouillé s'échauffe, et après lui le drap sec enroulé tout autour, cette chaleur détermine dans le corps une élimination. Si le maillot est bien appliqué, la couverture de laine deviendra plus chaude et plus humide que le maillot lui-même. C'est dans cette couverture que s'amassent tout d'abord les exhalaisons. De même que la vapeur monte dans l'air, elles passent du corps dans le drap sec à travers le drap mouillé. J'en ai clairement la preuve lorsque j'emploie, au lieu d'une couverture de laine, un drap de toile sec qui devient aussi humide que le drap trempé dans l'eau. Cette humidité ne peut provenir que du corps.

On voit parfaitement quelle a été l'ACTION DU DEMI-MAILLOT, en lavant un maillot qui vient de servir. Si AUPARAVANT il était assez propre pour ne pas salir l'eau dans laquelle on le lavait, au contraire APRÈS il la salit tout à fait. Souvent même, il arrive que ce maillot prend une couleur franchement jaune, analogue à celle des ictériques, qui est très difficile à faire disparaître, et qu'on ne peut enlever qu'en étendant la toile sur l'herbe ou, pendant l'hiver, en l'exposant à la gelée.

Le demi-maillot s'emploie, avant tout, pour ramollir, résoudre et éliminer les STASES de toute nature. Il est indiqué contre les tuméfactions du FOIE, de la RATE, contre les stases, surtout celles du BAS-VENTRE et des REINS : il l'est encore lorsqu'on est menacé d'HYDROPISIE, qu'on est tourmenté par les GAZ, en un mot, lorsque des stases ou des hypertrophies se forment en un point quelconque du bas-ventre.

Il ne convient pas aux personnes faibles, maigres, à celles qui, somme toute, ont peu d'embonpoint, et si ces personnes l'employaient souvent, leurs forces diminueraient rapidement, parce que la nature perdrait trop.

Il convient parfaitement à ceux qui ont beaucoup D'EMBONPOINT ; il peut encore être employé avec succès, lorsqu'il y a une affection du cœur, ou lorsque le cœur souffre du mauvais état du bas-ventre, ou encore lorsqu'une personne corpulente est asthmatique.

Auparavant je l'employais beaucoup plus fréquemment ; à présent je ne le prescris pas plus d'une à deux fois par semaine, sauf dans des cas tout à fait exceptionnels où il est nécessaire de produire une élimination considérable et rapide.

Lorsque la maladie n'est pas bien déclarée, qu'il n'y a, pour ainsi dire, aucune ouverture par où l'on puisse jeter le plus petit coup d'œil sur l'état intérieur du corps, un ou deux demi-maillots feront connaître très souvent le siège du mal.

Le drap peut être trempé dans diverses sortes d'eaux : dans l'eau CHAUDE et dans l'eau FROIDE ; dans une décoction de FLEURS DE FOIN, de PAILLE D'AVOINE ou de BRANCHAGES DE PIN, et même dans l'EAU SALÉE.

On emploie le MAILLOT CHAUD lorsque le froid prédomine dans l'organisme, ou encore lorsque le malade a une telle horreur pour l'eau froide qu'il ne peut se résoudre à l'application d'un maillot froid.

Dans ce dernier cas le premier et le second maillots seront chauds et les suivants froids. Si la chaleur naturelle est suffisante, c'est-à-dire si le malade n'a pas de frissons, le maillot froid doit remplacer le maillot chaud.

Lorsque je dis d'appliquer un maillot chaud à la place d'un maillot froid, on doit comprendre simplement que je permets le maillot chaud jusqu'à ce que le malade trop craintif se soit habitué à l'eau froide. En outre, le maillot ne doit être plié qu'en deux chez les personnes très faibles ; il doit l'être en quatre chez les personnes fortes et même en six chez celles qui sont tout à fait robustes.

A peine le maillot est-il appliqué que se développe une chaleur très agréable et bienfaisante. Au bout d'environ une demi-heure, ou même plus tôt, la chaleur augmente et on peut admettre que les exhalaisons et les éliminations deviennent plus fortes. Si le maillot restait trop longtemps en place, la sueur viendrait enfin, ce que je ne trouve pas bon. C'est pourquoi l'application ne doit pas durer trop longtemps ; sans quoi le maillot enlèverait trop à la nature et l'affaiblirait. La conséquence en serait qu'on ne pourrait pas employer aussi vite les autres applications. Je tiens toujours à mon principe fondamental, d'agir le plus doucement possible sur l'organisme. Une fois le maillot ôté, il ne faut ni lotion, ni demi-bain ; mais on doit favoriser pendant longtemps encore l'exhalation cutanée en prenant du mouvement ou en restant dans son lit à une température égale, deux choses qui délassent et calment. Celui à qui on a appliqué un maillot doit rester d'une demi-heure à une heure au lit, où la plupart du temps il dormira paisiblement. S'il est bien portant et robuste, une promenade lui sera très salutaire ; mais elle ne devra pas durer trop longtemps, car il faut qu'il ménage le plus possible ses forces.

Comme il a déjà été dit, pour le demi-maillot, le drap peut être trempé non seulement dans l'eau froide, mais dans une décoction de fleurs de foin, de paille d'avoine, de branchages de pin ou encore dans un mélange moitié eau, moitié vinaigre.

On obtient L'EAU DE FLEURS DE FOIN soit en versant de l'eau bouillante sur les fleurs de foin, soit en faisant bouillir celles-ci pendant quelques minutes. Ce liquide ressemble à peu près au café noir. On y trempe le drap et on agit comme il a été dit pour le maillot froid. Ce maillot est très énergique comme moyen résolutif et éliminatoire. Plus il est appliqué chaud, plus il agit efficacement sur l'organisme, plus il résout à l'intérieur et élimine les principes secs ; de plus, dans les fièvres, il arrête vite le mouvement fébrile. Car, lorsque le froid et la chaleur luttent dans l'organisme, un maillot bien chaud relève la chaleur naturelle et met le froid en déroute.

Les maillots aux FLEURS DE FOIN et à la PAILLE D'AVOINE, eux aussi, ne doivent rester en place qu'une heure ou une heure et demie au plus ; car, lorsque l'application du maillot chaud dure trop longtemps, elle épuise trop la nature et le malade s'apercevrait bientôt qu'il perd sensiblement ses forces. En outre, la plupart du temps, au bout d'une heure, le maillot chaud se refroidit ; une nouvelle lutte recommencerait alors entre le froid et la chaleur, ce qui fatiguerait encore davantage l'organisme.

Le MAILLOT A LA PAILLE D'AVOINE s'emploie principalement contre la GOUTTE ; car je n'ai pas trouvé

de meilleur résolutif dans cette maladie. L'effet est
deux fois plus grand lorsqu'on boit en même temps
une tisane de paille d'avoine. La décoction de BRAN-
CHAGES DE PIN a cet avantage tout particulier que,
lorsque la peau est trop amollie, elle la rend plus
forte et plus robuste, et que, pénétrant par les pores,
elle fortifie l'organisme. On fait bouillir assez vivement les branches de pin pendant une demi-heure;
un maillot trempé dans cette décoction produit dans
le corps entier un BIEN-ÊTRE singulier et FORTIFIE la
peau. On ne peut absolument pas nier CETTE ACTION,
car trois jours après le patient sent encore la résine,
ce qui est très agréable à tout le monde. Selon moi,
de même que la nature expulse par les pores divers
principes, lorsqu'elle a besoin d'autres principes
elle peut aussi se les assimiler à travers les pores.
Ainsi la peau tirera des branches de pin des principes salutaires et ceux-ci fortifieront l'organisme.

On se sert d'EAU mêlée de VINAIGRE pour obtenir
un développement de chaleur plus rapide chez les
gens faibles et chez ceux qui n'ont presque plus de
sang. Mais il ne faut pas employer trop souvent ce
genre de maillot, parce qu'après plusieurs applications de cette sorte les malades deviennent extraordinairement faibles. Cela provient, je crois, non pas
précisément de ce que ce maillot provoque une trop
forte élimination, mais de ce que le vinaigre resserre
les pores et empêche l'exhalaison cutanée, d'où, en
même temps, une excitation interne. Les malades se
sentent excessivement fatigués et disent qu'ils ont
perdu toute force ; mais cet état dure au plus un
jour, et le sentiment de bien-être qui existait auparavant revient.

Le maillot inférieur.

(Voir « Ma cure d'eau », 1re partie.)

Le maillot inférieur commence à la hauteur des
seins et va jusqu'à l'extrémité du corps, enveloppant aussi bien les jambes que le reste. On trempe
d'ordinaire un drap plié en deux dans l'eau froide
ou dans une décoction de fleurs de foin ou de paille
d'avoine, et on procède de la manière suivante. On
étend sur un matelas bien ferme une couverture de
laine et, par-dessus, le drap humide sur lequel se
couche le malade. On replie alors un côté du drap
après l'autre sur le corps, et les jambes elles-mêmes
s'emmaillottent séparément. Comme dans tous les
maillots, le drap doit être appliqué le plus exactement possible sur la peau. Lorsque le corps et les
jambes sont bien emmaillottés dans le drap mouillé,
on enroule avec beaucoup de soin la couverture de
laine tout autour, et par-dessus la partie emmaillottée, on met encore une couverture ou un édredon.
Si le drap froid semble tout d'abord quelque peu
glacé, une agréable chaleur ne tarde pas à se développer et, dans l'espace de trois à dix minutes, le
malade la ressent dans la partie emmaillottée. Dès
que l'humidité se communique à la peau, les pores
et la peau elle-même se relâchent, et dès que la
chaleur se développe, le drap échauffé commence
son office éliminatoire et débarrasse la nature d'une
foule de principes morbides qui, depuis longtemps
déjà, eussent dû être rejetés par la sueur ou la transpiration.

Le patient reste dans ce maillot d'une heure à

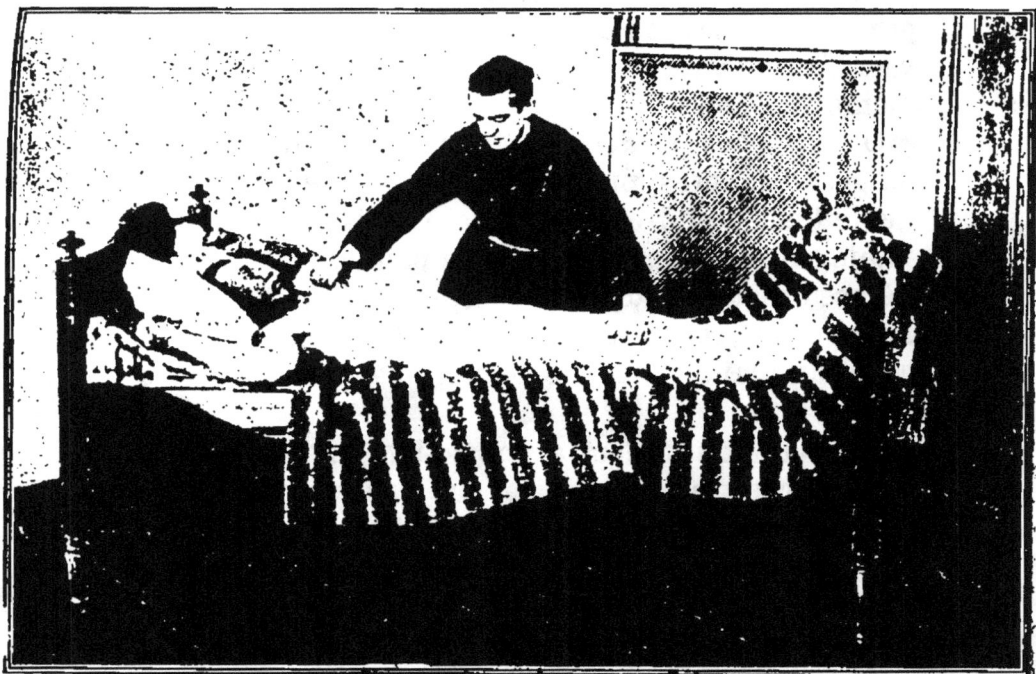

Le maillot inférieur.

3e PARTIE. — APPLICATIONS D'EAU   131

ne heure et demie, dans certains cas rares deux heures, ce qui d'ailleurs est de règle pour toutes les applications de ce genre. Lorsqu'on lui a ôté le maillot, il fera bien, s'il le peut, de demeurer couché encore une demi-heure ou une heure, afin que l'exhalation cutanée continue ; le repos facilite naturellement cet effet. D'habitude survient un sommeil paisible qu'on ne doit pas empêcher. On peut encore, après avoir enlevé le maillot, faire une promenade ; grâce au mouvement, une chaleur convenable se conserve, et la transpiration est par là même facilitée.

On m'a souvent demandé si après ce maillot et, en général, après tous les maillots, on ne peut ou on ne doit pas prendre de demi-bain ou faire une lotion totale ; il m'a toujours fallu répondre : « S'il était nécessaire de prendre un demi-bain ou de faire une lotion totale, ce serait écrit sur l'ordonnance ». Donc, après un maillot, jamais de demi-bain ni de lotion totale.

Le maillot inférieur a une action RÉSOLUTIVE et ÉLIMINATOIRE sur le CORPS et sur les JAMBES. Il résout les stases et les abcès qui peuvent exister dans le bas-ventre ou les jambes. Si un refroidissement a causé des désordres dans le bas-ventre, si le malade ressent dans cette partie tantôt une forte chaleur et tantôt du froid, ce maillot est bon pour remédier à tous ces désordres. Si les jambes sont enflées et que cela provienne du bas-ventre qui leur a envoyé des principes morbides, ce maillot est le meilleur de tous les remèdes. Dans les fièvres ardentes où une trop grande quantité de sang se porte à la tête et à la poitrine, il attire le sang vers le bas, au bas-ventre et aux pieds. Les DOULEURS GOUTTEUSES, la PODAGRE

et les autres enflures des pieds, qui ont toujour·
quelques rapports avec le bas-ventre, se guérissen
aisément par ce moyen. Je dois malheureusemen
avouer que ce maillot si précieux, qui pourrait soula
ger tant de souffrances chez l'homme, est très sou
vent appliqué d'une manière peu judicieuse. Et c'es
toujours l'eau bienfaisante ou celui qui a ordonn
le remède qui sont rendus responsables.

L'application du maillot inférieur pourrait êtr·
quelque peu difficile à bien des gens, surtout s'il·
n'ont personne pour les aider. Dans ce cas il existe
un équivalent des plus complets. Qu'on prenne un
caleçon de grosse toile, qu'on le trempe dans l'eau
froide, et qu'on le mette en emmaillottant bien les
jambes de manière que le caleçon s'applique le plus
exactement possible sur la peau. La chaleur se dé-
veloppera aussi vite et le caleçon mouillé produira
les mêmes effets que le maillot inférieur décrit plus
haut.

Le maillot des pieds.

(Voir « Ma cure d'eau », 1ʳᵉ partie).

Si chaque partie du corps est très importante e·
elle-même et pour elle-même, et si nulle d'entre elle·
ne peut être malade sans que le corps tout entier en
souffre, cela est particulièrement vrai des pieds, qui
ont une fonction des plus importantes à remplir. Si
l'on ne les soigne et ne les entretient comme il convient, l'on se cause à soi-même un double dommage.
C'est pourquoi il est excellent de soigner ses pieds
au moyen de maillots spéciaux pour prévenir les
·nflures, les stases sanguines ou toute autre incom-

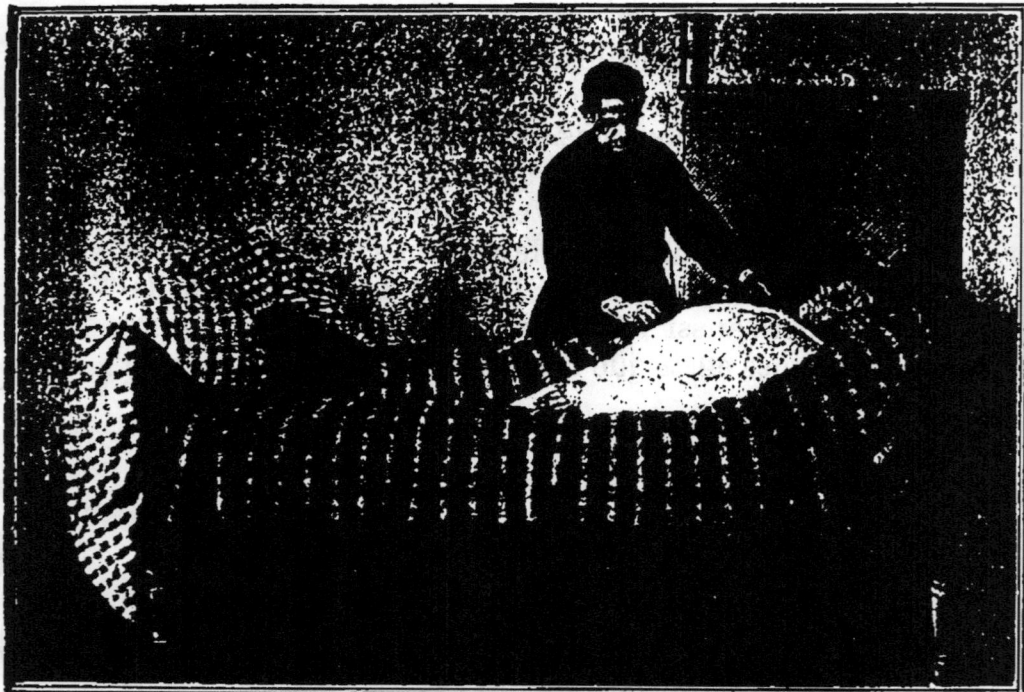

Le manteau espagnol.
(La chemise mouillée. plus courte que le manteau espagnol, s'applique de même.)

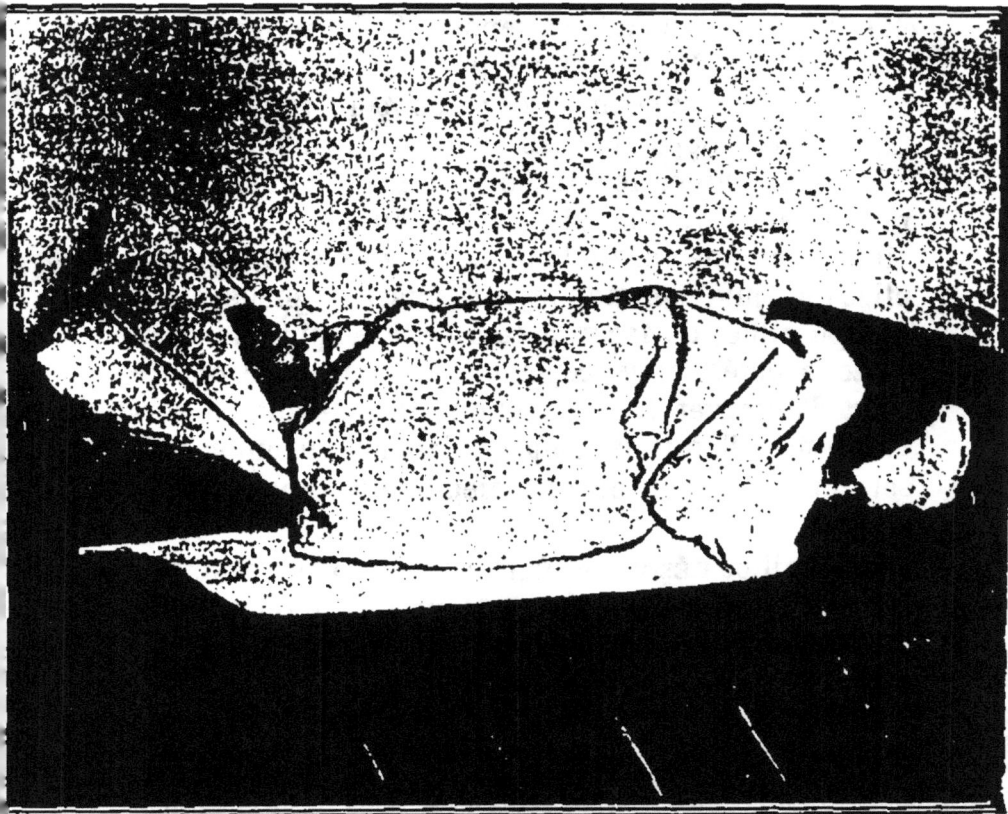

Le maillot des pieds.

modité, ou bien, si le mal existe déjà, pour le guérir. Aussi les maillots des pieds se divisent-ils en
diverses sortes suivant la diversité des cas et la diversité des parties auxquelles ils s'appliquent.

1° Le maillot inférieur, qui prend le pied jusqu'au-
dessus de la cheville s'appelle MAILLOT DES PIEDS.
2° Le MAILLOT DES MOLLETS commence au-dessus des
chevilles et va jusqu'aux genoux. 3° Le MAILLOT DES
GENOUX part du bas et va jusqu'au-dessus des genoux. Il enveloppe aussi les pieds. 4° Le MAILLOT DES
JAMBES enveloppe la jambe entière jusqu'au bassin.

Pour appliquer le MAILLOT DES PIEDS PROPREMENT
DIT, on enveloppe les pieds jusqu'au-dessus des chevilles avec une serviette de toile simple ou, mieux,
pliée en deux, comme toujours aussi soigneusement
que possible, de façon à ce qu'elle s'applique bien
de tous côtés, sans cependant être trop serrée de
peur d'entraver la circulation. Par dessus la serviette mouillée il faut naturellement enrouler une
serviette sèche ou encore mieux une couverture de
laine.

Ce maillot RÉSOUT et ÉLIMINE TOUS LES PRINCIPES
MALSAINS qui s'amassent surtout lorsqu'on n'a pas
du tout donné à ses pieds les soins nécessaires. A
combien de souffrances les os ne sont-ils pas fréquemment sujets, surtout de nos jours où nombre
de personnes s'abîment infailliblement les pieds par
l'usage de souliers trop étroits ! Les talons hauts
sont cause qu'à chaque pas les os éprouvent un
véritable choc, et on ne peut pas croire que les os
supportent longtemps cet état de choses sans en
souffrir. Les souliers étroits et les talons hauts, par
la pression violente qu'ils exercent, compriment la
peau, les muscles et les tendons, et empêchent la

circulation du sang de se faire comme il faut. Par
suite les stases crèvent, le sang se corrompt, et, en
se corrompant, peu à peu il amène des douleurs et
affaiblit tout le pied.

L'emmaillottement des pieds dure ordinairement
d'une à deux heures ; mais le maillot doit être renouvelé après la première heure ; son efficacité est
d'autant plus grande. Il peut être appliqué froid,
lorsque les pieds ne sont pas particulièrement froids
et qu'il n'est pas nécessaire d'obtenir une résolution
toute spéciale. Lorsqu'au contraire on l'applique
pour résoudre des principes corrompus et morbides,
on le prépare d'habitude avec une décoction de
FLEURS DE FOIN ou de PRÊLE, de manière à ce que
la résolution et l'élimination soient plus actives. La
décoction de fleurs de foin s'emploie généralement
CHAUDE, parce que de cette manière elle produit une
résolution plus active. On peut encore remplacer ce
maillot des pieds par des chaussettes de fil qu'on
trempe dans l'eau ou dans une décoction de fleurs de
foin avant de les passer. Mais il faut toujours mettre
des chaussettes sèches par-dessus les chaussettes
mouillées, où tout au moins envelopper ces dernières
d'une serviette sèche ou d'une étoffe de laine.

Celui qui ressent des douleurs dans les PIEDS autour des CHEVILLES se trouvera bien de ces maillots.
Lorsque les pieds sont ENFLÉS, l'enflure se dissi-
pera, à condition qu'elle n'ait pas sa cause dans
l'état du corps entier. Si le pied est enflé par suite
d'un coup, d'une forte marche ou par l'action de
n'importe quelle autre cause sur le pied, ce maillot
aura une grande efficacité. Mais si l'enflure prove-
nait de l'état du corps et qu'on la traitât avec des
maillots de pieds chauds, dès que le maillot aurait

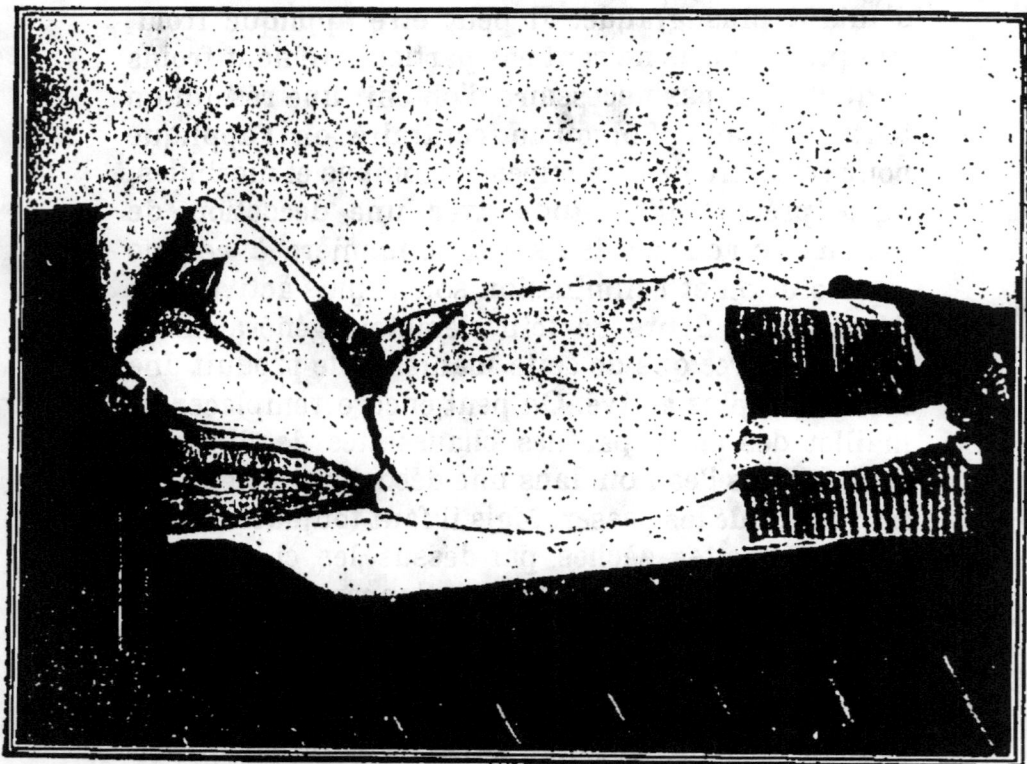

Le maillot des mollets.

produit une augmentation de chaleur, l'enflure deviendrait encore plus forte.

Ce maillot des pieds peut être appliqué deux ou trois fois dans la semaine. Mais, encore une fois, il faut remarquer que très souvent l'enflure des pieds provient de l'état du corps et nécessite un autre traitement.

Le MAILLOT DES MOLLETS commence au-dessus des chevilles et monte jusqu'aux genoux. On peut le préparer avec de l'eau, avec une décoction de fleurs de foin ou une décoction d'autres plantes. On applique aussi exactement que possible une serviette mouillée de la sorte, sans cependant serrer trop fort. On enroule par dessus en deux ou trois doubles une serviette sèche (en toile) ou une étoffe de laine. Ce maillot reste ordinairement en place d'une à deux heures, souvent même toute la nuit, selon que le réclame l'état du ma'ade.

Lorsque je devais faire un voyage de plusieurs heures et que mes pieds étaient devenus trop chauds, je prenais un essuie-mains, je le trempais dans l'eau, je m'en enveloppais les mollets et, au bout de peu de temps, l'excès de chaleur et toute lassitude avaient disparu. Pendant la journée je retrempais à deux ou trois reprises mon essuie-mains dans l'eau. Un seul essuie-mains suffit, pourvu qu'il soit assez long; on n'en mouille dans ce cas que la moitié et on enveloppe la partie mouillée avec la partie restée sèche. Un simple maillot ou un bas sont également excellents pour envelopper le maillot humide.

Il n'y a aucun inconvénient à garder aux pieds ce maillot pendant toute la journée ; car la serviette sèche en peu de temps, et par conséquent ne peut pas continuer à développer de la chaleur.

Ce maillot convient aussi fort bien aux personnes ANÉMIQUES, chez lesquelles, en général, les pieds manquent de sang. A t-on réussi par ce moyen à les réchauffer, et à y entretenir la chaleur, le sang y arrive plus aisément et, par suite, ils sont mieux nourris. Même quand les pieds sont très froids, ce maillot doit être appliqué humide, parce que son humidité produit et entretient plus facilement la chaleur. Se propose-t-on d'exercer sur les pieds une action éliminatoire, on applique le maillot le soir pour ne l'enlever que le matin. Mais on peut aussi le mouiller une ou deux fois dans la nuit, l'élimination n'en sera que plus active.

Le MAILLOT DES GENOUX s'appelle ainsi, parce qu'il enveloppe le pied et la jambe jusqu'au genou. On peut aussi le renouveler, et on le prépare absolument comme les maillots dont il est parlé plus haut.

Le MAILLOT DES JAMBES tire son nom de ce qu'il enveloppe la jambe tout entière jusqu'au bassin. Ici encore on peut tremper également la serviette dans l'eau, dans une décoction de fleurs de foin ou dans toute autre décoction de plantes. Il a, lui aussi, une action ÉLIMINATOIRE. Il sera employé avec succès dans les ENFLURES et les ABCÈS D'UNE MAUVAISE NATURE. Il est encore excellent dans les CRAMPES ou la sciatique (ischiagre.)

On peut aussi le renouveler après une ou deux heures, selon que le réclame l'état du malade.

Le maillot total.

De même qu'on peut emmaillotter séparément les parties du corps, on peut emmaillotter le corps entier

dans un grand drap trempé soit dans l'eau ordinaire
soit dans une décoction de plantes. On l'emmaillotte
de façon à ce que partout le drap s'applique aussi
exactement que possible sur la peau. La durée de ce
maillot est habituellement d'une heure à une heure
et demie. Au bout de ce temps, il faut l'enlever ;
comme pour tous les maillots, il faut se garder
d'aller jusqu'à la transpiration. Je recommande à
la place du maillot total, comme étant d'une application plus aisée et d'un effet plus sûr, le MANTEAU
ESPAGNOL.

Le manteau espagnol.

(Voir « Ma cure d'eau, » 1re partie)

Le manteau espagnol ressemble à une chemise
entièrement ouverte par devant ; on pourrait encore
le comparer très justement à une robe de chambre,
s'il n'allait pas jusqu'à la pointe des pieds. On le
passe comme une robe de chambre et on rabat
soigneusement, par devant, les deux côtés l'un sur
l'autre, de façon à ce qu'il s'applique exactement
sur tout le corps. Ici encore il faut commencer par
étendre sur le lit une couverture de laine ; puis le
malade revêtu du manteau espagnol s'étend sur la
couverture qu'on rabat avec soin sur lui, à droite et
à gauche, de façon à bien l'emmaillotter. Plus le
manteau espagnol s'applique exactement sur le
corps, et plus le malade est soigneusement emmaillotté dans la couverture, meilleur est le résultat.
D'ordinaire une heure à une heure et demie suffisent. Le manteau espagnol agit à la manière d'un
vésicatoire sur le corps entier ; IL OUVRE LES PORES,

DÉVELOPPE RAPIDEMENT DE LA CHALEUR ET ÉLIMINE AINSI BIEN DES PRINCIPES MORBIDES. Mais il ne faut pas l'appliquer trop souvent, sauf dans des cas tout à fait particuliers.

Je connais un prêtre qui, pendant tout l'hiver, revêt une fois par semaine le manteau espagnol et s'en trouve très bien pour sa santé.

Une fois tous les huit ou quinze jours suffit parfaitement et je ne recommande pas une application plus fréquente. Mais si des personnes très corpulentes veulent maigrir en peu de temps, elles peuvent faire usage du manteau espagnol tous les deux ou trois jours, pendant un laps de temps assez court; de même on peut en faire usage de deux à quatre fois par semaine, lorsque le corps entier est enflé. Comme il produit une élimination active, les personnes affaiblies ou très maigres doivent être fort circonspectes dans son emploi, car il ferait perdre trop de forces et d'humeurs et, par là, leur serait nuisible. Il en est de ce maillot tout comme des autres : il faut être très prudent et ne pas l'employer trop souvent. Un grand nombre de personnes croient que tous les maillots, et le manteau espagnol aussi bien que les autres, doivent amener la transpiration ; ceci n'est pas du tout juste. Au contraire, les principes morbides qui existent à l'intérieur du corps doivent être résolus grâce à une simple élévation de la chaleur naturelle, et absorbés par le drap ou le manteau. Une fois débarrassé du manteau espagnol, le malade fera très bien de rester encore une demi-heure ou une heure au lit, parce qu'à la suite de cette application, l'exhalaison cutanée est toujours plus active. Des lotions ou un bain ne sont absolument pas permis après le manteau espagnol.

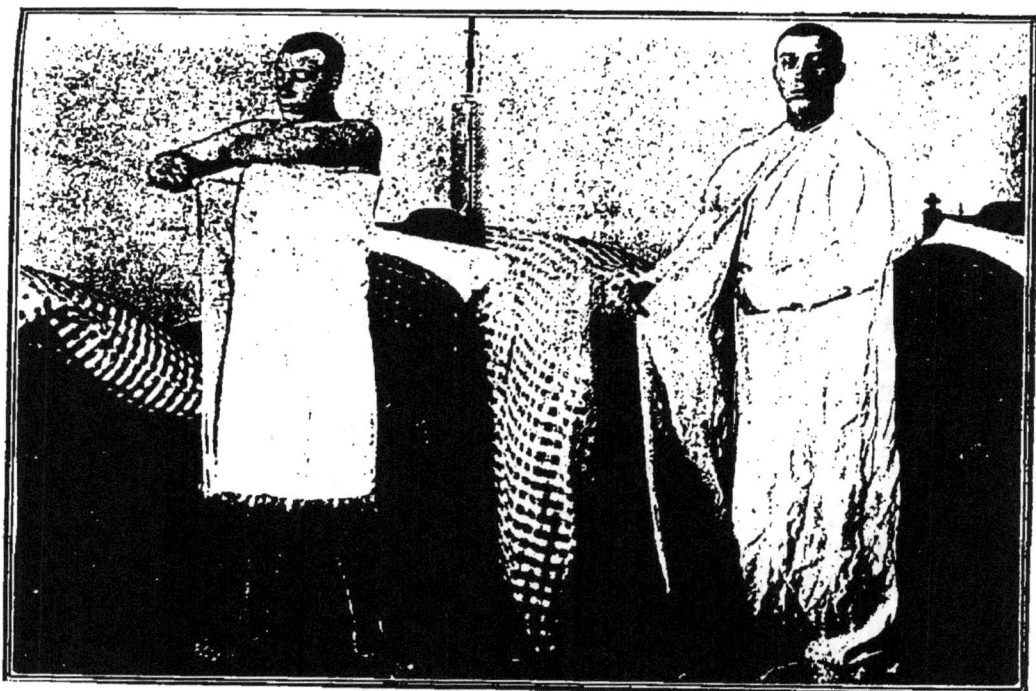

Le demi-maillot.   Le manteau espagnol.

(Ces figures montrent comment il faut faire soi-même l'application.)

Une personne bien portante et robuste peut donc mettre le manteau espagnol environ une fois tous les huit ou quinze jours, et elle en obtiendra un excellent résultat pour la conservation de sa santé et de sa vigueur. Les personnes trop corpulentes s'en trouveront également très bien ; elles renouvelleront même l'application environ deux ou trois fois dans la semaine, mais jamais plus de quinze jours ou un mois de suite ; en outre, d'autres applications, par exemple, des demi-bains et des affusions totales, devront toujours être combinées avec celle-ci. Le sommeil survient généralement pendant qu'on est revêtu du manteau espagnol ; s'il se prolonge au delà du temps prescrit (une heure à une heure et demie) on ne réveillera pas le malade.

Un monsieur assez corpulent mit, pour maigrir, tous les deux jours pendant un mois entier, un manteau espagnol : de plus il prit chaque jour une forte application, comme une affusion totale, un demi-bain ou une affusion dorsale. Il atteignit son but.

Le maillot total, ou manteau espagnol, agissant sur le corps tout entier, peut DISSIPER les maladies de tout genre, dans quelque partie du corps qu'elles aient leur siège. Il peut aussi, appliqué de temps en temps, PRÉVENIR parfaitement un grand nombre de maladies.

La chemise mouillée.

(Voir « Ma cure d'eau », 1ʳᵉ partie.)

L'application du manteau espagnol est toujours un peu compliquée, surtout lorsqu'on n'a personne qui puisse vous le mettre comme il faut. Aussi, ai-je fait beaucoup d'essais pour le remplacer par une chemise mouillée. Voici la manière de s'y prendre. Une chemise un peu plus longue que les chemises ordinaires est trempée soit dans l'eau froide, soit dans un mélange d'eau et de vinaigre, soit dans une décoction de plantes (fleurs de foin, paille d'avoine ou branchages de pin). Le malade passe ensuite cette chemise, se fait parfaitement envelopper, et reste couché une heure ou une heure et demie, rarement deux heures. La plupart du temps, le sommeil survient, sinon la première fois, sûrement la seconde ou la troisième. L'emmaillottement dans une couverture de laine doit être fait très soigneusement. afin que la chemise s'applique très exactement sur le corps ; sans cela tout l'effet serait annihilé. La chemise peut être ouverte, par devant, du haut en bas ; c'est pourquoi beaucoup l'appellent le petit manteau espagnol.

L'action de cette chemise reproduit en PETIT celle du manteau espagnol : elle RÉSOUT et ÉLIMINE. Lorsqu'on la retire, il ne faut ni se sécher, ni prendre une affusion ou un bain, parce que cette application a justement pour but de produire une RÉSOLUTION.

Chez les enfants, la chemise mouillée doit être tout particulièrement employée. Elle remplace pour eux le manteau espagnol. Elle sera excellente dans les FIÈVRES VIOLENTES, comme dans toutes les maladies ordinaires. Mais qu'on se garde de l'appliquer trop souvent, parce qu'on produirait une trop forte élimination. Habituellement, une ou deux chemises mouillées par semaine suffisent ; ce n'est que dans les maladies violentes, aiguës, où il y a une très forte chaleur, qu'un emploi plus fréquent doit être conseillé. Si le corps renferme beaucoup de principes à résoudre, il ne faut cependant pas mettre trop souvent soit le manteau espagnol, soit la chemise, car cela fatiguerait le malade à l'excès ; ainsi, les indurations ne peuvent disparaître que lentement sous l'influence combinée du manteau ou de la chemise et d'autres applications d'eau. La chemise mouillée est excellente dans les maladies plus légères, pour RÉSOUDRE et ÉLIMINER les principes morbides.

La compresse supérieure.

(Voir « Compresse sur le bas-ventre » dans « Ma Cure d'eau » , 1re partie.)

Lorsqu'on a besoin d'agir d'une manière toute particulière sur les organes abdominaux, pour y dissiper des indurations ou des stases considérables, ou pour y combattre une trop grande inertie, le demi-maillot est un remède trop violent. C'est pourquoi j'emploie, dans ce cas, une compresse sur le ventre. Car le maillot, mis plus de deux fois dans une semaine, enlève trop d'humeurs à l'organisme. Il ne serait pas aisé au malade d'en tirer du profit. C'est pourquoi encore je prescris de plier la serviette en deux, pour les personnes faibles, en quatre, pour les personnes plus fortes, et en six et même en huit, pour les personnes robustes, très vigoureuses. Cette compresse part du creux de l'estomac, et descend jusqu'au milieu de la partie supérieure des cuisses. On trempe dans l'eau la serviette pliée en deux, quatre ou six, et on l'applique sur le ventre, où on la laisse pendant une heure ou une heure et demie, puis on l'enlève. La laisse-t-on une heure et demie, son action sera encore plus efficace, si, au bout de trois quarts d'heure, on la trempe de nouveau dans l'eau pour la rafraîchir. L'eau fraîche augmente sa vertu éliminatoire, et la serviette purifiée absorbe plus activement les principes morbides éliminés.

Très souvent cette compresse se prépare avec une décoction de FLEURS DE FOIN, de PAILLE D'AVOINE, ou encore de BRANCHAGES DE PIN, mais, dans ce cas, toujours chaude, parce que, dans les organismes faibles, la chaleur naturelle a besoin d'être soutenue. et parce que la décoction elle-même renferme des principes susceptibles d'être absorbés par la peau, suivant ce principe : là où il y a écoulement, il peut y avoir aussi absorption. Nous en avons la preuve la plus évidente dans ce qui se passe lorsqu'on retrempe la serviette dans la décoction pour l'appliquer de nouveau. Chez une jeune fille chlorotique, par exemple, dont l'appétit n'est jamais régulier, ce qui vient sûrement de ce que son corps n'a pas une chaleur suffisante, cette compresse, mouillée de nouveau et appliquée encore une fois, sera le meilleur moyen de mettre rapidement l'estomac à la raison. Mais, avant tout, elle est destinée à résoudre les STASES un peu considérables, les ENFLURES et les GLANDES internes ; dans ce cas le demi-maillot aurait trop peu d'action sur les parties souffrantes, et son usage trop fréquent pourrait être préjudiciable à l'organisme. De même que cette compresse retrempée dans la décoction chaude, et appliquée de nouveau, produit une élévation de chaleur, la compresse rafraîchie dans l'eau froide diminuera l'excès de chaleur à l'intérieur du corps.

La compresse, mouillée d'eau et de vinaigre, produit également, lorsqu'on la laisse assez longtemps,

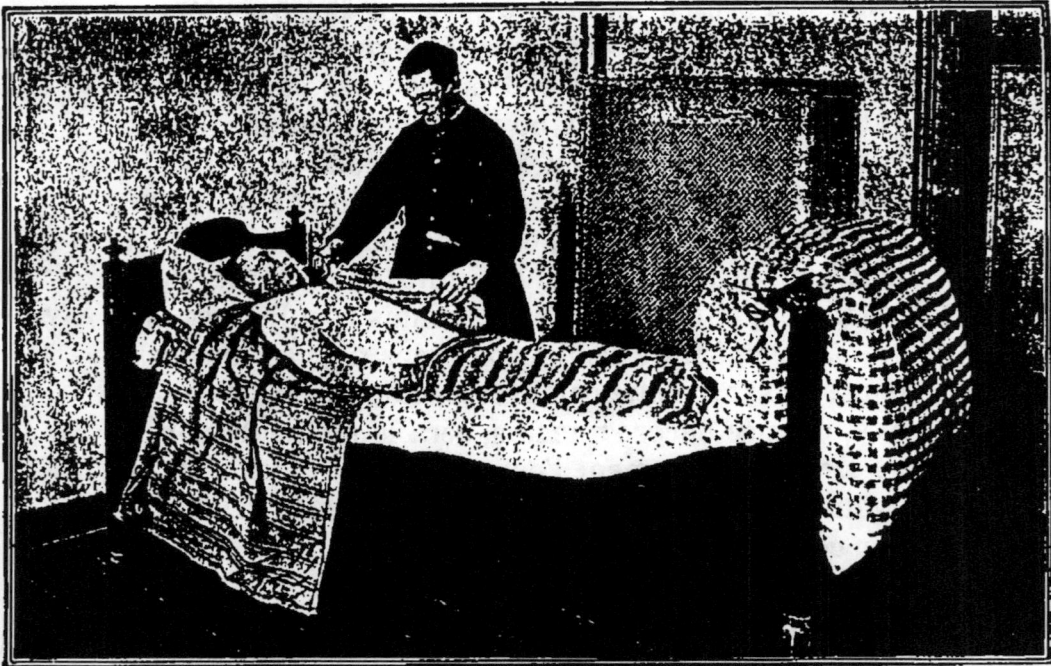

La compresse supérieure.

ine élévation de température; mouillée de nouveau
et appliquée toute fraîche, elle tempère l'excès de
chaleur bien plus que l'eau froide ordinaire. Le vinaigre contribue beaucoup aussi à rendre les organes
moins sensibles aux changements de température
et, par là même, à prévenir les refroidissements. -

Comment un estomac peut-il bien digérer lorsqu'il
n'a aucune chaleur ?

Une jeune fille eut longtemps les pâles couleurs;
et cela au degré le plus grave; elle n'avait aucun
appétit. Tout ce qu'elle mangeait la rendait malade.
Je lui ordonnai de se mettre chaque jour, sur le
ventre, pendant une heure et demie, une serviette
trempée dans une décoction chaude de fleurs de
foin. Au bout de trois quarts d'heure, la compresse
devait être trempée de nouveau et remise en place.
Son ventre fut donc réchauffé journellement de la
manière la plus favorable. La chaleur se répandit
dans tout le corps, et bientôt l'appétit fit son apparition ; la jeune fille commença à transpirer, et en peu
de temps son état s'améliora d'une façon surprenante. Outre cette compresse quotidienne, je lui
prescrivis tous les trois jours une lotion totale. A la
suite de cette application, dans l'espace de quinze
jours, la gaieté et la force lui revinrent ; chaque
jour l'appétit fit des progrès, et elle prit plus de goût
à une nourriture, saine et substantielle, qui lui donna
naturellement plus de sang. A ce moment, la compresse ne dut plus être appliquée que tous les deux
jours, et la lotion totale fut remplacée par trois demi-
bains, ou par deux lotions supérieures par semaine.
Ces applications fortifièrent la nature, augmentèrent la chaleur, et la jeune fille prospéra étonnam-
ment. A l'intérieur, je lui donnai simplement une

cuillerée d'eau pour régulariser les selles, et de temps
en temps, de petites portions de tisane d'absinthe.

Il est à peine croyable combien ces compresses
ont d'efficacité chez les personnes faibles ; elles produisent chez elles le même effet que le demi-maillot
chez les personnes robustes. Mais je dois recommander tout spécialement, comme pour le demi-
maillot, de n'en pas faire un usage trop fréquent, et
de ne pas les laisser en place trop longtemps. Les
compresses et le demi-maillot doivent toujours être
combinés avec d'autres applications, sans quoi, leur
action, au lieu de s'étendre au corps entier, serait
trop circonscrite.

La compresse inférieure.

(Voir « Ma Cure d'eau », 1re partie.)

On prend un linge grossier, rude, on le plie en
plusieurs doubles, on le plonge dans l'eau froide, on
le tord fortement et on se couche de façon que le dos
repose sur cette compresse. Elle doit être placée sur
un matelas assez ferme ; il vaut encore mieux placer
sur ce matelas une couverture de laine et n'étendre
le linge plié et mouillé que sur cette couverture, on
se couche dessus et on rabat la couverture sur soi.
Cette compresse inférieure s'emploie presque toujours froide, parce qu'elle est principalement destinée à fortifier. Elle diminue aussi l'excès de CHALEUR,
et elle a une action FORTIFIANTE sur le dos tout entier. Comme elle a surtout pour but de fortifier ou
de tempérer la chaleur, son application ne doit durer
habituellement qu'une demi-heure, ou au plus, trois
quarts d'heure, suivant la force du malade. Si la

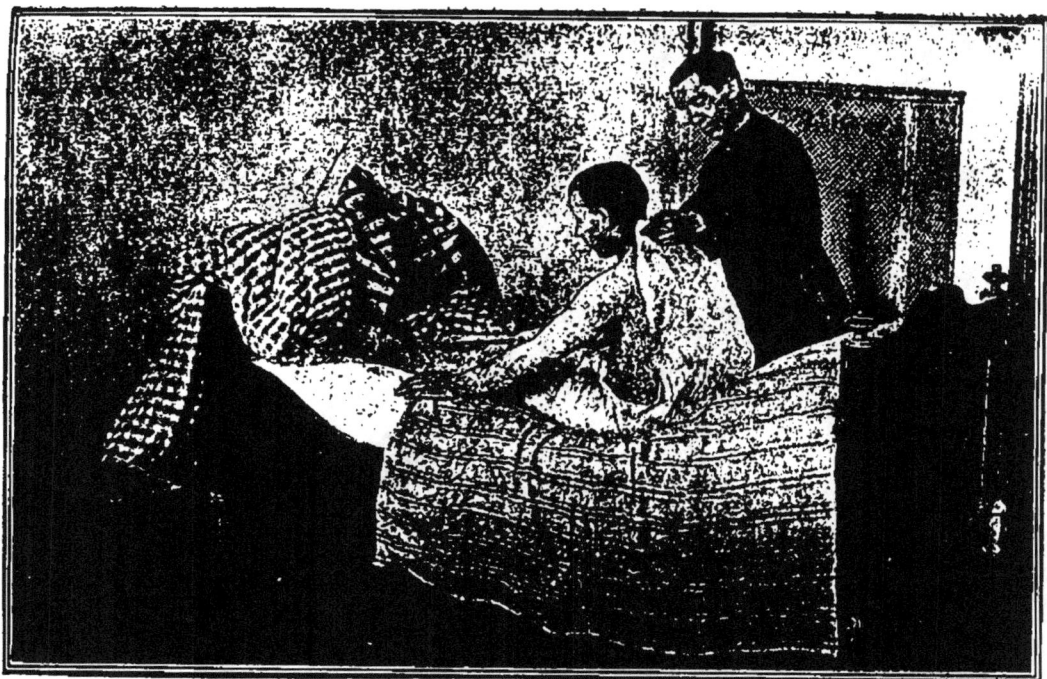

La compresse inférieure.

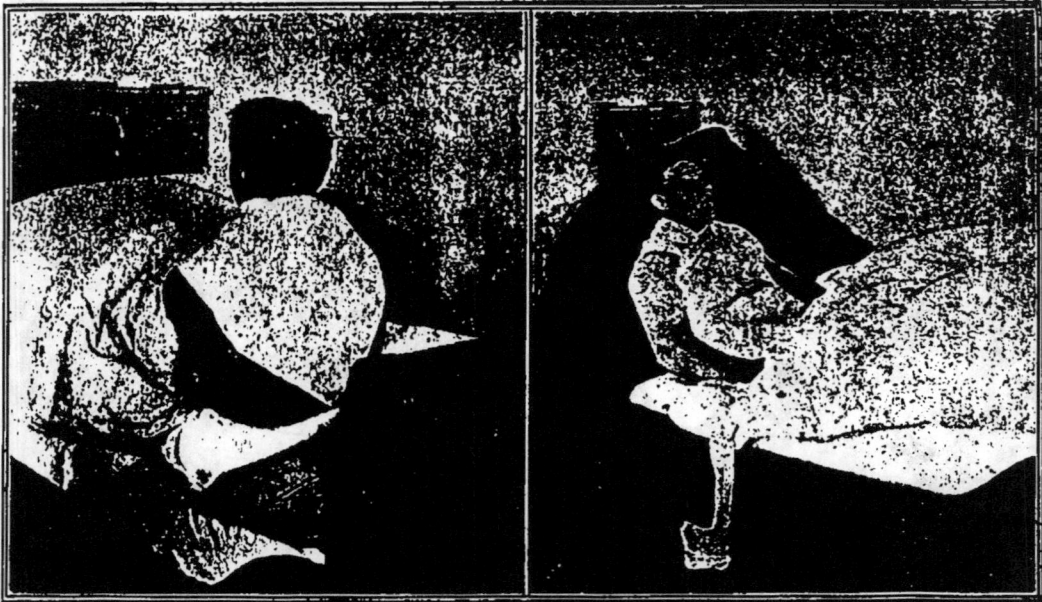

Le châle

vu par derrière.　　　　　　　　　　　　　　vu par devant.

température du corps est particulièrement élevée,
au bout d'une heure on retrempera la compresse
dans l'eau froide. Dans bien des cas, on peut aussi
employer une compresse chaude : lorsqu'un violent
refroidissement a produit des crampes ou de la fièvre,
surtout dans des maladies où il y a urgence à ce que
l'organisme soit réchauffé, comme, par exemple,
dans le CHOLÉRA et les maladies analogues. Dans
certaines circonstances, la compresse inférieure peut
être appliquée de deux à quatre fois dans la semaine, selon que le réclame l'état du malade. Généralement, elle est employée FROIDE. Elle a une action
RÉSOLUTIVE et FORTIFIANTE, par exemple, dans un
BRUSQUE ACCÈS DE RHUMATISME. S'Il existe un excès
de chaleur, la compresse inférieure froide est excellente. Mais, si l'on a, au contraire, à combattre le
froid, il vaut mieux l'appliquer chaude.

Le Châle.

(Voir « Ma cure d'eau », 1re partie.)

On peut appeler ce maillot ainsi, parce qu'on doit
le mettre à la manière d'un châle. Il s'étend sur les
épaules, et descend jusque sur la poitrine. La première condition ici encore, c'est que le linge trempé
dans l'eau froide s'applique bien exactement sur la
surface de la peau, et que, par-dessus, une couverture
de laine soit mise comme un second châle. De même
qu'on peut tremper le linge dans l'eau ordinaire, on
peut le tremper dans une décoction de fleurs de foin,
de prêle ou de paille d'avoine. Le châle, trempé dans
de l'eau pure, se met froid, en règle générale ; mais,
si on le trempe dans une décoction de fleurs de foin,

d: prêle ou de paille d'avoine, on le met chaud,
parce que ces décoctions sont destinées à résoudre
les principes morbides, tandis que l'eau froide s'emploie lorsqu'il faut faire disparaître un excès de
chaleur.

Le CHALE FROID ne doit jamais être appliqué plus
de douze à quinze minutes de suite. Il peut ainsi
être renouvelé deux ou trois fois. Si on le laissait
plus longtemps, il développerait trop de chaleur, et
l'état du malade empirerait au lieu de s'améliorer.
Par contre, les compresses trempées dans une décoction d'herbes peuvent rester en place pendant une
heure et demie ; mais au bout d'une demi-heure et,
au plus, de trois quarts d'heure, il faut les renouveler.

Le CHALE CHAUD conserve sa chaleur tout au plus
pendant une demi-heure ou trois quarts d'heure ;
après quoi, il se refroidit et amène rapidement des
frissons, ce qui est nuisible. Par conséquent, il faut
le mouiller de nouveau au bout d'une demi-heure,
afin que l'élévation de température produise une action résolutive.

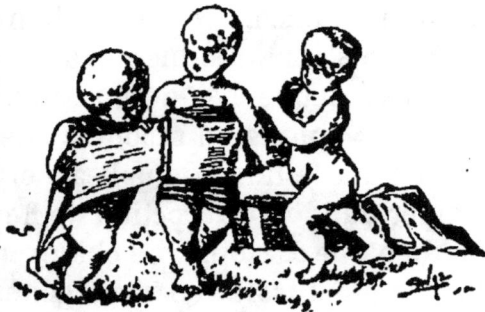

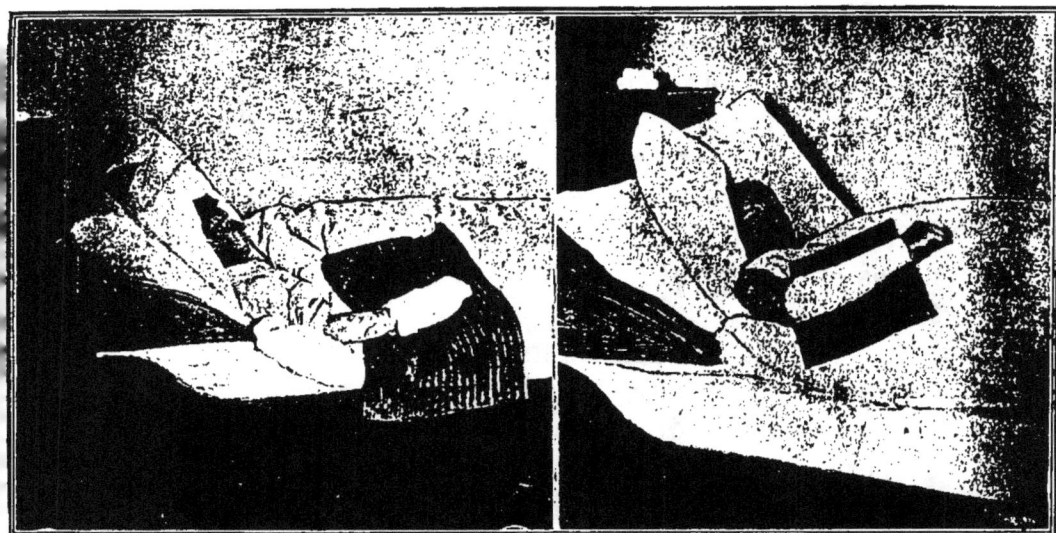

Le maillot des mains.   Le maillot des bras.

BAINS DE VAPEUR

Généralités.

Il existe différentes sortes de bains, et chaque bain a une destination particulière. Il n'en est pas autrement des affusions. Les bains de vapeur, eux aussi, peuvent être considérés tout à fait au même point de vue. Ils ne sont pas nouveaux, il est vrai, et ont été plus ou moins employés, suivant qu'ils étaient ou non à la mode. Je me suis donné beaucoup de peine pour les expérimenter aussi, et je les ai essayés avec persévérance pour découvrir quelle est leur action, et quelle est la manière la plus simple de les employer, afin que chacun puisse aisément en faire usage.

Ne traitant pas seulement le corps tout entier au moyen de la vapeur, mais soignant séparément les diverses parties du corps, afin de traiter plus énergiquement les parties malades, et de ménager celles qui l'étaient moins, je suis arrivé à prescrire divers bains de vapeur, et je puis les ranger sous les titres suivants : bain de vapeur de la tête, bain de vapeur du nez et des oreilles, bain de vapeur des bras, bain de vapeur des pieds, bain de vapeur de siège et bain de vapeur total.

Personne ne mettra en doute l'action RÉSOLUTIVE de la vapeur ; c'est pourquoi le bain de vapeur est excellent pour résoudre les principes morbides. Mais ici, comme partout, je suis arrivé à cette conviction

qu'il n'en faut pas trop, de sorte que je n'emploie
les bains de vapeur que dans des cas assez rares,
ceux où il existe de graves indurations. La plupart du
temps, je préfère de beaucoup obtenir une action résolutive et éliminatoire au moyen d'affusions ou de
compresses. Je mets surtout en garde contre l'usage
trop fréquent de ces bains. Beaucoup de personnes
ayant lu, dans « Ma Cure d'eau », les pages qui en
traitent, ont imaginé d'en prendre, et, après deux ou
trois pris en peu de temps, se sont mises dans un
tel état qu'elles ne savaient plus que faire pour y remédier. Ce n'est que très rarement que j'ordonne
un, au plus deux bains de vapeur par semaine, et ce
la seulement pendant une semaine ou deux. C'est
donc le plus sérieusement du monde que je recommande de n'en user qu'avec une extrême réserve.
Ils produisent une excessive dilatation des vaisseaux ; la chaleur amollit et d'autant plus qu'elle est
plus forte. Le sang entre en effervescence, et il peut
aisément résulter de là des désordres dans son
cours. Non seulement la grande chaleur rend mou
et flasque, mais elle rend encore plus sensible, et le
résultat le plus sûr du bain de vapeur, surtout
en hiver, sera un catarrhe qui s'étendra au corps
tout entier, et dont on ne se défera que difficilement.
Cela m'est arrivé, c'est pourquoi je reviens encore
une fois sur ma recommandation de ne pas prendre
beaucoup de bains de vapeur.

Le bain de vapeur de la tête.

(Voir « Ma cure d'eau », 1re partie.)

La tête renferme les organes les plus délicats ;
aussi exige-t-elle, avec les plus grands ménagements.

les soins les plus minutieux ; car autant ses divers
organes s'engrènent merveilleusement comme les
roues d'une montre, autant ils peuvent donner aisément naissance à des principes morbides. Or, si ces
principes ne sont pas éliminés, la santé s'altère toujours davantage, et fait place à un état maladif, ou
à une vraie maladie.

Cette année (1894), plusieurs milliers de personnes
(environ 12,000 jusqu'au 1er novembre) sont venues
ici ; quelques bains de vapeurs de la tête seulement
furent donnés, contre des maladies tout à fait étran-
ges, et dans des cas exceptionnels ; par exemple,
contre des lupus datant de plusieurs années, qui
avaient fait enfler toute la tête et l'avaient remplie de
principes malsains. Dans ce cas, la vapeur a eu une
action résolutive et éliminatoire, alors que le sang
et les humeurs étaient déjà radicalement corrompus. Car, la vapeur, en résolvant les principes morbides, en en débarrassant la tête, et en amenant dans
cette dernière un sang plus pur, a rendu plus souple
et plus mou le tissu cicatriciel si raide, et a ainsi
procuré au malade un soulagement sensible. Mais
ces patients eux-mêmes n'ont pris de bains de vapeur que pendant deux semaines, et cela deux fois,
trois fois au plus.

Bien des gens atteints d'un catarrhe ont pris un
bain de vapeur de la tête avec l'intention de se débarrasser de leur catarrhe, en provoquant une abondante transpiration. Mais cela n'a fait que l'augmenter, comme si le catarrhe s'était dit : « A présent je
puis rester très longtemps ». Donc, pour guérir un
catarrhe, jamais de bain de vapeur de la tête.

Dans les MAUX D'YEUX, on peut prendre un bain
de vapeur de la tête, à condition d'opérer avec pré-

caution et de se nouer, pendant le bain, un bandeau
de toile sur les yeux, de manière que la vapeur ne
puisse pas y pénétrer.

Dans les MAUX D'OREILLES, quand tout est obstrué
et qu'il s'est formé dans la tête un grand nombre de
stases et d'indurations, le bain de vapeur s'emploie
avec succès.

Dans la goutte et dans les indurations analogues,
il peut aussi être recommandé de temps à autre.

La signification de cette expression « bain de vapeur de la tête » est claire : la tête entière doit entrer
en transpiration et la vapeur pénétrer partout. On
prend généralement ce bain assis sur une chaise :
on a devant soi une seconde chaise sur laquelle est
placé un vase rempli d'eau bouillante. On tient la
tête au-dessus de la vapeur d'eau, pas trop loin, mais
pas trop près non plus, de manière que la vapeur
ne brûle pas et pourtant arrive assez chaude à la
tête entière. Pour que la vapeur ne s'échappe pas
rapidement comme la fumée d'une cheminée, une
couverture, soit en laine, soit en toile, est étendue
au-dessus du vase où elle se forme. Elle s'amasse alors
sous cette couverture et se presse sur toutes les parties de la tête. Au bout de quatre à cinq minutes, la
tête commence à transpirer et la sueur ruisselle sur
toute sa surface. La durée du bain est de 18 à 24 minutes ; je ne conseille pas de le prolonger davantage,
car il pourrait en résulter diverses incommodités.

Je n'emploie presque plus jamais la vapeur d'eau
pure, depuis que je me suis convaincu qu'en mêlant
des herbes à l'eau on obtient une bien meilleure
odeur et une action bien plus énergique. Pour ce
bain, on peut avant tout se servir de FENOUIL moulu,
ce qui est excellent pour les yeux. Cela est bon aussi

pour l'estomac ; car, lorsqu'on aspire la vapeur de fenouil, elle résout également à l'intérieur ce qu'il peut y avoir à résoudre. Outre le fenouil, on peut encore se servir d'ACHILLÉE, d'ORTIES, de CAMOMILLE et autres herbes salutaires. On en prend une poignée ; le fenouil moulu s'emploie par cuillerées.

Lorsque le temps voulu est écoulé, on enlève la couverture et on administre immédiatement au patient une affusion supérieure, en arrosant aussi la tête. Un ou deux arrosoirs suffisent. Si l'on omettait cette affusion supérieure, le malade aurait, pendant plus d'une journée, la tête tout à fait lourde, et il échapperait difficilement à un catarrhe opiniâtre. La mollesse qui se produirait montrerait bientôt que les principes morbides, restés encore dans la tête, pourraient se multiplier et que l'ancien état pourrait revenir.

Bain de vapeur du nez et des oreilles.

On peut agir sur les différentes parties de la tête, par exemple sur le nez ou sur les oreilles, aussi bien que sur la tête entière, au moyen d'un bain de vapeur. Lorsque l'on sent dans les oreilles des douleurs spasmodiques, ce qui arrive surtout après un refroidissement, on n'a qu'à mettre, dans un petit vase, des fleurs de camomille, à verser dessus de l'eau bouillante, et à tenir le tout aussi près des oreilles que possible. Cette vapeur de camomille a une forte action résolutive et adoucit les douleurs.

Bain de vapeur des bras.

L'action du bain de vapeur ne se borne pas à la

tête et à ses différentes parties ; les bains de vapeur des bras peuvent donner aussi les meilleurs résultats. Si l'on a bien compris ce qui a été dit jusqu'ici des bains de vapeur, on saura parfaitement comment préparer celui-ci. On prend un vase sur lequel il soit possible de poser le bras, on y verse de l'eau bouillante et on couvre le bras, afin que toute la vapeur soit forcée de demeurer autour du bras. Bientôt se développe une forte chaleur et la sueur ne tarde pas à faire son apparition. Tous les pores s'ouvrent, transpirent abondamment, une transpiration salutaire s'établit, ou, si elle existait déjà auparavant, elle continue.

Si l'on veut provoquer dans les bras une élimination plus longue, on les lave très rapidement après ce bain ; mais, dans bien des cas, on peut aussi tremper les bras dans l'eau ou leur donner une affusion, comme on en donne une à la tête et aux pieds, après le bain de vapeur de la tête et des pieds.

Thérèse fut prise de vives douleurs au POUCE ; vraisemblablement quelque chose s'y était introduit sans qu'elle l'eût remarqué. Le bras enfla énormément en peu de temps et les douleurs devinrent de plus en plus fortes ; le doigt commença à prendre une couleur violacée, et, autour de l'endroit douloureux, se développa une vive rougeur. Elle craignait avec raison un empoisonnement du sang, ce qui est fréquent ; bientôt, non seulement le doigt, mais tout le bras et surtout le dessous de l'épaule la firent souffrir. Au commencement, elle employa un onguent qui resta sans aucun effet ; alors elle fit des cataplasmes de FLEURS DE FOIN aussi chauds qu'elle put les supporter. Ils lui firent beaucoup de bien ; mais, lorsque je lui enveloppai tout à fait le bras de

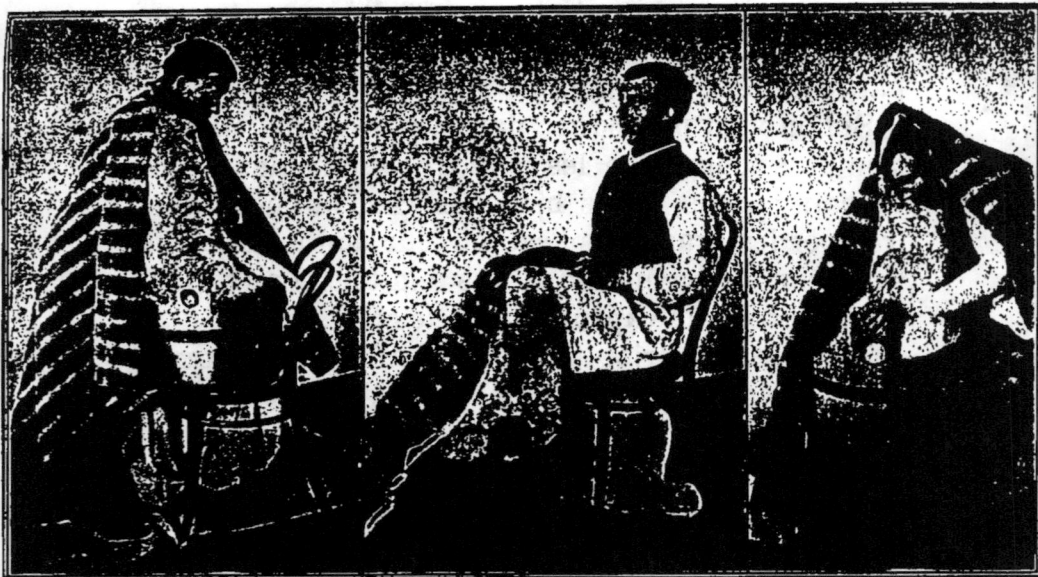

Bain de vapeur des bras.   Bain de vapeur des pieds.   Bain de vapeur de la tête

fleurs de foin, et que j'administrai en outre à ce bras un bain de vapeur, l'amélioration fut incomparablement plus grande. Les douleurs cessèrent, et le bain de vapeur provoqua dans le bras une élimination telle qu'au bout de peu de temps tout danger fut écarté.

On peut encore faire usage des bains de vapeur dans les DOULEURS DE LA GOUTTE, lorsque des concrétions se sont formées partout; mais on fera mieux d'envelopper les parties malades de fleurs de foin gonflées et de les tenir ainsi au-dessus du bain de vapeur. On obtiendra, de cette manière, une action plus forte et une élimination plus active. Une grande chaleur coexistant avec la goutte, on peut très facilement administrer au malade une forte affusion après le bain de vapeur. Par contre, dans un empoisonnement du sang, il faut provoquer une continuation de la sécrétion, l'augmenter même jusqu'à ce que tous les principes dangereux aient été éliminés.

Bain de vapeur des pieds.

(Voir « Ma Cure d'eau », 1re partie.)

Si le bain de vapeur a un effet salutaire sur la tête, pourquoi serait-il moins bon pour les pieds, pourquoi n'exercerait-il pas sur eux une action résolutive et éliminatoire, et ne leur donnerait-il pas la chaleur nécessaire à cette action ?

On le prépare de la manière suivante. Sur un vase tel que ceux qu'on emploie pour les bains de pieds on pose un ou deux bâtons qui serviront à appuyer les pieds. On verse de l'eau bouillante dans

ce vase ; puis on étend sur les jambes et le vase,
nous l'avons vu plus haut à propos du bain de vapeur de la tête, une couverture qui retienne la
vapeur, de façon qu'elle pénètre bien les pieds
et les cuisses. Les pieds étant ordinairement plus
froids que la tête, l'eau chaude ne suffirait pas
pour les faire beaucoup transpirer ; la chaleur serait
trop faible. C'est pourquoi on met au feu une ou
deux briques grosses comme le poing, ou deux fois
plus grosses, jusqu'à ce qu'elles deviennent rouges.
On peut encore se servir à cet effet d'un fer à repas-
ser. Lorsque la pierre brûlante entre en contact
avec l'eau, celle-ci bouillonne violemment ; la chaleur augmente, ainsi que le dégagement de vapeur.
On peut faire de même pour le bain de vapeur de la
tête, quand il est nécessaire d'obtenir une quantité
de vapeur beaucoup plus considérable. D'ordinaire,
on doit exposer à la vapeur, non seulement les pieds
et les jambes jusqu'aux genoux, mais aussi les
cuisses, c'est pourquoi il faut une quantité de vapeur
plus forte. Au bout de cinq ou six minutes, la sueur
coule sur les pieds, et lorsque les jambes et les
cuisses sont restées dans la vapeur environ de dix-
huit à vingt minutes, une grande quantité de principes morbides et corrompus ont déjà été résolus et
éliminés.

Mais le bain de vapeur des pieds n'agit pas seulement sur les PIEDS ; il agit aussi sur le BAS-VENTRE
et sur le CORPS TOUT ENTIER. C'est pourquoi il est
nécessaire encore, lorsqu'il est terminé, d'administrer au patient une affusion des genoux ou des
cuisses ou une affusion dorsale pour fortifier le
corps et dissiper toute chaleur superflue, afin que le
relâchement ne prenne pas le dessus.

Un malade avait pris plusieurs bains de pieds de ce genre. Il prétendait que la sueur venait toute de la vapeur et que rien ne sortait du corps. Comme il ne voulait absolument pas comprendre que la sueur qui baigne les pieds vient du corps, je lui administrai un bain de vapeur très fort, et, pendant 26 minutes, il dut tenir les pieds au-dessus de la vapeur. Il se mit à transpirer de telle sorte que la sueur lui coulait le long du visage et transperçait ses vêtements. Tout d'un coup il dit : « A présent, je crois que, dans le bain de vapeur des pieds, la sueur sort des pieds ; car, je n'ai pas reçu de vapeur dans la figure et la sueur me coule aussi tout le long du visage. »

Puisque le bain de vapeur des pieds a une action résolutive et éliminatoire, et opère cette résolution et cette élimination au moyen d'une chaleur artificielle, il est aisé de comprendre dans quels cas il doit être employé. On en fera usage lorsque la GOUTTE NOUEUSE attaque les pieds, lorsque ceux-ci sont fortement ENFLÉS, que la peau est DURE et SÈCHE, que les pores sont FERMÉS ; dans les REFROIDISSEMENTS et les MALADIES DE LA VESSIE causées par ces derniers ; dans les ÉTATS MALADIFS DU VENTRE qui proviennent de refroidissements ; dans les DOULEURS DE TÊTE accompagnées d'un froid au pied continuel ; dans les EXTINCTIONS DE VOIX qui résultent d'un refroidissement, afin de ramener la chaleur nécessaire, bref, pour produire une action RÉSOLUTIVE et ÉLIMINATOIRE dans tous les cas où il existe des INDURATIONS, des STASES, des PRINCIPES CORROMPUS. Mais, chaque fois, une affusion des genoux ou des cuisses, ou bien encore un demi-bain doit suivre le bain de vapeur des pieds.

Je le répète, ce bain ne doit pas être d'un usage trop fréquent; une fois par semaine suffit d'ordinaire, sauf dans un cas de maladie ou de stases tout exceptionnel. Même dans les cas de ce genre, c'est à peine s'il m'est arrivé d'en conseiller plus de deux par semaine.

Si l'enflure des pieds provient du corps, comme dans l'hydropisie ou les maladies de reins, il ne faut pas faire usage de ces bains. Au contraire, on doit alors agir sur le corps et en éliminer les principes morbides, mais non par les pieds ; sans quoi on y attirerait l'eau du corps.

Le bain de vapeur de siège.

(Voir « Ma Cure d'eau », 1re partie.)

De même qu'il existe un bain de vapeur de la tête ou des pieds, il existe un bain de vapeur de siège, et, à cause de sa simplicité et de son efficacité, il peut parfaitement être recommandé dans un grand nombre de cas.

On le prépare ainsi qu'il suit. Comme on sait, il y a dans chaque chaise percée un grand vase ; on y met une ou deux poignées d'herbes sur lesquelles on verse jusqu'à quatre litres environ d'eau bouillante. Le malade s'asseoit alors aussi rapidement que possible sur la chaise percée, de manière que la vapeur monte d'en bas sur le corps. Si l'ouverture est assez grande pour que la vapeur puisse passer et se dissiper inutilement, il faut nécessairement, pour l'en empêcher, mettre un drap tout autour de l'ouverture. Cette vapeur, en arrivant sur le corps, réchauffe le ventre tout entier ; plus le bain se prolonge,plus il produit de chaleur et tout le ventre se réchauffe extrêmement. Au bout de cinq ou six minutes, le corps tout entier entre en transpiration et bientôt la sueur coule en abondance.

Ce bain de vapeur dure, en général, de dix-huit à vingt-quatre minutes ; après cela, le malade se met d'ordinaire au lit, où il continue, pendant assez longtemps, à transpirer doucement. Il ne doit pourtant pas trop se couvrir.

Ce bain s'emploie, la plupart du temps, contre les rétentions d'urines causées par un refroidissement, et contre les crampes. Il est destiné à dissiper le froid qui a envahi l'organisme et à résoudre les principes morbides qui se sont formés à la suite. Comme il doit exercer une action résolutive et éliminatoire en produisant une élévation de température, on laisse cette action se prolonger sur le ventre sans l'arrêter par une affusion froide.

On pourrait demander : « Pourquoi prendre une affusion après le bain de vapeur de la tête et celui des pieds, et pas après celui-ci ? » La raison en est bien simple. Dans ce dernier cas, on agit sur l'organisme en vue d'amener une résolution et une élimination ; aussi, faut-il laisser continuer cette résolution et cette élimination sans les interrompre.

Augustin ne pouvait plus uriner, à la suite d'un refroidissement, et il ressentait des crampes dans la vessie et dans le ventre ; le bain de vapeur de siège fit cesser ses crampes, et l'émission des urines se fit bientôt avec facilité. Aussitôt après le bain, le malade se mit au lit et y resta assez longtemps, continuant à transpirer doucement. Les crampes ne revinrent pas et peu à peu Augustin se retrouva dans son état normal. Si, après le bain, il avait pris une affusion, un demi-bain, ou toute autre affusion froide, la chaleur développée artificiellement aurait bientôt baissé, et l'indisposition aurait aisément pu revenir.

Il faut cependant remarquer qu'il n'y a pas à provoquer une forte transpiration en couvrant beaucoup le malade, une fois qu'il est au lit ; la chaleur doit diminuer peu à peu et disparaître. C'est ainsi qu'on obtiendra une prolongation de l'effet.

Le bain de vapeur de siège a une action RÉSOLUTIVE sur le corps, parce qu'il augmente la chaleur naturelle, et que cette élévation de température a une action résolutive prolongée. C'est pourquoi il ne peut s'employer que dans les maladies à marche rapide et dans les cas de trop grande inertie du ventre ; il est destiné à produire une résolution énergique.

Mais n'étant qu'un auxiliaire pour la nature jusqu'à ce qu'elle se soit assez fortifiée, au moyen des autres applications, pour résoudre et éliminer elle-même tout ce qu'elle a à résoudre et à éliminer, il ne doit pas être employé trop fréquemment. Dans les maladies à marche rapide, comme dans les rétentions d'urine et les crampes, il peut être nécessaire d'en prendre deux ou trois en deux jours, mais jamais plus souvent. Dans les autres affections du ventre, où l'on a besoin de produire aussi une résolution, il ne faut faire usage de ces bains qu'une fois par semaine au plus, très rarement deux fois, et encore pendant peu de temps.

De même que le bain de vapeur de siège agit sur la SÉCRÉTION DES URINES, il a aussi une action éliminatoire sur les REINS. Mais, dès que la masse principale est résolue, les affusions ont incontestablement une action plus énergique et plus favorable sur l'organisme entier, car le bain de vapeur ne man-

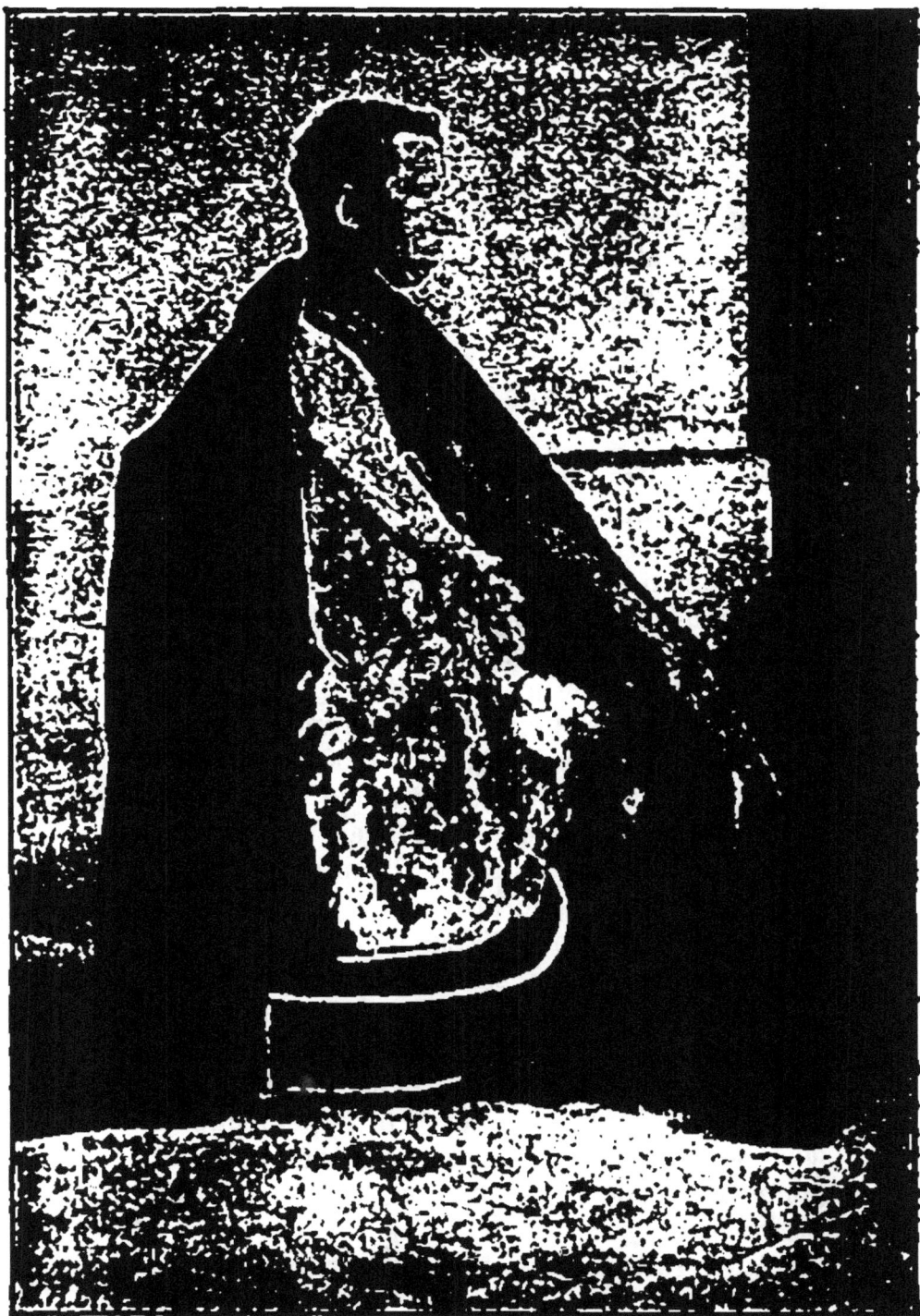

B 159

Le bain de vapeur total,

querait pas d'amener un relâchement. Son action
sur la vessie et sur les reins est donc dépassée par
l'action si favorable des affusions, qui fortifient
d'une manière générale, de sorte qu'elles mettent la
nature en état de résoudre et d'éliminer elle-même
les principes morbides.

Le bain de vapeur total.

Si les parties du corps peuvent prendre SÉPA-
RÉMENT des bains de vapeur et si l'on obtient, en les
faisant ainsi transpirer, de bons résultats dans diverses maladies, il est évident qu'une transpiration
qui s'étend à TOUT le corps aura des effets salutaires,
surtout si le bain de vapeur est employé avec mesure et que l'état du malade soit tel que cette vapeur
artificielle résolve et élimine une grande quantité de
principes morbides. Déjà, vers 1850, je connaissais
un médecin qui possédait une étuve, et il en existe
encore. Ce médecin donna à beaucoup le conseil
de faire une séance de 20 ou 25 minutes dans une
étuve semblable pour provoquer la transpiration,
puis de se laver immédiatement le corps entier ou
de prendre un grand bain. Je fis moi-même construire une étuve et, pour savoir quel bien on pouvait
retirer de ces bains d'étuve, j'en pris environ dix.
On arrive en vérité à transpirer sérieusement ; chez
une personne grevée d'une forte hypothèque, chez
laquelle les os sont plus que matelassés, ce bain produira une très forte élimination, et elle s'en réjouira
certainement.

L'étuve ressemble à une caisse ordinaire ; elle est
assez grande pour que le patient puisse s'y asseoir

commodément et elle est pourvue d'une porte qu'on peut ouvrir pour y entrer, mais qu'on referme aussitôt afin que la vapeur ne s'échappe pas. La paroi supérieure est faite de deux planches qui ferment bien ; mais dans le milieu est une ouverture par laquelle on passe la tête, de façon à ce qu'elle reste au-dessus. Le malade est donc dans sa caisse comme dans un manteau, tout entouré de son manteau, la tête seule exceptée. Au-dessous de la caisse est une grille dans laquelle on met un vase plein d'eau bouillante. Par cette grille la vapeur monte et pénètre dans la caisse. Au-dessous, la grille a un volet ou une petite porte qu'on peut ouvrir et fermer. Par cette ouverture on entre un vase dans lequel se forme la vapeur. Ce vase renferme deux poignées de fleurs de foin et de l'eau bouillante. Le malade entre vite dans la caisse et on ferme soigneusement la porte. Dès que le vase rempli d'eau bouillante est en place, il se développe beaucoup de chaleur. Mais cela ne suffirait pas pour provoquer une abondante transpiration, c'est pourquoi on rougit au feu deux ou trois demi-tuiles ou briques comme pour le bain de vapeur des pieds et, au bout de cinq à dix minutes, on en met une dans l'eau. L'eau bouillonne vivement, la caisse se remplit de vapeur et la sueur commence bientôt à couler sur tout le corps. Après un laps de temps d'environ 20 à 25 minutes, on ouvre la caisse ; le patient ruisselant de sueur prend un grand bain froid de deux à quatre secondes ou, s'il est faible, une lotion totale froide, se lave énergiquement, s'habille et se donne du mouvement. S'il ne peut pas marcher, il doit naturellement se mettre au lit ; mais je préfère toujours le mouvement. Quoique la tête reste en dehors de l'étuve, elle entre habituellement aussi en transpiration, les gouttes de sueur coulent le long du visage, aussi a-t-elle également besoin d'une ablution énergique ; sans cela, le contact de l'air donnerait un catarrhe gênant.

Ce bain de vapeur total peut être employé contre la GOUTTE CHRONIQUE et contre les DARTRES, lorsque le malade atteint de dartres n'est pas trop maigre. Il est aussi très efficace lorsqu'on veut MAIGRIR ; il est également excellent dans les cas graves de STASES SANGUINES.

Cependant si quelqu'un, trouvant que ce bain, par la forte transpiration qu'il provoque dans l'étuve, a une puissante action éliminatoire, avait envie d'en faire un usage fréquent, je le lui déconseillerais de toutes mes forces, parce qu'il amènerait ainsi une trop forte dilatation des vaisseaux de la peau. De plus, on sait que la chaleur amollit, de grands bains de vapeur trop fréquents amolliraient encore davantage. Après toutes les expériences, les essais nombreux que j'ai faits, j'en suis arrivé à ne prescrire d'ordinaire par semaine qu'un et, au plus, deux de ces bains ; les autres jours j'ordonne des applications froides.

Ce bain de vapeur pris dans l'étuve est, en plus simple, le bain russe dans lequel, après avoir bien transpiré, on se plonge dans l'eau.

Plus d'une personne corpulente s'imaginera que ce bain est ce qu'il y a de meilleur pour elle, en provoquant une transpiration abondante. Mais je dois faire remarquer que les personnes fortes et corpulentes sont déjà molles sans cela, et que ces bains augmenteraient plutôt qu'ils ne diminueraient cette mollesse ; je suis arrivé à cette conviction que les affusions totales, les affusions dorsales et les douches

fulgurantes valent infiniment mieux pour les faire
maigrir et fortifier leur organisme en le rendant plus
résistant. Mais un bain de vapeur total, alterné avec
des applications froides, peut parfaitement être recommandé.

On voit donc combien il est aisé d'agir sur le corps
entier aussi bien que sur chacune de ses parties !
On voit aussi combien il est possible de le ménager
en ne provoquant la transpiration que dans l'une ou
l'autre de ses parties, lorsque les autres n'en ont
nul besoin !

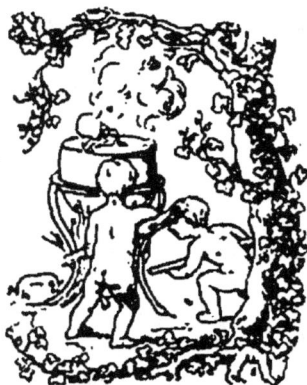

QUATRIÈME PARTIE

MALADIES

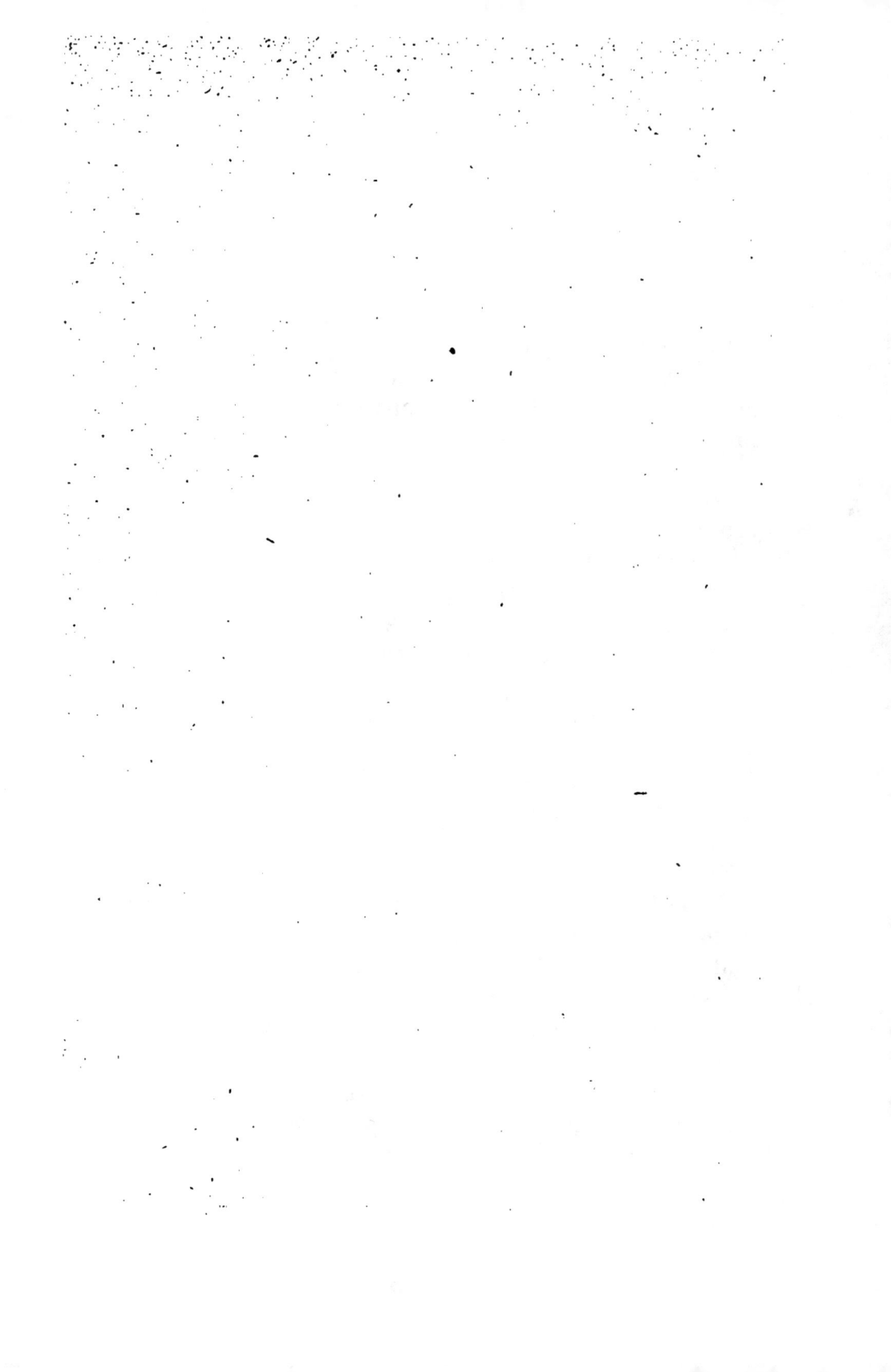

Abcès

De même qu'il vous vient souvent un furoncle très douloureux qui s'ouvre et guérit lorsqu'il s'est complètement vidé, il arrive souvent aussi qu'il se forme plusieurs abcès des plus pénibles, dont une partie crève et guérit rapidement, tandis que les autres ne s'ouvrent pas du tout et disparaissent tout seuls.

Appliquer un emplâtre sur ces abcès est une triste médication. Il ne s'agit pas seulement du petit endroit que recouvre l'abcès ; ce n'est pas cette place seule qui est malade, c'est le corps entier, et si on ne traite pas tout le corps pour le guérir, il se formera toujours de nouveaux abcès, quand les anciens paraîtront guéris.

Les emplâtres, quelque nombreux qu'ils soient, n'améliorent pas le sang ; au contraire, plus vous en mettez pour amener la guérison, plus le sang se gâte.

Il est impossible de guérir un mal sans agir sur la nature pour lui faire expulser les principes morbides. Le sang a besoin d'être débarrassé de ses impuretés et il faut, au moyen d'une bonne nourriture, fournir le plus tôt possible au corps un sang bien sain.

Un garçon de vingt-quatre ans vint me dire : « Depuis des années, j'ai de temps en temps des abcès sur le corps ; mais à présent il en vient toujours plu-

sieurs à la fois et je puis à peine vaquer à mes occupations. Je mange bien et sans ces abcès je dormi-
rais bien aussi ; seulement mes forces ne cessent de
diminuer. » Le sang et les humeurs étaient malades
chez ce garçon, et cette poussée d'abcès était un
moyen que la nature avait trouvé pour éliminer les
principes morbides, car ceux-ci cherchent continuellement une issue. Si l'on aide la nature à les résoudre
et à les éliminer et qu'en outre on la fortifie de sorte
qu'elle soit en état de s'opposer à toute nouvelle invasion de ces principes, on peut être certain de la
guérison.

Ce garçon passa quelque temps à Wœrishofen
pour faire la cure et reçut les applications suivantes :
par semaine deux demi-bains, deux affusions des
cuisses, deux affusions dorsales, deux affusions totales et une chemise trempée dans une décoction
chaude de fleurs de foin. Au bout de six jours le
corps fut tout couvert d'un grand nombre d'abcès ;
le malade crut que tout était perdu, que son sang se
décomposait complètement comme il le pensait depuis longtemps. Ce fut le contraire qui arriva. Les
abcès se développèrent rapidement et loin de se multiplier ne cessèrent de diminuer. Un mieux sensible
se manifesta dans tout l'organisme. Les applications
avaient été, comme nous l'avons déjà dit, une alter-
nation de demi-bains, d'affusions dorsales et d'affusions totales et, chaque semaine, une chemise
trempée dans une décoction de fleurs de foin ; chaque
jour le malade marcha nu-pieds et il fut autorisé à
manger, dans la mesure de son appétit, toutes sortes
d'aliments sains et raisonnables. On n'appliqua aucun traitement extérieur aux abcès, mais le malade
prit à l'intérieur pour se purifier le sang une tasse

de tisane par jour en deux ou trois fois. Les tisanes composées D'ABSINTHE, de SAUGE, de PRÊLE, de BAIES DE GENIÈVRE et de PETITE CENTAURÉE mélangées, ou bien D'ÉCORCE DE CHÊNE et de ROMARIN, ou encore de TRÈFLE D'EAU, D'ABSINTHE et de SAUGE, sont très bonnes dans ce cas.

On ne fait rien extérieurement contre les petits abcès disséminés en grand nombre sur toute la surface du corps.

Quant aux furoncles et aux autres abcès plus considérables que ceux dont il a été question dans le paragraphe précédent, on les résout et on favorise l'action éliminatoire au moyen de compresses. Le FENUGREC est ce qui a ensuite l'action la plus douce et la plus certaine. Il résout, élimine, et empêche l'abcès de se fermer avant que tout soit sorti.

Il arrive souvent que les personnes atteintes de ces abcès sont trop malades pour prendre n'importe quelle application d'eau un peu énergique. Dans ce cas, il suffira de leur laver une ou deux fois par jour tout le corps avec de l'eau froide.

Ces lotions apaisent peu à peu la fièvre. L'organisme se réchauffe partout également et devient plus actif ; les échanges vitaux sont accélérés et par là le sang se purifie, parce que ce surcroît d'activité provoque une élimination plus considérable des principes corrompus. Aussi le sang et les humeurs s'améliorent peu à peu et le corps revient à la santé.

Apoplexie cérébrale

C'est une chose tout à fait merveilleuse que la manière dont le Créateur a ordonné, par une loi de la

nature, que le sang partant du cœur s'élance dans
toutes les directions pour porter la chaleur et la
nourriture au corps tout'entier. Ce sang est profondément enfermé dans les veines et il est aisé de penser que, dans une longue suite d'années, ces veines
puissent subir facilement quelque dommage, ou se
détériorer et livrer ainsi passage au sang. Si cet accident est possible en divers endroits du corps, c'est
au cerveau qu'il est le plus fréquent. Une veine se
rompt-elle dans le cerveau, le sang s'y répand et la
mort est certaine. Mais il arrive très souvent que
quelques gouttes seulement s'échappent à travers la
paroi d'une veine ; ces quelques gouttes ne tuent pas
sur le champ, mais elles font perdre connaissance,
et il s'agit alors de savoir si le sang qui a déjà
trouvé une petite issue, agrandira cette issue, ce qui
aurait pour résultat une seconde attaque d'apoplexie, ou si le sang restera dans les veines et si le
danger se bornera aux quelques gouttes déjà trans-
sudées. Si ce ne sont que quelques gouttes, avec le
temps elles seront bientôt résorbées, et l'attaque
n'aura pas d'autres suites. Mais si l'ouverture est
trop grande et l'epanchement de sang trop considérable, de sorte qu'il exerce une forte pression sur
le cerveau, il s'ensuivra une mort subite, causée
par ce qu'on appelle une attaque d'apoplexie.

On demandera : « L'attaque d'apoplexie a-t-elle
aussi ses signes avant-coureurs, qui puissent la faire
craindre ?» Ici encore on voit combien la mort a des
messagers divers. D'après la loi de la nature le sang
doit couler régulièrement dans les veines, mais la
manière dont on vit exerce une grande influence sur
la circulation. Il faut admettre, par exemple, que celui qui se fatigue beaucoup l'esprit par l'étude a da-

vantage le sang à la tête. Si, par suite d'efforts et d'une application longue et continue, le sang est toujours attiré vers le haut, il en résulte naturellement un trop violent afflux et les veines se distendent. Ce sang ne descend pas aussi régulièrement de la tête qu'il y est monté et il s'altère. Il devient noir, en un mot, il est usé et se cristallise, pour ainsi dire, en partie contre les parois des vaisseaux. La conséquence en est que le cours du sang devient toujours moins actif ; mais l'afflux du sang à la tête n'en diminue pas pour cela. Les pieds sont souvent froids, nouvelle preuve que le sang est attiré en partie vers le haut et y afflue. S'il se porte de préférence au cerveau, il y a cependant d'autres endroits où peuvent se produire des congestions et où le sang peut perdre également de sa force. Par suite, le cœur souffre naturellement aussi ; il ne peut plus être maître d'une circulation si indisciplinée et celle-ci se trouble complètement. Si les ondes sanguines se portent toujours plus violentes au cerveau, une veine peut fort bien s'ouvrir. Ces ondées sanguines se constatent également au pouls ; celui-ci ne bat plus régulièrement ; il est tantôt plein et violent, tantôt faible, preuve que le cœur n'est plus en état de fonctionner régulièrement. De tels signes font reconnaître la possibilité d'une attaque.

S'il y a vraiment attaque d'apoplexie, la gravité de cette attaque dépend de la masse de sang qui a pénétré dans le cerveau. Cette masse est-elle considérable, une pression générale mettra sur le champ fin à la vie. L'est-elle moins et n'exerce-t-elle qu'une plus petite pression sur certaines parties du cerveau, elle n'aura que des paralysies partielles comme conséquences. Ainsi le côté droit ou le côté gauche

peuvent être pris. Si le sang pénètre dans la moitié
de droite du cerveau, la partie gauche du corps sera
paralysée. Si la paralysie attaque le côté droit, la plupart du temps la parole est perdue. On voit aussi aux
lèvres le côté paralysé ; le visage prend une autre
forme, la joue paralysée enfle et la salive coule de ce
côté. D'habitude il se produit également une sueur
onctueuse. Si une deuxième ou une troisième attaque
survient au bout de peu de temps, la mort suit d'ordinaire. Si, au contraire, l'attaque ne se répète pas,
la guérison est possible.

On demandera maintenant: « Quel remède peut-il
y avoir ? » Si l'on se trouve en face d'une attaque
d'apoplexie, la première chose à faire est d'attirer le
sang de la tête vers les autres parties du corps ; car
habituellement, chez ce genre de malades, le sang
quitte les extrémités pour se porter des pieds et des
mains vers le haut du corps. Il faut ensuite agir
d'une manière générale sur le corps tout entier, afin
d'ouvrir les pores et d'activer la transpiration. Puis
on doit se préoccuper de rétablir une circulation régulière, afin d'empêcher la formation de toute stase
et de résoudre celles qui existent déjà. Le plus
grand calme possible est nécessaire au malade,
pour que les ondées sanguines ne se multiplient pas
par suite de l'agitation, ce qui amènerait une nouvelle attaque. Le mieux est de laver de deux à
quatre fois par jour le corps entier avec de l'eau mélangée d'un peu de vinaigre. La sueur survient habituellement après la deuxième ou la troisième lotion,
et c'est un très bon symptôme d'amélioration. Mais,
comme il faut au malade le repos le plus complet
possible, et qu'on ne peut le laver tout entier en une
fois, on lavera d'abord les pieds, puis les genoux et

enfin le haut du corps. Lorsque le malade sera en
état de se remuer, on le lavera complètement. Arrivé à la tête, on ne lavera que le visage. En un mot,
il faut faire des lotions aussi étendues qu'on le pourra. Lorsqu'un côté est paralysé, c'est ce côté qu'on
devra laver de préférence. Si une amélioration se
produit de jour en jour, on peut, au bout de peu de
temps, administrer une affusion sur les bras et sur
les pieds ; on s'y prend de la manière suivante. On
place le malade sur le bord du lit, de façon à ce que
le pied ou le bras pende en dehors, on verse alors un
arrosoir d'eau sur tout le bras et on fait de même sur
la jambe. On peut administrer ces affusions tous les
jours une ou deux fois, mais sans suspendre les lotions. Plus la chaleur est forte, plus les lotions et plus
tard les affusions elles aussi, doivent être fréquentes.
On peut aussi appliquer chaque jour depuis la poitrine jusqu'aux genoux une compresse supérieure,
faite d'une serviette pliée en quatre ou six et trempée
dans l'eau froide. Cette compresse peut rester en
place d'une à deux heures ; mais il faut toujours la
renouveler au bout de 20 à 25 minutes, selon que la
chaleur est plus ou moins grande. On ne mettra
rien sur la tête ; c'est pour moi une chose incon-
cevable qu'on puisse la couvrir de glace. La glace
forme là comme un mur derrière lequel le sang séjourne ; non seulement les stases ne se dissipent
pas ; au contraire, elles deviennent toujours plus
fortes.

Mon prédécesseur, d'heureuse mémoire, eut une attaque ; la main droite et le pied droit furent atteints
de paralysie. Après une application de glace sur la
tête, le visage prit une couleur bleue qui s'accentua
d'heure en heure ; la tête enfla tout entière à un

point extraordinaire et le malade, qui était sans connaissance, s'efforcait toujours d'enlever la glace. Enfin
le médecin prononça son arrêt : « Il est perdu », et
partit en disant : « Il en a encore pour deux heures. »
J'enlevai alors la glace et j'emmaillottai les pieds et
les bras jusqu'au coude dans des serviettes que j'a-
vais trempées dans un mélange très chaud d'eau et
de vinaigre. Les serviettes chaudes attirèrent le sang
vers le bas et, au bout d'une demi-heure déjà, on remarquait que la couleur violacée diminuait ; au bout
de douze heures environ, le visage avait repris sa
teinte habituelle, ce qui était pour moi la preuve que
le sang se résorbait et rentrait dans les veines. Au
bout d'un jour le malade avait une chaleur régulière,
la peau était régulièrement colorée, mais le bras et le
pied étaient encore paralysés. Je continuai à m'efforcer de maintenir la chaleur régulière et à détourner le sang de la tête ; le troisième jour le patient
ouvrit les yeux ; il y voyait, mais il lui était impossible de prononcer une parole ; un regard de tristesse,
une larme qui coula et ce fut tout. A midi, je continuai les applications et je passai des lotions et des
affusions des genoux et des bras aux affusions des
cuisses et plus tard aux affusions dorsales ; l'état
mental s'améliora aussi et peu à peu la parole elle-
même revint.

Le troisième jour le malade put donc ouvrir les
yeux ; la connaissance lui revint à un tel point qu'il
commença la septième semaine à apprendre le Pater
comme un petit enfant. Plus tard il apprit l'A, B, C,
et en épelant, il arriva enfin à lire. Il rapprit de
même le latin, et fit de si grands progrès en lecture,
et plus tard en calcul, qu'un an après il pouvait de
nouveau dire la sainte Messe. Il était si complète-

ment rétabli que non seulement il avait retrouvé sa pleine connaissance, mais que la faculté de raisonner lui était revenue en très grande partie ; la paralysie avait disparu, il ne restait qu'un léger bégaiement, qui n'avait pas grande conséquence.

Il suivait parfaitement une conversation, mais il ne pouvait pas prêcher. Il vécut ainsi quatre ans. A mesure qu'augmentaient les forces de son esprit et de son corps, j'augmentai la force des applications. Elles lui devinrent si agréables et il en sentait si bien la nécessité qu'il les réclamait tous les jours, bien qu'auparavant il n'aimât pas du tout l'eau. C'étaient tour à tour des demi-bains, des affusions dorsales et des affusions totales.

Lorsque l'attaque est passée et qu'on n'a plus à en craindre une autre, — ce qui a lieu lorsque la circulation sanguine est régulière et qu'on ne remarque plus aucune stase —, il faut chercher avant tout à faire disparaître peu à peu la paralysie. Mais qu'on observe rigoureusement ce principe : pas d'applications trop fortes ; elles causeraient du dommage à l'organisme et, loin de le fortifier, l'affaibliraient. On doit agir principalement sur tout l'ensemble du corps, qui se rétablit peu à peu, et les parties affaiblies se fortifient d'elles-mêmes. Les membres paralysés sont à demi morts ; ils n'ont pas la chaleur nécessaire, le cours du sang n'est pas ce qu'il devrait être ; aussi sont-ils baignés par un sang trop vieux et les muscles sont-ils mous et flasques. C'est pourquoi il faut travailler à éliminer les humeurs corrompues, et à faire circuler le sang dans ces membres paralysés pour les réchauffer, et les nourrir complètement ; de la sorte, le bras et la jambe reviendront de jour en jour à la santé jusqu'à ce qu'ils aient recouvré leur vigueur première. Le mieux pour atteindre ce résultat est d'envelopper de trois à cinq fois chaque semaine le membre paralysé dans des fleurs de foin, et cela pendant une heure ou une heure et demie. Ce maillot aide à y attirer plus promptement le sang en même temps qu'il ouvre les pores, absorbe une assez grande quantité de principes, et fournit un accroissement de chaleur. Mais il faut, en outre, chaque jour, soit plonger le membre paralysé dans l'eau, soit lui administrer une affusion d'eau froide. On peut, par exemple, en étant assis, tenir pendant trois à quatre minutes son bras tout entier dans une cuvette pleine d'eau. Il est facile, de même, le malade étant assis, de lui administrer une affusion sur la cuisse; mais si le patient se tient debout, l'effet sera meilleur. Si le patient est robuste, il peut chaque jour prendre une application générale et une autre bornée à la partie malade, et s'il l'est particulièrement, il peut aussi parfois prendre deux applications partielles. Habituellement l'amélioration se produit tout d'abord aux jambes; aux bras elle ne se montre qu'au bout de plusieurs jours. Il y a cependant des cas où les bras sont les premiers à aller mieux et où les jambes tardent plusieurs jours. Il va de soi que les malades doivent recevoir une nourriture tout particulièrement bonne, substantielle et simple. Je ne puis que leur défendre très rigoureusement les boissons spiritueuses. Les épices et les acides leur sont aussi nuisibles que l'alcool. On agira également avec succès à l'intérieur. Il faut régulariser les selles aussi rapidement que possible, et j'ai remarqué que l'ingestion d'une cuillerée d'eau par heure est excellente à cet effet et réussit en général parfaitement. S'il était nécessaire d'obtenir une selle le plus tôt possible je donnerais une tasse de fouille-régulateur ou quelque autre purgatif inoffensif; par exemple, une pincée de poudre d'aloès bouillie avec une cuillerée de miel et administrée à la dose d'un petit verre en trois ou quatre portions. Au commencement, on peut en prendre trois ou quatre cuillerées, dans la suite une cuillerée toutes les deux ou trois heures. Mais, si l'on avale la cuillerée d'eau toutes les heures, il ne sera guère nécessaire de prendre une purgation plus d'une fois. Une cuillerée, toutes les heures, de tisane de fleurs de prunellier (prunus spinosa) aura un effet particulièrement bon. Cette tisane est certes un remède inoffensif et cependant elle a une action très efficace sur les selles.

Il faut ensuite travailler à obtenir une bonne digestion. On ne peut pas trop s'en inquiéter ; car c'est la bonne digestion qui fournit au sang les éléments nécessaires. Une longue expérience et de nombreux essais m'ont convaincu que les herbes fournissent à l'organisme certains principes nutritifs. Les parties du corps si nombreuses et si diverses, dont chacune réclame sa nourriture propre, tirent des différentes herbes bien des principes que ne leur fournissent pas les aliments ordinaires. Pourquoi les malades désirent-ils souvent avec tant d'ardeur tel ou tel mets? Pourquoi montrent-ils souvent tant de répugnance pour certains mets, qu'ils ne peuvent les manger ? Je tiens pour tout à fait certain que lorsqu'ils ont suffisamment mangé d'un aliment, ils ressentent pour cet aliment du dégoût ou de l'éloignement. Si, au contraire, ils témoignent un vif désir de manger un autre mets, on peut très bien considérer ce désir comme une véritable faim, et si l'on satisfait le malade, on verra qu'il en profitera. J'ai trouvé que plusieurs plantes préparées en tisane ont une action surprenante ; elles fortifient le corps tout entier et le remettent en état. Telle est, par exemple, dans bien des cas, l'action de la tisane D'ÉCORCE DE CHÊNE, D'ABSINTHE et de BAIES DE GENIÈVRE ; elle est particulièrement excellente dans les paralysies partielles. De même que l'absinthe améliore l'état de l'estomac, les baies de genièvre renferment des principes nutritifs qui ont une action améliorante sur l'organisme ; nous ne pouvons pas davantage refuser à la tisane d'écorce de chêne une action fortifiante. La SAUGE purifie, elle détermine la production de sucs bienfaisants ; elle est donc certainement un aliment pour la nature. On double son efficacité en la mêlant à la PETITE CENTAURÉE ou au TRÈFLE D'EAU. Quels résultats n'obtiendrait-on pas, en bien des cas, si l'on faisait un usage rationnel des baies de genièvre ! Elles ont remis l'estomac en bon état chez plus d'une personne, en même temps qu'elles ont produit une augmentation sensible des forces. Le malade peut le premier jour prendre cinq baies, puis augmenter chaque jour d'une, et cela pendant quinze jours, après quoi il fait l'inverse. La digestion deviendra bonne et il se rétablira à vue d'œil.

Apoplexie cardiaque.

Il arrive souvent qu'une montre, pourtant garantie d'une façon toute particulière, s'arrête subitement ; on se demande alors : « Que s'est-il passé dans cette montre, que tout d'un coup elle refuse de marcher ? » Qu'on l'examine, on trouvera ou bien qu'un grain de poussière s'est introduit dans les rouages, ou bien que le froid est cause de l'arrêt; dans ce dernier cas c'est l'huile des rouages qui s'est épaissie. Pourtant il peut y avoir d'autres causes à cet arrêt subit. La montre nous fournit une image assez exacte du mécanisme merveilleux du corps humain, dans lequel peut se produire aussi un arrêt subit.

Le cœur a pour fonction de distribuer le sang dans le corps tout entier; aussi lorsqu'on pense à la force nécessaire pour lancer le sang dans toutes les directions, on doit se demander comment le cœur peut suffire à un tel travail. Mais, en même temps, il doit sauter aux yeux qu'un obstacle plus ou moins grand peut l'arrêter; il en est alors comme d'une montre qui s'arrête. Tout d'un coup, sans cause apparente, il cesse de battre et au même instant la vie finit. On dit d'ordinaire : « Il a été frappé à l'improviste d'une apoplexie du cœur. »

L'apoplexie du cœur peut avoir les causes suivantes. Premièrement, le sang afflue du corps entier au cœur, le torrent est trop considérable, le cœur ne peut pas s'en rendre maître, la circulation s'arrête, et le cœur, n'étant plus en état de chasser le sang, cesse tout à coup de battre. En second lieu, il peut bien arriver que le sang soit renvoyé dans le corps, mais il forme des stases considérables qui l'empêchent de revenir au cœur, ce qui a pour conséquence d'arrêter peu à peu ou même subitement les battements de l'organe. En troisième lieu, il se peut encore que le sang soit trop peu abondant dans l'organisme; il diminue de plus en plus et n'arrive plus en quantité suffisante au cœur, qui cesse brusquement de battre.

J'ai été amené à cette dernière manière de voir

par la remarque suivante. Il arrive assez souvent,
chez les paysans qui ont des bœufs, qu'il naisse des
veaux *privés de cœur,* si je puis me servir de cette
expression courante. Ces jeunes animaux pourront
prospérer d'une façon extraordinaire pendant plusieurs jours, ou même pendant des semaines. Puis
tout d'un coup ils auront une crise ; ils s'affaisseront
sur eux-mêmes, se relèveront rapidement et retom-
beront. Ces sortes d'attaques se renouvellent, et si
parfois elles cessent pour un temps, l'amélioration
n'est pas de longue durée ; les animaux s'abattent
de nouveau, puis un jour poussent un assez fort
mugissement, et généralement ils meurent en un
instant.

Je fis naturellement examiner avec soin des animaux morts de cette manière et je trouvai qu'ils
n'avaient de vice de conformation dans aucune partie du corps ; ils étaient donc parfaitement sains.
Mais ils avaient si peu de sang qu'on pouvait fort
bien dire : « Il est impossible que des animaux vivent
dans ces conditions. » Le cœur surtout en était complètement privé, il n'en renfermait plus une goutte.
Le veau n'avait pas de cœur, comme disent les paysans. On n'hésita pas, ne trouvant aucune trace de
maladie dans ces animaux, à manger leur chair.

Je connais même des cas où des animaux âgés
d'un an et demi et très bien nourris, qu'on regardait
comme des sujets précieux pour la reproduction,
furent pris d'attaques de ce genre et en peu de
temps, peut-être en un ou deux jours, moururent
de la même manière.

Ces animaux étaient en apparence parfaitement
sains et bien nourris, rien n'aurait pu faire supposer cette triste fin. Mais leur corps contenait trop

peu de sang pour suffire à les faire vivre ; leur cœur n'en renfermait pas une goutte.

Si l'on rencontre chez les animaux de tels exemples d'appauvrissement du sang et de mort subite, pourquoi n'en rencontrerait-on pas aussi chez les hommes ? Lorsque la production du sang ne cesse de diminuer, il peut arriver que le sang ne suffise plus à remplir le cœur et à entretenir sa force, de sorte que celui-ci s'affaiblit par manque de nourriture et de ressort.

Le sang peut aussi former des stases un peu partout et ne plus revenir au cœur en quantité suffisante ; cet organe bat de plus en plus faiblement jusqu'à ce qu'il s'arrête enfin. C'est comme un moulin où l'eau arrive de moins en moins, jusqu'au moment où elle tarit ; le moulin s'arrête alors. Il n'y a ici aucune guérison à attendre, parce qu'en général aucun symptôme n'indique le mal à l'avance. Lorsqu'on est anémique, il n'y a qu'une chose à faire : s'efforcer par tous les moyens possibles de se donner du sang et de bon sang. On y arrive en s'endurcissant et en se nourrissant bien.

Apoplexie pulmonaire.

Lorsqu'une cheminée n'est pas bien ramonée, la fumée y dépose toutes sortes de résidus, et il arrive souvent que tout d'un coup, au lieu de monter, la fumée se rabat et que la cheminée ne remplit plus son office. Il en va de même chez bien des gens. Toutes les matières hors d'usage que renferme le corps doivent être éliminées par la transpiration, l'expiration, l'urine et les selles. Mais il peut fort bien

arriver, surtout chez les personnes d'un certain âge,
que la transpiration diminue et qu'il se forme en
même temps un grand nombre de stases à l'intérieur
du corps, dans les poumons, dans la poitrine et
dans les organes du bas-ventre. En un mot, le corps
tout entier se remplit d'impuretés, comme la cheminée se remplit de suie. Aussi arrive-t-il fréquemment, surtout aux changements de température de
l'automne et du printemps, que des vieillards qui
pourtant ne se sentent pas le moins du monde malades, passant de l'air libre à l'intérieur de la maison ou au contraire, sortant, de la chambre pour aller
au grand air, tombent morts. La plupart de ces accidents se produisent par un temps de froid humide.
C'est, selon moi, que la transpiration s'arrête, de là
un engorgement général : le malade éprouve une
angoisse extrême, l'air lui manque et en peu de
temps, souvent en quelques minutes, il étouffe. Un
médecin à qui je demandais ce qu'on remarquait
à l'autopsie dans le cadavre de ces malades, me répondit que toutes les vésicules des poumons sont
remplies de mucosités : c'est pourquoi on nomme
cette maladie apoplexie pituitaire. C'est donc la
transpiration normale, aussi bien que l'élimination
par la respiration et par les selles qui fait défaut
chez ceux que frappe cette apoplexie.

Cette affection ayant ses symptômes caractéris-
tiques peut fort bien se prévenir, pourvu qu'on
prenne garde à ces symptômes. Les patients ont la
respiration courte, difficile, preuve qu'il existe un
rétrécissement, qu'il s'est amassé dans la poitrine
beaucoup de matières qui devraient être expulsées,
mais que l'organisme n'a pas la force d'éliminer.
Ces personnes ont certainement en outre l'intestin

paresseux ; les matières qui s'accumulent à l'intérieur, occupent un espace toujours plus considérable, et rétrécissent l'espace resté libre, ce qui amène un relâchement des organes. Il s'amasse aussi des matières sous la peau, parce que la transpiration n'est plus suffisante. La première cause de l'apoplexie est donc l'existence de stases. La cause externe est un changement brusque de température. Une température sèche et chaude favorise l'élimination ; au contraire, un temps lourd et humide agit en sens inverse. Ce qui le prouve bien, c'est que des centaines de personnes sont forcées d'uriner beaucoup plus par un temps froid et humide que par un temps chaud et sec. Bien des gens ne prédisent-ils pas plus sûrement les changements de temps qu'un baromètre ? On entend souvent dire : « Mes pieds sont aujourd'hui lourds comme du plomb et me font mal ; le vent va certainement souffler avec violence et il sera suivi d'une forte pluie, bien qu'on ne voie encore aucun nuage au ciel. » Pourquoi le baromètre baisse-t-il ? Par suite d'un changement dans la pression atmosphérique. L'air ne peut-il pas aussi peser sur la peau et produire par suite un contre-coup dans le corps ? Il n'y a à cela aucun doute. Ces souffrances dans les pieds ou dans le reste du corps ne proviennent donc que d'un arrêt de la transpiration. Au contraire, après un orage qui a purifié l'atmosphère, les patients sont, en quelques minutes, délivrés de leurs souffrances. Pourquoi donc ne pourrait-il pas se produire dans tout le corps humain, engorgé de la sorte, un arrêt subit, de façon que la nature entravée dans toutes ses fonctions succombe ?

On demandera : « Comment prévenir ce mal ? » Si

la transpiration ne se fait pas régulièrement on y remédier a facilement en faisant chaque jour une lotion.
Cette lotion ouvrira les pores, facilitera la transpiration et augmentera la chaleur naturelle. Une chemise trempée dans une DÉCOCTION DE FLEURS DE
FOIN ouvrira les pores et aura une action absorbante,
ce qui aidera beaucoup l'organisme à accomplir son
rôle éliminatoire. Le DEMI-MAILLOT a la même action
que la chemise mouillée, le MANTEAU ESPAGNOL a une
action encore plus énergique. Si l'on vient de la sorte
en aide à la nature, le demi-bain la fortifiera de son
côté et les fonctions les plus nécessaires se feront
aisément d'elles-mêmes. On peut agir également à
l'intérieur, favoriser l'élimination par les urines, dé-
gorger l'estomac et le remettre en état, ainsi que la
poitrine et le bas-ventre.

D'ordinaire ce genre d'apoplexie frappe les personnes qui ont autrefois beaucoup toussé, auxquelles on a mis beaucoup de ventouses ou qui ont
été beaucoup saignées. Tout cela affaiblit fort l'organisme. Une vie inactive peut être également une
cause prédisposante, car dans ce cas rien ne vient
jamais exciter le corps à expulser les matières
usées.

Je fus appelé un jour auprès d'un homme de soixante ans qui me dit : « J'ai d'ordinaire beaucoup
toussé chaque année à l'automne et au printemps ;
lorsque les mucosités s'étaient bien détachées, j'étais
remis. A présent, rien ne se détache plus ; auparavant, j'avais toujours un bon appétit, maintenant il
a presque disparu. J'ai peu de chaleur et j'ai des frissons lorsque souffle un vent un peu frais. Ma respiration devient toujours plus difficile et j'ai déjà eu
des crises pendant lesquelles j'ai craint d'étouffer

faute d'air. Mes pieds sont habituellement si lourds que je ne puis plus bien travailler. Le moral aussi est très abattu chez moi. » J'ai connu beaucoup de malades comme celui-là, chez lesquels la mort vient à la suite de symptômes de ce genre.

Au temps de ma jeunesse, pour combattre ce mal, on se couchait et on buvait deux ou trois tasses d'une tisane sudorifique. Lorsque les malades transpiraient abondamment à plusieurs reprises, ils se trouvaient mieux et ils regardaient le danger comme conjuré.

Je conseillai au malade dont je viens de parler, pendant trois jours, deux LOTIONS TOTALES et un DEMI-MAILLOT par jour ; après quoi je lui prescrivis de prendre deux DEMI-BAINS et de faire trois LOTIONS TOTALES (en sortant du lit pour y rentrer immédiatement) par semaine et de boire tous les jours une tasse de tisane de PRÊLE, de TUSSILAGE et D'ABSINTHE. Bientôt il expulsa une grande quantité de mucosités et son urine devint trouble et épaisse. Ces applications débarrassèrent l'organisme de toutes ses impuretés ; il en fut comme lorsque le ramoneur ramone la cheminée ; la fumée peut de nouveau monter.

Asthme

Il existe un grand nombre de maladies dont on peut voir la trace imprimée sur le visage, comme, par exemple, la phtisie, l'hydropisie et autres maladies analogues. L'asthme est aussi une de celles qui impriment le plus souvent leurs marques sur la figure. Les personnes qui en souffrent ont un teint maladif, elles n'ont ni fraîcheur, ni gaieté ; elles ont

l'air accablées, elles sont tout abattues. La débilité
se lit sur leurs traits, leur respiration est courte et
pénible, leur démarche celle d'une personne épuisée;
en un mot, tout en elles montre qu'elles sont malades. Tant qu'un asthmatique n'a pas encore de
crises, on pourrait parfaitement croire qu'il n'a pas
grand'chose. Mais les crises sont tellement affreuses
qu'on pourrait croire qu'il va mourir sur le champ.

Je fus appelé auprès d'un jeune homme qui ne savait comment faire pour trouver une position où il
pût rester. La tête entière était devenue bleue et
noirâtre ; le malade faisait des efforts inouïs pour
retrouver sa respiration. Cette crise dura douze
heures.

Quelle est donc la cause de cette maladie? Je suis
convaincu que, chez les personnes qui en sont atteintes, la transpiration ne se fait pas convenablement ; ce qui devrait être sécrété reste pour la plus
grande partie dans le corps, surtout dans la tête et
dans la poitrine. De là vient ce visage gonflé et cette
difficulté de respiration. Il est encore possible que
l'asthme ait une seconde cause dans l'impureté du
sang, lorsque le sang renferme un grand nombre de
principes malsains, lorsqu'une mauvaise digestion
l'empêche de recevoir une nourriture convenable,
lorsque les matières qu'il secrète, au lieu d'être éliminées, se multiplient sans interruption et produisent
enfin des stases comme chez les hydropiques. Peu
à peu la sécrétion normale des mucosités ne se fait
plus dans les poumons ; les petits canaux s'obstruent, les poumons se remplissent d'humeurs épais-
sies et de mucosités, d'où de temps à autre les cra-
chats. En règle générale pourtant, les malades ne
crachent pas, de sorte que tout demeure caché à

l'intérieur et que leur état empire d'autant plus. Cette masse de mucosités se solidifiant, obstrue un grand nombre de canaux et comme les matières à expectorer ne trouvent plus aucune issue, elles remplissent enfin la poitrine tout entière. Si un refroidissement vient par là-dessus, des crampes se produisent et voilà l'asthme. Car cette maladie n'est autre chose qu'un état spasmodique qui se déclare dans la poitrine à la suite d'un refroidissement et amène une constriction générale.

L'asthme peut encore survenir aisément à la suite d'une maladie, par exemple chez les enfants ; souvent aussi il se produit dans la vieillesse, lorsque l'activité de la nature diminue et que les principes superflus ne sont plus éliminés comme il faudrait, ce qui amène des stases et une certaine inertie de l'organisme. Chez une personne bien portante, robuste, cette maladie ne devient pas facilement dangereuse ; mais si le patient est atteint en même temps d'une autre maladie et que l'engorgement soit trop considérable, une paralysie du poumon peut se produire aisément, parce que le mucus empêche celui-ci de fonctionner. Lorque la maladie dure longtemps le cœur peut s'attaquer aussi bien que le poumon.

Si l'on se représente la maladie telle que je viens de la décrire et qu'on connaisse la vertu de l'eau, on entreprendra la cure d'eau avec une calme assurance. L'asthme ayant sa cause dans un sang impur, aqueux et glaireux, et avant tout l'organisme entier, particulièrement les poumons, étant pleins de mucosités, il sera très bon d'agir à la fois extérieurement et intérieurement.

Lorsqu'une crise se produit, il faut chercher à la calmer le plus promptement possible. Si elle vient à la suite d'un refroidissement, il faut, au moyen d'une chaleur artificielle, élever rapidement la température naturelle du corps ; mais si les spasmes sont si violents que le malade ne puisse rester paisiblement en place, il faut agir directement sur la partie du corps où se produisent les spasmes. On peut encore agir sur les parties avoisinantes, d'où la chaleur se communiquera à la première. Si le malade peut rester couché, on lui mettra sur la poitrine une serviette pliée en six, qui aura été trempée auparavant dans un mélange chaud d'eau et de vinaigre; cette compresse sera aussi chaude qu'il pourra le supporter; son application ne durera que le temps nécessaire pour calmer les spasmes. Une compresse ne suffit-elle pas, ou se refroidit-elle trop vite, on peut, au bout de quinze à vingt minutes, la mouiller de nouveau. Dès que les spasmes ont cessé, on l'enlève, parce que l'excès de chaleur attirerait encore davantage le sang à la poitrine et favoriserait ainsi le développement de la maladie. Si le malade ne peut pas rester couché, on lui mettra aussi une serviette trempée dans un mélange chaud d'eau et de vinaigre, mais, cette fois, ce sera sur le bas-ventre et non sur la poitrine. On peut remplacer la compresse par un petit sac ou par une serviette remplis de fleurs de foin gonflées et chaudes. Dès que cette chaleur provoquée artificiellement se développe dans le bas-ventre, elle se communique à la poitrine ; le sang est davantage attiré vers le bas, l'état du malade devient plus supportable et les spasmes cessent. Lorsque la première crise est terminée, on peut être sûr qu'une autre lui succèdera. Aussi faut-il renouveler les compresses sur le bas-ventre, dès qu'on remarque que la chaleur naturelle diminue, ce qui pourrait ramener une crise. Quand le malade n'a plus à craindre de nouveaux spasmes, on lui lave le haut du corps avec un mélange d'eau et de vinaigre et on le couvre bien, afin qu'une chaleur plus considérable se développe dans le corps tout entier. Mais il ne faut pas se contenter de laver seulement le haut du corps, il faut laver aussi les pieds ; car, aussitôt qu'une grande chaleur se développe dans la partie supérieure, le sang se retire des pieds.

Lorsque le malade peut quitter le lit et se sent à son aise, on cherche à produire sur tout son organisme une action fortifiante, résolutive et éliminatoire. La marche dans l'eau pratiquée une fois par jour attire le sang vers le bas ; une affusion supérieure et une affusion dorsale ont également pour résultat de résoudre et de fortifier. Bientôt ces applications sont suivies d'une transpiration régulière dans le corps entier, et on a fait le nécessaire et le possible pour remédier au mal. Plus on poursuit de la sorte cette action fortifiante, résolutive et éliminatoire, plus la maladie cède peu à peu. Si le malade est fort et corpulent, on peut aussi lui recommander instamment de mettre une fois ou deux le manteau espagnol, qui agira sur le corps entier par sa vertu résolutive et éliminatoire, et sera en mesure de dissiper les stases à l'intérieur, de façon que les organes retrouvent la place nécessaire et puissent fonctionner plus librement.

Mais la maladie ayant son siège à l'intérieur, il est aussi très bon d'agir à l'intérieur, et cela premièrement en réchauffant, secondement en résolvant, et troisièmement en éliminant. Ce qui convient le mieux pour réchauffer, et particulièrement pour calmer les spasmes, est la tisane d'ansérine, de camo-

mille et de menthe ; du lait bouilli avec du fenouil et
bu aussi chaud que possible est également un remède excellent dans une crise spasmodique. Pour
améliorer les sucs gastriques et favoriser la digestion, une cuillerée de tisane d'absinthe, de baies de
genièvre, de prêle et de racines d'angélique toutes
les heures, est encore un très bon remède. L'absinthe
fortifie et raffermit l'estomac, l'angélique élimine les
principes malsains, tandis que le prêle nettoie, et que
les baies de genièvre dissipent l'engorgement.

On continue ces applications et ces remèdes jusqu'à ce que le malade soit guéri de son mal, ce qui
demande généralement trois ou quatre semaines.
Deux affusions ou bien un demi-bain, avec une ou
deux affusions dorsales, suffisent pour la journée. Si
le malade est corpulent, il peut, pendant la nuit, se
faire une lotion totale et se recoucher ensuite. Le
moyen le plus simple pour prévenir l'asthme est,
chaque semaine, de prendre deux ou trois demi-
bains et de se laver, trois fois par semaine, le haut
du corps, le matin, avant de se lever.

Il m'arriva un monsieur de Hongrie qui, depuis
un grand nombre d'années, souffrait d'un asthme ;
le mal en était venu à un tel point que pendant des
mois il n'avait pas passé une seule nuit où, dans la
crainte d'étouffer, il n'endurât presque les angoisses
de la mort. On était au commencement de l'automne
et la température était encore assez douce. Il était
déjà 4 heures du soir ; je lui fis sur le champ frictionner le dos à sec et administrer là-dessus une affusion supérieure que suivit immédiatement une affusion des genoux, après quoi, il put prendre du mouvement à l'air libre. Le lendemain matin il arriva
plein de joie et raconta qu'il avait dormi toute la

nuit comme cela ne lui était plus arrivé depuis des années. Le même jour il reçut encore une affusion supérieure et une affusion dorsale, et, en outre, marcha deux minutes dans l'eau ; la seconde nuit fut également bonne. Il continua ce traitement pendant trois semaines. Tous les jours il prenait deux applications, un jour une affusion supérieure avec une affusion des cuisses, le lendemain une affusion supérieure avec un demi-bain, puis une affusion des genoux avec une affusion dorsale, puis une douche fulgurante et une affusion des cuisses. Il prit ainsi tour à tour les applications qui convenaient à son état. A l'intérieur il employa l'absinthe, la prèle et les baies de genièvre bouillies ensemble. Ces remèdes provoquèrent l'élimination par les urines d'une très grande quantité d'impuretés ; l'heureux malade vit son appétit s'améliorer considérablement et tout son extérieur rajeunit. Quelques crises se produisirent de temps en temps, il est vrai, pendant la cure, mais très peu fortes, et elles furent de courte durée. Ce monsieur était un fonctionnaire, il avait une permission de quatre semaines; au bout de ce temps il était complètement guéri.

Peut-être, cher lecteur, me feras-tu maintenant cette question : Comment est-il possible que la guérison se soit effectuée si rapidement ? Je répondrai : L'asthme est un spasme qui éclate brusquement, comme toutes les maladies du même genre; mais de même qu'il peut survenir tout à coup, il peut aussi cesser tout à coup. Il n'y a pas de meilleur moyen pour apaiser plus rapidement et plus sûrement ce spasme que de produire un prompt développement et une augmentation de chaleur. Je fis frictionner à sec avec une serviette grossière la partie supérieure du corps de mon malade ; quoique cette friction n'eût duré que peu de temps, elle développa promptement une chaleur artificielle. Le malade reçut immédiatement après une affusion supérieure, qui amena une plus grande élévation de température. Cette chaleur, formée artificiellement et doublée, chassa le froid, cause des spasmes. La friction ouvrit aussi les pores, l'eau détermina une sécrétion énergique et, grâce à cette élimination, l'intérieur du corps put recevoir de l'air.

Une crise d'asthme ne peut donc être arrêtée que si l'on vient en aide à la chaleur naturelle au moyen d'une chaleur artificielle. D'un autre côté, l'asthme vient la plupart du temps de ce que, par suite de stases et d'un engorgement, le corps ne transpire plus suffisamment et ne possède plus assez de chaleur naturelle. Il en est ici du malade comme d'un homme qui porte, par un grand froid, un vêtement très mince; il gèlera bientôt. C'est pourquoi les asthmatiques doivent, avant tout, se garder de prendre froid et surtout de se mettre dans des courants d'air, ce qui serait pour eux la chose la plus dangereuse. Le meilleur moyen de guérir l'asthme est de travailler pendant longtemps à augmenter chez eux la chaleur et à les endurcir.

Les asthmatiques sont d'ordinaire des gens amollis et ils ne craignent rien tant que les applications d'eau et d'eau froide. Et cependant il n'y a que l'eau froide pour leur donner la chaleur nécessaire. On doit chercher tout particulièrement à fortifier et à endurcir leur bas-ventre; on y parvient au moyen des affusions des genoux, des affusions des cuisses, des demi-bains, et aussi des affusions supérieures, mais seulement peu à peu lorsqu'il n'y a plus de

crises. Comme ces applications fortifient la nature
et éliminent les principes malsains et corrompus,
l'état de l'organisme s'améliore si bien qu'il ne laisse
plus à ces principes le loisir de se former, surtout
lorsqu'on aide la digestion et qu'on prend une nourriture convenable.

Je vis un jour un professeur qui me parla aussi
de crises d'asthme qui le faisaient souffrir depuis des
années, et l'avaient rendu tout à fait incapable de
s'acquitter des devoirs de sa fonction. Je lui prescrivis diverses applications, mais le soir même je
fus appelé auprès de lui, parce qu'il avait été pris
d'une violente crise plus forte que toutes celles qui
avaient précédé. Je fis sans tarder tremper dans un
mélange très chaud d'eau et de vinaigre une serviette
pliée en six et je la fis appliquer sur sa poitrine; elle
était aussi chaude qu'il pouvait le supporter. Chose
merveilleuse : au bout d'environ vingt minutes la
crise était passée et le malade se sentait tout à fait à
son aise. Pour provoquer chez lui une augmentation
générale de la température, je lui fis faire tous les
jours une lotion totale au sortir du lit. Ses crises
étaient si fortes qu'à chacune d'elles il devait garder
le lit plusieurs jours ; lorsqu'il sortait ensuite, il ne
se passait pas longtemps, en général, avant le retour
d'une nouvelle crise. Les compresses d'eau et de vinaigre furent renouvelées quatre ou cinq fois ; mais
à la fin elles ne produisaient plus aucun effet, les
crises revenaient toujours, bien que moins fortes.
D'où cela pouvait-il provenir ? La serviette chaude
imbibée de vinaigre, ayant été appliquée à diverses
reprises sur la poitrine, y avait fortement attiré le
sang, tandis que les extrémités devenaient toujours
plus froides; or, cet afflux du sang avait produit une

grande contraction dans la poitrine. Je fis alors appliquer la serviette chaude sur le bas-ventre, le sang s'y porta et la poitrine devint plus libre. Je fis aussi envelopper les pieds et les jambes, jusqu'au-dessus des mollets, d'une serviette trempée dans un mélange bien chaud d'eau et de vinaigre, ce qui ramena le sang aux pieds et dégagea la poitrine. Ces deux applications durent alterner. Ainsi le sang fut peu à peu contraint de reprendre un cours régulier. Lorsque cela était nécessaire, on employait de l'eau chaude ; mais dès que les compresses froides suffisaient à provoquer la chaleur nécessaire on laissait entièrement de côté les compresses chaudes.

Trois semaines se passèrent ainsi avant que tout l'organisme de ce malade eût recouvré la chaleur nécessaire, que la circulation sanguine fût redevenue régulière et que l'exhalation cutanée se fût établie d'une façon normale.

Ce monsieur me raconta en outre qu'il avait auparavant pris des bains chauds à la température la plus élevée qu'il lui fût possible de supporter ; ces bains avaient bien amené un soulagement momentané, mais ils avaient été impuissants à guérir le mal. Les crises étaient devenues plus fortes et plus fréquentes, preuve nouvelle que l'eau chaude non seulement affaiblit la nature, mais lui ôte de la chaleur, qu'elle rend très impressionnable au froid et cela à un degré dangereux, et ne fait que favoriser la maladie. Plus d'un me dira : Mais dans les crises vous employez aussi l'eau chaude, vous retirez par conséquent de la chaleur à l'organisme. Je réponds à cela : L'eau chaude n'était qu'un pis-aller que j'ai employé le moins possible ; elle devait préparer les voies aux applications d'eau froide qui seules permettent d'obtenir un résultat. Après chaque application chaude vient, au bout de quatre ou six heures, une application froide qui augmente la chaleur naturelle et aide d'autant plus la nature que celle-ci possède à ce moment plus de chaleur. Une affusion supérieure, une affusion des cuisses ou encore une affusion dorsale seront à leur place ici, selon le degré de vigueur du malade ; les affusions peuvent aussi être remplacées par des lotions.

Cheveux (chute des).

Le Créateur tout-puissant, qui a fait de rien l'univers entier, excite notre admiration non seulement lorsque nous contemplons l'ensemble de son œuvre, mais encore lorsque nous étudions de plus près les diverses choses qu'il a faites ; car, chacune de ses œuvres renferme quelque merveille. Si tous les hommes lisaient une feuille ou une autre du livre de la création, ils s'écrieraient souvent, pleins d'admiration : « Que le Créateur est grand ! »

Je regardais un jour un cheveu à travers un verre grossissant ; je le voyais assez gros, avec une peau écailleuse, épaisse, de fortes racines et quelques excroissances. Je pensais alors : autant l'homme a de cheveux sur la tête, autant d'objets d'admiration il porte sur lui. Ces objets ne sont pas seulement l'œuvre de la Toute-puissance de Dieu, ils sont encore l'œuvre de sa sagesse et de son amour. Combien les cheveux nous sont précieux, et qu'il est à plaindre celui qui a perdu, au moins en partie, cet ornement de la tête ! Il nous sont très utiles pour nous garantir et du froid et de la cha-

leur, et celui qui a eu le malheur de les perdre tous
ou en partie s'en plaint amèrement. Si les cheveux
sont si importants, on peut se demander : Pourquoi
tant de gens en perdent-ils une partie ou même les
perdent-ils tous? Je réponds par une autre question : Pourquoi dans bien des prairies pousse-t-il
tant de plantes variées, tandis que dans d'autres
prairies les plantes diminuent peu à peu ou disparaissent toutes? N'est-ce pas que les plantes, lorsqu'elles reçoivent la nourriture qui les fait vivre et
grandir, prospèrent? Mais, si cette nourriture vient
à leur manquer, elles dépérissent et tombent. Les
cheveux, eux aussi, peuvent tomber et leurs racines
rester implantées dans le cuir chevelu ; si on fournit
alors à ces dernières une nourriture suffisante, les
cheveux repousseront. Lorsqu'un champ se repose
pendant longtemps, il s'y accumule une grande
quantité de principes nutritifs nécessaires aux
plantes pour prospérer; mais si on l'exploite trop, au
contraire, sans le fumer assez, il ne produira rien.
Une personne très bien portante et très robuste a
une chevelure luxuriante et vigoureuse, parce que
son cuir chevelu est sain. Lorsque le corps perd
ses forces et que l'organisme entier s'étiole, les cheveux reçoivent peu à peu une nourriture moins
abondante. Mais l'homme ne ressemble pas seulement à un arbre ou à une plante qui sort du sol et
qui doit résister à la tempête, à la chaleur et au
froid ; le corps humain ressemble encore à un outil ; cet outil, si l'on s'en sert trop, et si on lui demande plus qu'il ne peut donner, s'usera très vite,
se détériorera et deviendra impropre à tout service.
Il existe aussi des personnes tout à fait faibles dès
leur enfance : le cuir chevelu ne peut être chez elles

un sol propice à la croissance des cheveux. On rencontre des nouveau-nés, qui ont plus de cheveux en venant au monde que bien des enfants de six mois ou d'un an. Ces nouveau-nés promettent en général de devenir des êtres bien portants et robustes ; l'absence presque totale des cheveux, au contraire, est l'indice d'une nature très faible. Le lecteur ne m'en voudra pas si je lui donne un exemple tiré du règne animal. Lorsqu'un veau ou un poulain vient au monde avec très peu ou point de poils, le paysan se dit : « Je ne le garderai pas, je le vendrai de bonne heure, car ce ne sera qu'un animal chétif. » Si, au contraire, l'animal a le poil bien épais : « Je le garderai, dit le paysan, ce sera un animal robuste et bien portant. » J'ai fait beaucoup d'observations sur ce sujet et j'ai trouvé mes conclusions entièrement justes.

De même qu'en nourrissant et en endurcissant convenablement le corps entier, lorsqu'il est faible, on peut le rendre plus robuste, on peut aussi produire une amélioration dans les diverses parties du corps. Je suis pleinement convaincu qu'un enfant délicat peut devenir très robuste, si on sait le soigner. Or, si l'enfant recouvre la santé et se fortifie, ses cheveux seront mieux nourris et deviendront plus beaux. Les enfants auxquels on coupe de temps en temps les cheveux pour les leur fortifier, arrivent presque toujours à avoir une chevelure épaisse et vigoureuse. Cela prouve clairement que les soins donnés au cuir chevelu ont de l'influence sur la croissance des cheveux, et que, par contre, lorsque le cuir chevelu est affaibli, les cheveux tombent. La chevelure est donc pour nous un indice certain auquel on peut reconnaître l'augmentation ou la diminution de la force naturelle.

Etant enfant, j'avais une chevelure très abondante; plus tard je remarquai que lorsque je travaillais beaucoup de la tête et surtout lorsqu'en outre je fatiguais beaucoup mon corps, je perdais presque toujours des quantités étonnantes de cheveux. Si je faisais une forte tournée, par exemple une mission de plusieurs jours, je pouvais être sûr de les voir tomber en grand nombre; mais lorsque je revenais à mes occupations habituelles et me reposais de mes travaux intellectuels, en faisant de plus des applications d'eau, au bout de peu de jours je n'en perdais plus un seul et ceux qui étaient tombés repoussaient. L'opinion que j'exprime ici est encore appuyée par cette circonstance, que je n'ai pas fait cette remarque une seule fois, mais très souvent. Je perdis en un an cinq personnes qui me tenaient de fort près; c'est alors que je fis pour la première fois cette remarque. A présent que j'ai plus de 70 ans, je puis encore dire : « Lorsque j'ai trop de soucis, je perds une partie de mes cheveux. »

La chute des cheveux est particulièrement abondante chez les personnes qui ont beaucoup à penser et à réfléchir. Plus le cerveau est surmené, plus le sang afflue à la tête; et là où le sang arrive en grande quantité, il se développe beaucoup de chaleur. Or, chacun sait qu'une chaleur excessive, lorsqu'elle est trop prolongée, fait périr les plantes. Je crois aussi que chez les gens qui travaillent beaucoup intellectuellement, il reste un excès de chaleur dans la tête qui amène un dessèchement du cuir chevelu. Ceci explique encore pourquoi des personnes, d'ailleurs bien portantes et très robustes, ont pourtant peu de cheveux; la cause principale en est dans leur profession qui exige beaucoup d'efforts intellectuels.

C'est pourquoi je conseille à tous ceux qui travaillent beaucoup de la tête de faire une cure d'eau rationnelle, afin de fortifier leur organisme et de détourner le sang vers le bas ; ils préserveront par là leur cuir chevelu et ne lui refuseront pas, en le desséchant, la nourriture nécessaire.

Les personnes assez corpulentes ont aussi, en général, peu de cheveux. Un homme, grevé d'une forte hypothèque, a rarement une chevelure épaisse; peut-être a-t-il la moitié moins de cheveux que les autres. Il faut attribuer cela à ce que ces personnes ont une nature spongieuse, pour ainsi dire, molle ; par conséquent leurs cheveux doivent en souffrir. Mais si elles usent à temps de la cure d'eau et réussissent ainsi à maigrir de 40 à 60 livres, comme on l'a déjà vu, à mesure que leur corps deviendra plus robuste et plus résistant, elles verront leurs cheveux reprendre et augmenter.

Outre ces causes, il y en a encore d'autres qui influent d'une façon fâcheuse sur la croissance des cheveux ; aussi, chez plus d'un, ce n'est pas le travail ni le surmenage intellectuel qui amènent une violente chute de cheveux, c'est une vie misérable et déréglée qui ruine le corps et le pourrit en quelque sorte et a, par suite, son contre-coup sur les cheveux. Lorsqu'un homme détruit son corps par le vice, ses cheveux ne peuvent manquer de disparaître.

Il arrive souvent à la campagne que toutes les plantes d'une prairie se dessèchent et meurent. Le laboureur sait fort bien alors qu'il se trouve dans cette prairie un grand nombre de larves qui mangent les racines. Pourquoi n'y aurait-il pas aussi dans le corps humain des êtres vivants qui, semblables à des larves, rongent les racines des cheveux de façon à les faire tomber ? C'est pour cette raison qu'on voit souvent des personnes très bien portantes perdre tous leurs cheveux.

Je connais un écolier chez qui je remarquai un jour au sommet de la tête une plaque ronde semblable à la tonsure d'un prêtre. Elle était si adroitement et si minutieusement faite qu'on eût dit l'œuvre d'un barbier ; on n'y trouvait pas le moindre poil. Trois semaines plus tard environ l'enfant avait trois autres plaques de même forme. Il devait y avoir là quelque chose qui faisait tomber les cheveux et les empêchait de repousser. L'enfant était faible et avait mauvaise apparence ; la chute de ses cheveux pouvait provenir de la faiblesse. Mais, en dehors de ces plaques, il avait des cheveux assez épais ; il fallut donc admettre qu'il avait dans la peau quelque chose qui rongeait les cheveux et ne laissait pas repousser les racines. Mais comment expliquer ce fait ? Dans un corps malade ne peuvent exister des humeurs saines ; les humeurs corrompues favorisent la production de petits êtres vivants qui se rassemblent sur le cuir chevelu et rongent les racines des cheveux.

Il doit y avoir un remède pour chacune de ces maladies du cuir chevelu, un remède qui puisse amener la guérison.

Selon moi, c'est seulement lorsque les racines sont complètement mortes que toute guérison est impossible ; mais les racines des cheveux ne meurent pas si promptement et si complètement et, lorsqu'on n'a affaire qu'à une racine étiolée, il est encore possible de la guérir. En mettant de bon fumier dans un terrain très appauvri, inculte, on voit, sans avoir rien semé, s'y développer des milliers et des milliers de plantes. Il faut de même amender l'état général du corps et celui du cuir chevelu, et avec des soins les cheveux repousseront de nouveau.

Les remèdes seront : premièrement, agir sur l'organisme afin d'éliminer tous les principes morbides; deuxièmement, au moyen d'une alimentation substantielle, préparer de bon sang et imprimer à toute la machine humaine une meilleure direction; troisièmement, agir aussi sur la partie malade, sur la tête, afin d'exterminer ces petits êtres vivants, s'il en existe. Pour les détruire j'emploie depuis des années une décoction d'ORTIES préparée avec un mélange moitié eau et moitié vinaigre. On la prépare ainsi qu'il suit. On sèche des orties fraîches et bien saines et on les fait bouillir dans un mélange moitié eau et moitié vinaigre; plus il y a d'orties, mieux cela vaut. La décoction doit être assez forte, à peu près comme du café noir. On frictionne vigoureusement le cuir chevelu, une fois par jour, avec cette décoction. Mais il ne faut pas pour cette friction exercer une bien forte pression, de peur de trop presser les pores; il faut aller doucement pour que l'extrait les pénètre bien. De plus, il faut, chaque matin, bien laver le cuir chevelu à l'eau froide pour le nettoyer parfaitement. Il va de soi que les cheveux ont besoin d'être tenus courts. Comme on sait, les orties renferment un acide; en bouillant, cet acide s'unit à l'acide du vinaigre et on peut bien penser que, lorsque cet extrait pénètre par les pores jusqu'à la racine des cheveux, il y détruit les champignons et permet aux racines de pousser de nouveau. Si l'on regarde la peau d'où les cheveux sont tombés depuis longtemps, on la trouve unie comme de la porcelaine; il est malaisé que quelque chose y pénètre ou en sorte, l'air et

l'humidité eux-mêmes n'y ont aucun accès. Dans
ce cas, les racines sont ordinairement tout à fait
mortes. Lorsque la peau n'était pas encore lisse et
brillante, je n'ai jamais eu de difficulté à faire repousser les cheveux. Si le cuir chevelu ne reçoit directement aucune nourriture, on peut pourtant admettre qu'il est possible de fournir au corps et à la
peau des principes qui seront en même temps un
aliment pour les cheveux. J'ai employé aussi les
RACINES DE BARDANE ; nos ancêtres les avaient déjà
en grande estime et on s'en sert encore souvent aujourd'hui. Ainsi que je l'ai dit, il faut une fois par
jour frictionner la tête avec l'extrait d'orties, après
l'avoir bien nettoyée; le mieux serait peut-être de le
faire pendant une heure. J'ai obtenu aussi de bons
résultats en faisant une fois par semaine frictionner
la tête malade avec de l'HUILE D'OLIVE OU HUILE DE
PROVENCE, surtout lorsque le patient était maigre.
On ne saurait croire combien l'organisme absorbe
volontiers cette huile, et pourquoi un corps gras
inoffensif comme celui-là ne pourrait-il pas avoir un
effet salutaire ?

Il faut en outre agir sur le corps TOUT ENTIER, afin
de lui donner une chaleur naturelle uniforme, de régulariser la circulation du sang et de fortifier tout
l'organisme. S'il n'y a pas de maladie, à proprement
parler, il suffit de prendre par semaine deux demi-
bains, de se laver de deux à quatre fois le haut du
corps, de marcher deux ou trois fois dans l'eau ou
de prendre deux ou trois affusions des genoux, selon que la nature a plus ou moins besoin d'être fortifiée. Deux lotions totales et deux demi-bains par
semaine peuvent aussi suffire.

Mais il ne faut pas croire que si l'on commence ce

traitement le lundi, on ait déjà besoin d'appeler le
coiffeur le samedi. Il faut toujours longtemps. Un
curiste a fait le traitement à Wœrishofen pendant
six semaines sans obtenir de résultat appréciable ;
mais, six mois après, il écrivit de chez lui qu'il avait
une chevelure superbe.

Cœur (maladies du)

Comme TOUTES LES AUTRES parties du corps, le
cœur peut devenir malade et trop faible pour s'acquitter de sa fonction. Deux maladies de cet organe
sont surtout à considérer : dans la première, le cœur
durcit de telle sorte qu'il ne peut plus remplir son
office aussi complètement qu'il le devrait ; dans la
seconde, par suite d'une inflammation, les valvules
ne ferment plus bien ou le tissu musculaire se relâche à l'excès. Ces malades ont habituellement la
fièvre ; on voit à leur figure même qu'il y a chez
eux des troubles ; elle a une coloration rouge
bleuâtre, les yeux sont troubles et ternes, l'expression est celle de l'accablement, l'humeur est sombre.
La région du cœur est le siège d'une pression continuelle et d'un sentiment de malaise ; la plus petite
bagatelle excite violemment le cœur et éveille l'angoisse, la peur, la mélancolie, la pusillanimité ; en un
mot tous les symptômes possibles d'une altération
maladive de l'organisme se font jour. Ces troubles
peuvent être tels qu'ils mettent la vie dans le plus
grand péril, et, en effet, bien des gens succombent
au mal. L'anxiété est souvent si considérable, qu'elle
suffit à mettre le cœur dans la plus grande excitation, alors qu'il était tout à fait calme.

Quoique la càuse principale de cette crainte ex
trême soit la maladie de cœur elle-même, l'anxiét
augmente à son tour le mal, de sorte qu'une per
sonne qui n'en avait aucun sentiment, et à qui l'or
apporte une nouvelle heureuse ou triste, peut s'er
apercevoir de la manière la plus pénible. Ces sorte
de malades ont un sommeil court et agité, et la plu
petite cause d'excitation le leur enlève complète
ment. Ainsi je connaissais une personne qui ne
pouvait jamais lire une lettre le soir, quelque
inoffensif qu'en fût le contenu : une simple nouvelle
lui enlevait le sommeil. Cette excitabilité extrême
prouve que ces malades ont le système nerveux très
affaibli et que, pour cette raison, une bagatelle a su
elles le même effet qu'une secousse électrique. L'ap
pétit serait généralement bon, si ce n'était cette an
xiété. Mais, dès que le malade croit qu'il ne pourra pas
digérer un aliment, il ne le digère effectivement pas
bien. Il en est de même du cœur. Lorsqu'il est calme,
le malade se sent assez fort; mais faut-il entrepren
dre quelque chose et le malade redoute-t-il qu'il en
résulte pour lui un dommage, l'esprit d'entreprise
aussi bien que le courage d'exécution lui font à l'ins
tant défaut. Par conséquent, ces gens peuvent à un
moment se sentir parfaitement bien portants, et un
quart d'heure après être à la mort. Il est évident
qu'à cette maladie d'autres sont liées, comme par
exemple, d'avoir l'haleine courte, la respiration gênée
et même des accès d'asthme. Selon que l'excitation est
plus ou moins violente, le cœur bat plus ou moins
fort, et souvent même si fort qu'à trois ou quatre
pas de distance on peut voir les vêtements se soule-
ver sous l'action de ses battements.

Lorsqu'on veut guérir une maladie de cœur, on

loit tout d'abord se représenter qu'il y a trop de sang dans l'organe et aux alentours, parce qu'il bat trop faiblement pour envoyer le sang dans toutes les parties du corps. C'est pourquoi on remarque une élévation de température dans la région ; cette chaleur attire encore davantage le sang, qui s'accumule presque tout entier dans le cœur. Comme preuve de la justesse de mon affirmation, je ferai remarquer que ces malades ont en général les mains et les pieds froids et, par contre, un excès de chaleur dans la région du cœur. Les pieds sont ordinairement tout à fait amaigris ; ils ont presque moitié moins de muscles, et il est difficile d'y découvrir une veine. Voilà quels sont toujours pour moi les indices les plus certains de la présence d'une maladie de cœur, et il est nécessaire de les remarquer et d'y avoir égard si l'on veut la guérir. Il faut chercher à rappeler le sang aux pieds et aux mains. Lorsqu'il se répand également dans toutes les directions et continue à circuler régulièrement, l'activité du cœur est soutenue ; les battements sont réguliers et l'office de l'organe, qui est de distribuer le sang, est bien facilité. La respiration devient plus aisée, l'humeur meilleure, la tête moins lourde et le patient dit : « Je me trouve sensiblement mieux. »

Jadis on tirait du sang à ces malades, pour dégager par là le cœur. Mais ils devenaient plus anémiques et la maladie empirait toujours. Selon moi, personne n'a trop de sang. Mais, si l'on attire le sang dans la bonne direction, on dégage le cœur sans avoir besoin de tirer de sang au corps. Au contraire, plus on enlève de sang au corps, plus il s'affaiblit et plus le sang afflue au cœur.

Aucun remède, quel qu'il soit, n'est capable de régulariser la circulation. L'eau seule peut accomplir ce chef-d'œuvre; malheureusement on se donne beaucoup trop rarement la peine de rétablir et de maintenir, au moyen de l'eau, la régularité de la circulation dans tout le corps. Je puis certifier que j'ai déjà soigné un grand nombre de malades de ce genre et que j'ai toujours obtenu les meilleurs résultats.

Des médecins m'ont souvent demandé pourquoi j'interroge toujours ceux qui ont une maladie de cœur sur leurs pieds et pourquoi je me les fais montrer; j'ai pu leur faire constater que ces malades offrent les indices dont j'ai parlé plus haut, car la plupart du temps leurs pieds sont tout froids et amaigris. Ainsi je connais un militaire très haut placé, dont les pieds, par suite d'une maladie de cœur, sont étiolés comme ceux d'un tailleur ou d'un tisserand poitrinaire.

Malheureusement, rien n'effraie plus ces malades que l'eau, et on leur représente sans cesse les pires conséquences que doit avoir la cure d'eau. J'affirme au contraire, que ces maladies sont celles qui se traitent le mieux par l'eau.

La première chose à faire pour les guérir est, comme je l'ai déjà dit, de distribuer régulièrement le sang dans tout l'organisme; par là j'obtiens aussi ce résultat, de nourrir également et de fortifier le corps. Or, si le corps se fortifie, le cœur se fortifie aussi et la santé se rétablit autant qu'il est possible. Souvent tous les symptômes que j'ai indiqués disparaissent et, dans quelques cas, la santé revient complètement.

Lorsque j'ai distribué régulièrement le sang dans le corps, je peux compter sur le retour du repos et du sommeil. La crainte et l'anxiété disparaissent, ce qui contribue certainement au rétablissement. La formation du sang s'améliore, parce que l'organisme entier recouvre son activité ; l'appétit est généralement bon, preuve qu'il n'existe plus aucun trouble dans la digestion. Toutes les applications doivent tendre à régulariser le cours du sang et à le maintenir dans sa régularité. Il faut seulement commencer doucement ; mais, dès que le corps prend de la force, on doit renforcer les applications.

Pour établir et maintenir la régularité de la circulation les meilleures applications, sont les suivantes : affusion des genoux, affusion des cuisses et lotions supérieures. L'affusion des genoux ou encore la marche dans l'eau attire le sang aux pieds. Les lotions supérieures augmentent l'activité générale dans le haut du corps, développent une plus grande chaleur et produisent un accroissement de sécrétion. L'affusion des cuisses endurcit et attire le sang vers le bas. Il est encore bon de tremper chaque jour les bras pendant deux ou trois minutes dans l'eau ; cela les fortifie, les réchauffe et y attire le sang. On doit d'ordinaire continuer ces applications pendant dix à douze jours. Si elles ont eu un bon résultat, on passe à la marche dans l'eau, combinée avec l'affusion dorsale et les lotions supérieures, pendant dix à douze jours encore. Ensuite, pendant quelques jours, on prend des demi-bains avec des affusions dorsales, puis des affusions des cuisses et des affusions totales. Les affusions des cuisses détournent le sang et continuent à fortifier ; l'affusion totale fortifie le corps tout entier. S'il est possible de donner une douche fulgurante et qu'on ait à sa disposition un bon arrosoir, on peut déjà, pendant la seconde période de

la cure, administrer une légère douche de ce genre.
Mais avec les personnes atteintes d'une maladie de
cœur, il faut commencer à donner cette douche par
les pieds, jusqu'à ce que les jambes soient rouges
d'abord des pieds aux genoux, et ensuite aux cuisses,
ce qui montre que le sang est attiré vers les pieds.
Des jambes on passe aux bras; alors seulement le
malade reçoit la douche fulgurante sur le reste du
corps.

Il va de soi que la marche nu-pieds est ce qui
vaut le mieux, dans les affections du cœur, pour
attirer le sang vers les pieds et pour endurcir et
fortifier tout le corps; justement les malades vont
très volontiers pieds nus, parce qu'ils sentent que
cet exercice leur dégage la tête et leur calme le
cœur. J'irai même jusqu'à dire que c'est, de tous les
moyens, le premier et le plus sûr pour les soulager.
Je n'emploie pas volontiers avec eux l'affusion supérieure, parce qu'il leur est pénible de se baisser et
que cet effort leur cause une anxiété très grande. De
plus, ils sont excessivement sensibles à cette application et, s'ils n'étaient pas convenablement endurcis, elle pourrait avoir bien vite des suites fâcheuses.

Les affections du cœur dont je viens de parler
sont malheureusement fréquentes; non seulement
elles sont un tourment, mais elles peuvent devenir
incurables et entraîner une mort prématurée. Il
existe encore d'autres affections, désignées aussi sous
le nom d'affections du cœur, mais très différentes
des premières. Le cœur est tout à fait sain, il n'y a
de vice de conformation ni dans les valvules, ni
dans la musculature de l'organe. Et pourtant les
malades ont des palpitations qui peuvent atteindre

un degré extrême et les rendre incapables de tout.
Pour rendre la chose bien claire, je ferai une com-
paraison. Lorsque par un grand vent, je marche
contre le vent, celui-ci souffle tantôt plus faiblement
tantôt plus fort, par moments aussi il s'apaise ; lorsqu'il s'apaise, je puis marcher à mon aise ; mais, s'il
souffle fort, je marche plus lentement, je me fatigue
davantage et ma respiration devient plus courte ; s'il
survient brusquement un coup de vent plus ou moins
violent, je suis forcé de m'arrêter ou de marcher
à reculons ; je suis donc arrêté par intervalles. De
même le sang peut agir avec plus ou moins de force
sur le cœur ; il paraît s'arrêter tout à coup et exerce
une répercussion sur l'organe. Ce peut être l'effet
d'un effroi subit, de la crainte et de l'anxiété. Ces
sentiments ont d'abord leur contre-coup sur la sen-
sibilité, puis sur le sang, et enfin sur le cœur. Ému
par ces influences qui viennent de toutes parts, le
cœur bat. Il arrive même qu'une émotion excessive
détermine la mort. Ceci s'explique par ce fait que
tout le sang reflue violemment au cœur, qui ne peut
venir à bout du travail qui lui est imposé.

Un jour, par une pluie et un vent violents, j'ar-
rivais avec un monsieur à la porte d'une maison ; un
coup de vent empêcha ce monsieur d'avancer ; au
même moment il devint blanc comme un linge et
prononça avec difficulté ces mots : « Je meurs ». Je
le transportai aussi vite que possible dans l'intérieur
et je cherchai à rétablir la circulation. car le cœur
ne battait pour ainsi dire plus ; mais, dès que le patient fut bien réchauffé et que le sang eut repris son
cours normal, toute trace d'indisposition disparut.
Je suis d'avis que le vent avait brusquement refoulé
tout le sang au cœur, qui ne put se rendre maître de

ce violent afflux. La pâleur subite du visage et ce
fait que les mains devinrent glacées, en sont pour
moi la preuve; une autre preuve encore c'est que les
pieds et les mains se réchauffèrent, dès que ce monsieur eut été porté dans un lieu chaud. Cela vient
de ce que le sang se distribua de nouveau dans tout
le corps. Le malade se remit alors rapidement et se
sentit bientôt à son aise.

Comme le coup de vent chez ce monsieur, l'anxiété, la peur ou l'effroi, surtout après une vive émotion, peuvent arrêter le cours du sang et mettre
ainsi obstacle à l'activité du cœur. Cette affection
vient donc d'une action exercée sur le sang, qui
a son contre-coup sur le cœur : on peut donc avec
raison l'appeler affection nerveuse du cœur.

La preuve la plus frappante que cette affection
provient d'un arrêt dans la circulation du sang est
la manière dont on peut la guérir. Je n'ai eu de
succès qu'avec les applications et les moyens qui rétablissent la régularité de la circulation et en même
temps amènent une production de sang plus riche.
Dans le traitement, on doit avoir égard à ce qui suit :
il faut détourner le sang du cœur; car les malades
ont un grand nombre de places privées de sang dans
les parties les plus éloignées, parce que le sang
s'amasse trop dans cet organe qui, par suite de sa
faiblesse, ne peut plus le renvoyer dans ces mêmes
parties. Lorsque le sang se distribue également dans
tout le corps, l'organisme devient capable de le produire en grande abondance. Or, si le sang se forme
en plus grande abondance, le corps est mieux nourri,
la faiblesse générale diminue, l'organisme entier devient résistant et robuste, et la chaleur naturelle
augmente. Mais il est clair qu'il faut longtemps pour

qu'un organisme si excitable, que la moindre bagatelle met en émoi, soit complètement apaisé et fortifié, parce qu'il faut lui rendre partout sa chaleur
normale. On n'y arrive qu'en distribuant avec éga-
lité le sang dans toutes ses parties; elles sont alors
mieux nourries et la force générale de résistance est
augmentée. On doit tout d'abord endurcir les jambes
et les bras. Le malade doit aussi prendre garde à ne
pas entretenir et augmenter son mal de diverses
manières; il doit éviter avant tout les boissons ex-
citantes et choisir une nourriture qui ne lui fournisse pas un sang excité et brûlant.

Un ecclésiastique se plaignait d'une affection nerveuse du cœur; il avait déjà consulté plusieurs médecins célèbres qui ne lui promettaient la guérison
que s'il passait une année dans un climat très doux,
dans un repos absolu, et rigoureusement soumis à
un régime qu'ils lui prescrivaient; à cette condition
seulement la guérison était possible. Ce prêtre était
d'autant plus abattu qu'un médecin hydropathe ne
lui donnait pas d'autre perspective. Lorsqu'il vint
me trouver, je lui fis administrer chaque jour deux
fortes affusions des genoux, de manière à bien rougir
les pieds. Ces affusions endurcirent les pieds et y
attirèrent le sang. Il dut aussi, deux fois par jour,
plonger pendant trois, quatre ou cinq minutes, les
bras dans l'eau et dans l'eau la plus froide. Au bout
de quelques jours, le malade s'aperçut très bien que
son organisme se fortifiait et que tout son corps
possédait une chaleur naturelle bien plus considérable. Il disait aussi avoir un appétit extraordinaire et, en quinze jours, il avait acquis une grande
force de résistance. Il ne craignait plus autant de se
refroidir aux changements de temps, et il se trouvait

particulièrement bien de dormir dans une chambre très aérée. Jusqu'alors on n'avait endurci que les extrémités et on n'avait agi que faiblement sur le corps entier; on s'attaqua désormais à ce dernier avec plus de vigueur; les demi-bains, les affusions dorsales, les affusions totales et les douches fulgurantes furent employées de concert et eurent une telle action que le prêtre fut complètement guéri en six semaines. Le sommeil, qui, au début, faisait complètement défaut, revint; le patient retrouva un appétit excellent, sa belle humeur, et prit un plaisir marqué à vivre au grand air qui lui faisait tant de bien. Des précautions continuées pendant longtemps encore et combinées avec certaines applications le remirent entièrement.

Il est à remarquer ici que ces malades redoutent extrêmement l'excitation produite par les applications d'eau; plus d'un, dont le cœur bat paisiblement, commence à avoir des palpitations dès qu'il voit seulement la baignoire. Que l'on commence par les faire marcher deux ou trois fois nu-pieds sur des pierres mouillées, pour attirer le sang vers le bas et endurcir l'organisme. Alors seulement, ils passeront à la marche dans l'eau et aux affusions des genoux et plus tard aux affusions des cuisses et des bras. Le malade se familiarisera ainsi avec l'eau et la peur ne lui fera aucun mal. A ce moment on pourra très bien employer le demi-bain, puis l'affusion dorsale, l'affusion totale et la douche fulgurante; on peut surtout étendre peu à peu l'affusion des cuisses, en la faisant monter de plus en plus haut pour arriver finalement à l'affusion dorsale et à l'affusion totale.

On agira aussi avec succès à l'intérieur dans ces sortes d'affections. Mais on ne doit employer que des

remèdes fortifiants, soit pour l'estomac, en favorisant
la bonne digestion, soit pour le bas-ventre, soit surtout pour les reins ; on cherchera à remédier à la
faiblesse partout où elle existe. L'ÉCORCE DE CHÊNE
est toujours un excellent tonique ; employée avec
L'ABSINTHE, en même temps qu'elle fortifie, elle est
bonne aussi pour l'estomac. Mais je ne puis assez
recommander de n'en pas trop prendre ; la nature
utilise les petites quantités, les grandes ne font que
la fatiguer. Il vaut mieux prendre une ou tout au
plus deux cuillerées le matin, à midi, le soir, qu'une
tasse entière d'un seul coup. Les inondations ne sont
pas fertilisantes, et une grande quantité de tisane est
comme une inondation. Les RACINES DE TORMENTILLE
et D'ANGÉLIQUE n'ont pas une action moins fortifiante
que l'écorce de chêne. Il serait difficile de trouver
une plante ou une racine qui ait sur le sang une action plus salutaire que la racine de tormentille ; et
régulariser d'une façon constante le cours du sang,
reste toujours une des premières choses à faire. On
peut très bien employer aussi la SAUGE avec la tormentille ; les BAIES DE GENIÈVRE et L'ÉCORCE DE
CHÊNE fortifient également les vaisseaux internes ; il
sera encore très avantageux pour les intestins de
prendre trois fois par jour trois GRAINS D'ENCENS,
gros comme un pois.

Constipation

De même que le corps humain se forme du sang
et tire de lui ses qualités de force et de résistance,
de même le sang se forme des aliments. Le besoin
que nous avons des aliments se manifeste en vertu

d'une loi naturelle, la faim, comme le besoin que
nous avons de boire se manifeste par la soif. Tous
les aliments et toutes les boissons arrivent dans l'estomac ; cet organe s'en empare et les convertit en
une bouillie liquide, que l'on nomme chyme. Le
chyme passe de l'estomac dans l'intestin, qu'il parcourt tout entier, et c'est une chose merveilleuse
comment tout ce qu'il renferme d'utilisable est
absorbé par les glandes digestives et introduit dans
le sang sous forme d'humeurs. On pourrait croire
que toujours ce qui est inutile est mis de côté, et que
les résidus sont éliminés par les urines et les selles
sous forme liquide et solide ; cependant il en va
souvent d'une tout autre sorte. Il existe un grand
nombre de natures affligées de diverses infirmités
qui troublent le cours naturel des choses. De même
que certains désordres produisent la diarrhée,
d'autres désordres s'opposent si bien à l'exercice
des fonctions naturelles qu'il en résulte un état de
stases que l'on nomme constipation. Une personne
faible a d'habitude l'estomac faible. Si elle est im-
prévoyante et mange des aliments qu'il n'est pas en
état de digérer, ces aliments ne peuvent pas être con-
vertis en une bouillie liquide. Au lieu d'être trans-
formés en une pâte molle, ils se pelotonnent en une
masse d'une certaine consistance que la nature est
impuissante à faire avancer davantage. Si, à force de
travail, l'organisme parvient peu à peu à l'éliminer,
ces efforts l'affaiblissent toujours davantage et entraînent par suite la mollesse et l'inertie ; les stases
se multiplient, et il peut même s'en former plusieurs
dans l'intestin. Plus la nature est obligée de faire
d'efforts, plus elle devient molle, apathique et plus
elle se fatigue. Finalement il lui devient impossible

d'opérer l'élimination nécessaire. On nomme cet état constipation chronique, c'est-à-dire opiniâtre. Ce mal est très répandu; il commence souvent dès l'enfance et se montre presque régulièrement à son degré le plus élevé chez les vieillards; la condition pas plus que l'âge n'en préserve.

Lorsque l'organisme ne peut plus opérer l'élimination voulue, il arrive souvent qu'on emploie des remèdes destinés à venir en aide à son inertie; sans doute on atteint maintes fois le but qu'on s'était proposé, mais toujours aux dépens de la nature. Plus on emploie ces évacuants, plus la nature s'affaiblit et plus l'intestin perd la force et la viscosité qui lui sont indispensables pour opérer l'élimination. De là vient que bien des personnes ne vont pas UNE FOIS à la selle, depuis cinq, dix, vingt ans et davantage, sans le secours de moyens artificiels. Toutes ces personnes appartiennent à la catégorie des malades, elles ne sont plus en bonne santé.

Ces états amènent avec eux leurs conséquences; on se plaint que le ventre soit gonflé et pesant, que l'appétit soit la plupart du temps mauvais, la langue régulièrement chargée et la tête lourde; souvent on éprouve de violents maux de tête, l'humeur est capricieuse ou abattue, le malade a peu de salive, sa chaleur naturelle est irrégulière, bref l'homme tout entier est malade.

Ces états sont moins fréquents chez les gens de la campagne, qui ont une nourriture simple, se donnent beaucoup de mouvement, endurcissent et fortifient leur organisme par le travail et respirent régulièrement un air pur. Ils se rencontrent au contraire très souvent chez les personnes qui vivent

beaucoup assises ou immobiles, qui fatiguent plus
leur esprit que leur corps, qui, au lieu d'un air pur,
respirent un air renfermé, et qui ne possèdent pas
la même chaleur naturelle que les personnes vivant
au grand air, parce que leurs occupations ne ré-
clament pas l'exercice des facultés de leur corps. De
même, la nourriture des gens de la campagne est
simple et n'a rien d'artificiel, elle est peu épicée,
peu irritante, et préparée de la manière la plus naturelle et la plus saine. Au contraire, les personnes
qui mènent une vie sédentaire et les personnes d'un
rang élevé se nourrissent presque exclusivement de
viande ; or, cette nourriture, lorsqu'on en use sans
précaution, développe beaucoup plus de chaleur,
donne un sang malsain et, pour cette raison, entraîne très aisément la constipation. En outre, cette
nourriture, déjà échauffante, l'est rendue encore davantage par l'addition d'épices qui provoquent toutes
la formation de stases ; ajoutez à cela l'alcool, le
café et divers autres excitants. Au lieu de produire
une stimulation, comme on le croit, on produit l'effet
contraire.

Combien il est fréquent que l'homme porte une
maladie dans son corps et ne le sache pas ; et pendant ce temps cette maladie en provoque une deuxième. Les stases sanguines ne sont-elles pas très
fréquentes dans le corps? Or, là où il y a des stases
sanguines, il y a excès de chaleur, et l'excès de chaleur dissipe toute l'humidité et amène un dessèchement. Combien de fois n'arrive-t-il pas que le foie
soit attaqué sans que le patient s'en doute ! Cependant si on lui demande de quelle nature sont ses
selles, il répond qu'il est constipé. La constipation
se rencontre souvent aussi avec les hémorrhoïdes.

parce que, il faut bien l'admettre encore une fois, un
grand afflux de sang amène un excès de chaleur et
un desséchement. Combien de personnes aussi ont
l'estomac échauffé ! Il est le siège d'une petite inflammation, ou bien il renferme de petits abcès,
comme ceux que bien des personnes ont au visage.
Ici encore l'estomac est trop échauffé, ce qui amène
une trop grande évaporation de fluide et, par suite,
empêche l'évacuation normale des selles. C'est
pour cette raison que le médecin consulté fait la réponse suivante: « Vous avez une inflammation d'estomac avec de petits abcès. » Les personnes tout à
fait anémiques sont excessivement faibles ; cette
faiblesse entraine à son tour une trop grande inertie et est un obstacle à l'évacuation des selles.

De ce qui précède il ressort que la constipation
est un état maladif et que sa cause est toujours
une inertie dans les organes abdominaux. Par conséquent, la première chose nécessaire est d'agir sur
l'ensemble du corps, afin de produire une activité
générale, de régulariser la circulation sanguine, et
de remettre toute la machine en ordre. On n'obtiendra pas grand'chose par les seuls moyens internes ;
que si l'on réussit à agir sur les selles, peu à peu la
nature s'affaiblira. Ici l'eau est le maître par excel-
lence, il n'en est pas d'aussi sûr. Que le malade
soit fort ou faible, gros ou maigre, il doit faire les
applications d'eau qui conviennent à sa nature.
Mais plus on s'y prendra doucement, plus la guérison sera certaine. C'est ainsi que j'ai constaté
l'efficacité surprenante de l'usage interne de l'eau,
à condition cependant qu'il soit combiné avec des
applications externes. Si une stase est la cause de la
constipation, l'ingestion répétée de petites quantités

d'eau aura une action sur l'estomac. L'eau amollira les aliments et, de même qu'une affusion à l'extérieur du corps, cette cuillerée d'eau, en excitant les muqueuses, augmentera l'activité des organes et empêchera le développement des stases.

Si une cuillerée d'eau prise toutes les heures produit déjà un effet si excellent, les applications suivantes devront être employées à l'extérieur : par semaine, deux AFFUSIONS DES CUISSES, deux AFFUSIONS DORSALES, deux AFFUSIONS DES GENOUX et un DEMI-BAIN ; en peu de temps ce traitement amènera une amélioration marquée. Au bout d'environ quinze jours on pourra prendre par semaine trois DEMI-BAINS, deux AFFUSIONS DES CUISSES et une AFFUSION TOTALE ; ces applications fortifieront extrêmement l'organisme.

Parmi des exemples nombreux, je ne veux citer que celui-ci. Un fonctionnaire, qui avait les apparences de la santé et un embonpoint ordinaire, me dit : « Depuis seize ans je n'ai pas été une seule fois à la garde-robe sans recourir à des moyens artificiels. J'ai été aux eaux, j'ai bu diverses eaux minérales, avalé beaucoup de médecines, je me suis fait masser, mais je n'ai pas obtenu la moindre amélioration ; mon ventre est toujours tendu, souvent l'état de ma tête m'interdit tout travail d'esprit ; mon appétit est mauvais, mon sommeil agité et court. » Pendant huit jours, ce malade reçut deux AFFUSIONS DES CUISSES, trois AFFUSIONS DORSALES, une AFFUSION TOTALE et un DEMI-BAIN ; de plus, il dut marcher chaque jour pendant quatre minutes dans l'eau, en s'arrangeant de manière à en avoir par dessus les mollets, et prendre toutes les heures une cuillerée d'eau. Naturellement nous laissâmes de côté tous les médicaments. Au bout de trois jours il eut sa première selle, puis, au bout de deux jours, et après douze jours de traitement, il alla régulièrement chaque jour à la garde-robe. Il continua la cure pendant trois semaines ; non seulement il se guérit de sa constipation, mais il se débarrassa de toutes les souffrances que cette constipation avait causées ; il ne pouvait comprendre que son organisme complètement amolli depuis tant d'années se fût rétabli en si peu de temps.

Une dame de Münich m'écrivit : « Pendant des années une constipation opiniâtre me causait les plus grandes souffrances ; je ne savais plus que faire ; j'avais déjà employé tant de remèdes. Votre livre me tomba entre les mains ; je cherchai aussitôt quel secours je pourrais y trouver ; il me parut impossible qu'une cuillerée d'eau avalée toutes les heures eût quelque effet. Je me contentai de prendre chaque jour une affusion des genoux d'une minute, sans rien faire d'autre ; au bout d'un mois la constipation avait complètement disparu et à présent je me sens tout à fait bien portante. »

Si, comme je l'ai dit plus haut, la constipation vient souvent du genre de vie et de la nature des occupations, il faut user de l'eau de manière à ce que les applications suppléent au défaut d'exercice. Je conseille à celui qui mène une vie sédentaire, non seulement de se promener, cette activité est trop superficielle, mais de prendre en outre par semaine deux demi-bains, deux affusions des cuisses ou du dos et une affusion totale. Lorsque ces applications auront fortifié tout le corps et provoqué une activité générale, il suffira de prendre par semaine un ou deux demi-bains et une affusion totale qu'on pourra très aisément se donner à soi-même. Si l'on ressent quelques symptômes de constipation, qu'on n'hésite pas à prendre ponctuellement une cuillerée d'eau jusqu'à ce que les selles soient régulières ! Mais il est nécessaire aussi que chacun, dans sa profession, mène un genre de vie rationnel. Les citadins ne seront jamais comme les gens de la campagne ; mais ils peuvent cependant se rapprocher beaucoup d'eux et apprendre d'eux combien sont nécessaires l'activité corporelle, l'exercice et une nourriture non excitante. Avant tout il faut soigner sa nourriture ; je ne suis pas contre l'usage de la viande, mais j'affirme cependant qu'un plat de viande à midi avec un supplément suffit, et que, le soir, ce qui vaut le mieux est une soupe ou un farineux. Les mets ne doivent être ni très épicés ni fortement salés, ce qui les rendrait nuisibles pour l'organisme. Mais, avant tout, on ne peut trop se préoccuper de la qualité du pain qu'on mange. De bon pain, bien sain, bien fortifiant, ne peut se préparer qu'avec une farine qui contient tous les éléments du blé. J'ai engagé un boulanger à ne faire des petits pains qu'avec de la farine naturelle sans addition de farine travaillée: il croyait qu'il ne pourrait les vendre, parce qu'ils n'ont pas la blancheur éblouissante des pains ordinaires ; mais ils les fit sensiblement plus gros et les malades les lui achetèrent quand même.

Si l'on compare le pain de santé avec du pain de luxe, on voit une grande différence : le pain de santé a une couleur brun-jaune et montre, à la section, des fragments de blé, tout à l'opposé du pain de luxe. J'ai conseillé à des personnes très constipées de prendre pendant la journée, c'est-à-dire entre les principaux repas, un morceau de pain de santé avec

environ six cuillerées d'eau sucrée ; il est difficile
de trouver un moyen aussi efficace pour régulariser
les selles et, lorsqu'on l'emploie assez longtemps, il
contribue d'une manière extraordinaire à augmenter
la production du sang ; les gaz sont éliminés, les
selles se régularisent et la digestion s'améliore. J'ai
donné aussi à plusieurs le conseil de manger dans
la journée un petit morceau de pain de santé avec
une pomme, de façon à ce que, par la mastication,
le pain soit bien mélangé avec la pomme. L'effet
produit est inattendu et des plus favorables ; le jus
acide de la pomme mélangé avec le pain de santé
qu'on mangera lentement en le mâchant bien, est
certainement un moyen excellent pour procurer une
bonne digestion et par conséquent aussi pour produire de bon sang. Trouvant qu'une cuillerée d'eau
était un si bon remède contre la constipation, je
pensai : « Un très petit morceau de pain pris toutes
les heures et bien mâché n'aurait-il pas un effet
semblable ? » Naturellement je ne parle pas de pain
de luxe, mais de pain de santé. Je fis l'expérience et
j'obtins un résultat qui m'étonna moi-même. Dans
un laps de temps de quinze jours à un mois une
grande partie des maux dont s'étaient plaints les
malades avaient disparu ; l'aspect de ces derniers
était tout autre, bien meilleur. Il arrive de temps
en temps qu'il faille au début de la cure recourir une
et au plus deux fois à un purgatif, parce que le malade souffrirait trop des conséquences d'une violente
constipation. La forte oppression, la pesanteur de
tête, jointes à l'extrème tension, le décourageraient
trop. C'est pourquoi j'ordonne dans ce cas de faire
bouillir, pendant trois minutes, une pincée d'ALOÈS
dans un quart de litre d'eau auquel on a ajouté une

ou deux cuillerées de miel, et de prendre tous les jours une, deux ou trois cuillerées de cette décoction. Lorsqu'on a eu recours une et tout au plus deux fois à ce remède, cela suffit pleinement, à condition de faire les applications d'eau et de prendre une cuillerée d'eau toutes les heures. J'ai ordonné aussi à un grand nombre de personnes une tasse de tisane de FOUILLE-RÉGULATEUR en deux portions, la moitié le premier jour, l'autre moitié le lendemain et j'en fus pleinement satisfait ; mais ceci n'arrive que lorsque les stases sont trop violentes. Ce traitement réussit à tous, il ne faut qu'un peu de patience et de persévérance.

Lorsqu'on lit dans les journaux toutes les annonces offertes aux malheureux atteints de constipation, on ne peut s'empêcher de plaindre ceux qui dépensent tant d'argent pour en arriver la plupart du temps à se ruiner la santé par-dessus le marché. Si maintenant on entend parler de pilules Kneipp et de divers autres remèdes, qu'on se tienne pour dit qu'une ou deux pilules suffisent, et qu'on ne croie pas que ces pilules et les remèdes analogues doivent être d'un usage régulier; ce sont des remèdes à employer exclusivement en cas de nécessité. J'ai moi-même pris du fouille-régulateur, mais pour en essayer l'effet ; je puis dire que dans l'espace de dix ans je n'ai pas bu une goutte de fouille-régulateur ni avalé une seule pilule, et je crois que bien peu sont aussi heureux que moi à cet égard.

Cors.

Si l'on accorde que l'homme a une foule de maux et d'épreuves à supporter, on peut pourtant affir-

mer avec raison qu'il se prépare, et souvent par sa
faute, beaucoup plus de maux et d'épreuves que ne
lui en destinait le Créateur infini. Que de maux dis-
paraîtraient si les hommes vivaient comme ils le
doivent! Ainsi quelqu'un me dit récemment qu'il
avait un grand nombre de cors qui le faisaient beaucoup souffrir; il ne pouvait faire un pas sans éprouver un élancement. Même lorsqu'il était au lit, il en
souffrait dans les moments où ils étaient enflammés.
En réalité, c'est par leur faute que les hommes ont
des cors, parce que les cors proviennent uniquement
de chaussures trop étroites, qui exercent une pression constante sur certains endroits et, pendant la
marche, une pression encore plus forte. Cette pression continuelle et répétée amène peu à peu la formation d'une substance cornée qui s'épaissit et
s'étend de plus en plus, gagne en même temps l'intérieur et reçoit alors le nom de cor. Pénétrant
profondément dans la chair, le cor cause de grandes
douleurs.

Les cors, bien que toujours douloureux, le sont
beaucoup plus aux changements de temps, par le
froid et la gelée; aussi un grand nombre de personnes sont-elles de fidèles baromètres; elles savent
exactement le temps qu'il fera.

Pour guérir leurs cors, bien des gens les font
couper de temps en temps; une dame disait : « Je
dois subir deux opérations sérieuses, car il me faut
faire couper mes cors. » Le seul résultat de cette
opération est d'enlever la peau durcie, pour permettre à une nouvelle de se former.

Le traitement rationnel consiste à résoudre toute
cette matière cornée, en la faisant écailler d'elle-
même, et à porter des souliers larges, afin que le cor

ne se reproduise pas. Un vieux prêtre m'a recommandé, comme un remède tout particulièrement efficace pour résoudre cette matière cornée, de piler des
FEUILLES DE LIERRE et de les appliquer sur l'endroit
malade. J'ai déjà conseillé très souvent ce remède
et il m'a donné les meilleurs résultats. La prêle est
bonne également. On en fait bouillir, on trempe
un petit linge de toile dans la décoction et on l'applique. La peau cornée se ramollit tellement qu'on
en peut détacher les couches avec l'ongle. On vante
aujourd'hui quantité de topiques contre les cors ;
mais le traitement rationnel consiste à résoudre le
tout et à faire disparaître la cause du mal.

Croup, diphthérie et inflammation de la gorge.

L'eau enfermée dans les conduites cherche, autant que cela lui est possible, une issue, et lorsqu'elle en a trouvé une en un point quelconque, elle
jaillit à flots. Il en est de même du sang qui est enfermé dans les veines ; il parcourt le corps entier, sort
du cœur pour y retourner et cherche aussi en maint
endroit et souvent avec violence à se frayer une issue ; malheur à l'homme s'il y réussit. Si ce n'est
pas la mort, ce sont très souvent des inflammations,
car le sang amassé de la sorte produit un excès de
chaleur. Il ne faut plus alors qu'une occasion four-
nie par une circonstance extérieure, et le feu éclate.
  Les enfants ont très souvent des saignements de
nez. Leur sang si jeune et si impétueux amène dans
le nez la rupture d'une veine. Mais, de même qu'il
s'amasse ici dans le nez, il peut s'amasser aussi dans

d'autres parties du corps, sans cependant trouver une issue. Il arrive d'une façon très particulièrement fréquente que les amygdales et les parties de la gorge qui les avoisinent se remplissent de sang, ce qui a toujours pour conséquence une inflammation plus ou moins grande.

Les symptômes de cette maladie sont, au début, un froid violent alternant avec une grande chaleur, une chaleur sèche, une pesanteur de la tête ainsi que des douleurs dans cette partie, une perte complète des forces; de plus la langue est extrêmement chargée et la déglutition difficile. La gorge et le palais s'enflamment fortement, deviennent d'un rouge vif et enflent.

Dans ce cas nos pères se faisaient saigner sur le champ aux pieds ou aux bras, et cherchaient à calmer l'inflammation au moyen de divers gargarismes. Selon moi, le plus important et le plus nécessaire est de ramener le sang dans les autres parties du corps. Cela ne peut se faire que de trois manières, par des emmaillottements, par des affusions et par des lotions.

Une fillette de sept ans fut atteinte de cette maladie. Dès que les symptômes se furent complètement manifestés, je la fis plonger dans l'eau, revêtue de sa chemise, et envelopper aussi rapidement que possible dans une couverture de laine. Au bout de peu de temps la chaleur était pleinement revenue, et, lorsque l'ardeur de la fièvre fut de nouveau assez forte, j'ordonnai de la plonger encore une fois dans l'eau de la même manière. Dès la première fois l'excès de chaleur avait bien diminué, à la seconde il disparut presque complètement. Après qu'il eut disparu, on se contenta de laver l'enfant, aussi souvent que la fièvre se montrait. On continua ainsi pendant un jour et demi ou deux ; l'enflure céda et la malade fut guérie.

Si l'on veut administrer aussi quelque chose à l'intérieur, une décoction de *fœnum-graecum* serait, d'après moi, ce qu'il y a de meilleur pour tempérer l'excès de chaleur et résoudre l'engorgement. La décoction de prêle est également bonne, de même que la tisane de camomille avec du plantain, ou la tisane de sauge avec un peu d'absinthe.

Lorsque l'inflammation n'est pas trop forte, je conseille de mettre l'enfant dans une baignoire et de lui verser dessus un arrosoir plein d'eau ; il faut lui laisser sa chemise. Le jet froid a la même action qu'une pompe sur une maison qui brûle ; il enlève beaucoup de chaleur, et si l'on emmaillotte rapidement l'enfant par là-dessus, dès la première fois tout danger est d'ordinaire conjuré. Si l'on répète cette application une ou deux fois, on sera d'autant plus certain de guérir en peu de temps et rapidement la maladie. Je ne connais pas un seul cas de cette maladie où un enfant traité de cette manière soit mort. Pourquoi ? Parce que le sang est promptement refoulé loin des parties malades, et l'enfant est de nouveau aussi bien portant qu'avant l'apparition de l'inflammation.

On obtient aussi la guérison en PLONGEANT l'enfant DANS L'EAU ; cette méthode se recommande tout particulièrement quand on ne peut se décider à lui donner une affusion. L'enfant malade est plongé jusqu'au cou dans l'eau pendant une ou deux secondes, puis vite remis dans son lit chaud. On répète l'opération aussi souvent que revient l'excès de chaleur. A chaque fois la chaleur diminue et, dans ce cas encore, la maladie est généralement terminée le second jour. A l'intérieur on peut donner les remèdes prescrits plus haut.

De même qu'un petit mal peut très facilement devenir considérable, ces inflammations peuvent amener dans la gorge, dans le cou et enfin dans le larynx des abcès qui mettent l'enfant dans le plus grand danger. On appelle cette maladie DIPHTHÉRIE. Elle peut être légère ou forte, bénigne ou maligne. S'il se produit des abcès de ce genre, ils peuvent souvent entraîner promptement la mort.

Les symptômes sont : l'enflure de la tête, le congestionnement des veines de la tête, la difficulté de respirer, les accès de suffocation.

Peu à peu les abcès grossissent et revêtent une nature plus maligne ; l'afflux de sang augmente plus qu'il ne diminue et la terminaison de la maladie est la mort par suite d'un empoisonnement du sang. Si l'on regarde la gorge de l'enfant, on remarque au palais, à la luette et aux amygdales de très petits abcès qui ont une apparence jaune sale. La fièvre n'est pas très forte ; l'enfant se plaint d'avoir de la difficulté à avaler et est extrêmement abattu. Au bout de plusieurs heures les abcès grossissent et gagnent le nez, qui laisse couler des mucosités d'un jaune vert, à l'odeur très fétide ; la langue est couverte d'une épaisse couche de saleté ; la déglutition devient toujours plus pénible, la nourriture ne peut presque plus passer. Si les abcès envahissent aussi le larynx, il s'ensuit une extrême difficulté de respirer : le visage devient bleuâtre, les veines du cou enflent, et si l'on ne vient pas en toute hâte au secours du malade, il meurt en peu de temps.

Pour guérir cette maladie, on doit promptement

agir à l'extérieur aussi bien qu'à l'intérieur. Si les abcès se sont déjà assez développés et commencent à prendre une tournure maligne, il faut agir comme dans un empoisonnement du sang. On enveloppe le cou avec une serviette trempée dans un mélange moitié eau moitié vinaigre, et aussi chaud que le malade pourra le supporter. Au bout de vingt à vingt-cinq minutes, il faut tremper de nouveau la serviette ; on peut continuer pendant deux ou trois heures, aussi longtemps que cela est nécessaire. Il faut que la couleur bleue du visage disparaisse, que le malade respire plus facilement et que la fièvre tombe. Si, après trois ou quatre heures, le petit malade se trouve sensiblement mieux, on peut enlever le maillot et plonger alors l'enfant dans l'eau froide. Ce bain peut être nécessaire deux et même trois fois par jour selon que la fièvre diminue ou augmente. S'il survient des accès de suffocation à faire croire que le malade va mourir, le meilleur remède est une affusion.

Un enfant avait une diphthérie du larynx, de la gorge et du nez ; il avait déjà eu plusieurs crises de suffocation. Tandis que, pendant une de ces crises, on l'arrosait avec un arrosoir de jardin plein d'eau, on entendit une toux précipitée qui détacha quelques mucosités. Sur-le-champ l'enfant se trouva mieux ; dans l'espace de deux à trois jours on lui administra encore huit affusions, et il fut entièrement guéri.

Lorsque la diphthérie est moins étendue et moins maligne, on la guérit facilement en plongeant l'enfant, comme il a été dit plus haut, revêtu de sa chemise, dans l'eau et en l'enveloppant soigneusement dans une couverture de laine. On doit répéter l'opération aussi souvent que cela est nécessaire.

On peut aussi, dès le début, traiter la diphthérie au moyen d'affusions, et la guérison sera aussi très rapide.

A l'intérieur on peut faire usage de tisanes résolutives; l'HUILE D'OLIVES rend aussi de grands services; quatre à six gouttes administrées d'heure en heure rafraîchissent, amollissent et résolvent les mucosités. Une assez forte infusion de *fœnum græcum* est un des remèdes des plus efficaces. Je recommande tout particulièrement une petite cuillerée à café de tisane de PRÊLE et de TUSSILAGE toutes les demi-heures, en cas de grand danger tous les quarts d'heure et, lorsque l'amélioration s'est déjà produite, toutes les heures. La tisane d'ÉCORCE DE CHÊNE et de PRÊLE ou de SAUGE et d'ABSINTHE est également bonne.

De même qu'une sœur ressemble beaucoup à son frère, la diphthérie est analogue au CROUP. Dans cette maladie, le sang s'accumule dans le larynx où il ne trouve aucune issue. Le larynx enfle fortement et l'enflure rend la respiration excessivement difficile; le visage bleuit, les veines s'engorgent, en un mot tout le sang afflue vers le haut. Une toux rauque, semblable à un aboiement, survient et le danger de suffocation ne cesse de grandir. S'il existe dans le larynx et dans la gorge un fort excès de chaleur, il faut, au moyen d'une chaleur artificielle, ramener le sang dans d'autres parties du corps, ou bien agir par des applications froides sur les endroits malades et faire reculer le sang. Avant tout il faut communiquer à l'organisme une chaleur générale qui s'étend au corps entier, de façon à ce que le sang se retire des parties malades et ne risque plus de produire ainsi la suffocation. On peut encore agir sur l'endroit dangereux au moyen d'applications chaudes, afin d'y tempérer l'excès de chaleur par une chaleur artificielle. Pour cela on enveloppe l'enfant dans un drap trempé dans un mélange d'eau et de vinaigre, aussi chaud qu'il peut le supporter. Cette augmentation de chaleur qui se répand partout amène du soulagement, dissipe l'excès de chaleur et diminue le danger. Lorsqu'on enlève la serviette mouillée, on peut agir sur l'endroit malade au moyen d'applications froides, afin que le sang soit plutôt refoulé qu'attiré. On emploie à cet effet une AFFUSION SUPÉRIEURE ou un MAILLOT DU COU FROID.

Un enfant en danger sera, par exemple, emmaillotté pendant une heure dans un drap chaud ; aussitôt qu'on enlèvera le drap, on lui administrera une douche supérieure sur le cou et la nuque, et on le recouchera. Si l'excès de chaleur revenait, on pourrait administrer une seconde affusion supérieure. La fièvre tombera alors, la respiration deviendra plus facile et une certaine quantité de mucosités se résoudra à l'intérieur. S'il en est ainsi, il suffira tout à fait de plonger l'enfant dans l'eau ou de lui donner une affusion totale. Mais si la résolution interne est trop lente, on peut emmaillotter une seconde fois le corps entier. On peut provoquer à l'intérieur une résolution aussi forte que possible en administrant, tous les quarts d'heure, une cuillerée à café de tisane d'ORTIES et de TUSSILAGE, ou encore de SAUGE et de PRÊLE ; on peut également faire alterner la tisane avec de l'HUILE D'OLIVE. Avec ce traitement l'enfant sera en peu de temps hors de danger, et il ne restera rien d'autre à faire que de surveiller si la fièvre ne

reparaît pas. Si elle reparaissait, il faudrait faire de
nouveau des lotions ou mettre un maillot.

Je suis arrivé à ce traitement en soignant plusieurs cas d'empoisonnement du sang dans lesquels
l'eau chaude, aussi chaude que le malade pouvait la
supporter, a dissipé et éliminé le poison. Bien que
dans le croup il n'y ait pas vraiment empoisonnement, cependant les applications d'eau chaude ré-
duisent et éloignent les principes morbides et en
partie vénéneux.

Une mère de famille, s'étant refroidie, avait une
inflammation de la gorge pareille à celle que j'ai
décrite plus haut ; pour la combattre, en un jour et
demi, elle avait pris un bain de vapeur de la tête et
mis un maillot chaud. Mais son cou enfla à tel point
qu'elle ne pouvait plus tenir la tête droite ; elle ne
pouvait presque plus manger et, lorsqu'après de
grandes souffrances elle avait avalé quelque chose,
tout ressortait par le nez ; à la fin il lui fut impossible de faire passer même une goutte d'eau. Je fis
immédiatement ôter tous les maillots chauds et lui
ordonnai de se laver toutes les demi-heures, aussi
rapidement que possible, le cou et la poitrine avec
de l'eau froide, puis de s'envelopper le cou avec une
serviette de toile et de se couvrir suffisamment. Elle
commença les lotions le matin à huit heures, à cinq
heures du soir elle pouvait déjà avaler de l'eau et
du bouillon. Au bout d'environ vingt-quatre heures,
toute enflure avait disparu.

Les applications qu'avait faites cette femme avant
mon arrivée, étaient tout à fait mal choisies. Le bain
de vapeur de la tête avait fortement échauffé le cou,
la tête tout entière et la poitrine, ce qui avait eu
pour conséquence d'attirer davantage le sang au cou

et à la tête. Après le bain de vapeur elle mit un
maillot de cou chaud, qui porta la congestion à son
plus haut degré ; les pieds étaient naturellement
glacés ainsi que les bras ; si l'on avait continué ce
traitement, cet afflux du sang à la partie supérieure
du corps aurait pu avoir de funestes conséquences.
Mais lorsqu'on lava le haut du corps, toutes les
demi-heures, et qu'en outre les pieds furent enve-
loppés jusqu'au-dessus des chevilles avec une serviette trempée dans un mélange chaud d'eau et de
vinaigre, le sang revint aux parties qu'il avait aban-
données.

A la fin de cet article je dois encore faire remarquer d'une façon toute particulière, que tout d'abord
j'employais des bains de vapeur au lieu de compresses, ainsi qu'il est dit dans « Ma Cure d'eau ».
Mais je me fatiguai de ces bains et les enfants ne
veulent pas en prendre. Sans doute ils les réchauffent parfaitement et distribuent régulièrement la
chaleur. Après deux de ces bains, lorsqu'une forte
transpiration a été provoquée chez l'enfant, une
grande partie des principes morbides est certainement éliminée. Mais il est nécessaire, lorsque le
bain est terminé, de faire une lotion ou de donner
une affusion, sans quoi la chaleur serait trop grande
et l'enfant ne pourrait pas la supporter. Cependant,
la plupart du temps, il est très difficile d'employer
les bains de vapeur avec les enfants ; on réussit bien
mieux avec les affusions et les maillots. Les enfants
plus âgés prendront avec succès un bain de vapeur
de vingt à vingt-cinq minutes.

Si la mère de famille, dont j'ai parlé plus haut,
avait pris, après son bain de vapeur de la tête, une
forte affusion supérieure, tout excès de chaleur

aurait disparu, et elle se serait guérie très facilement avec des lotions et des affusions.

Dents (mal de)

Si les diverses parties du corps sont entièrement liées l'une à l'autre, elles ont cependant leur vie propre ; chacune d'elles peut se détériorer et être cause de bien des souffrances ; il n'en va pas autrement des dents. L'homme a de 28 à 32 dents ; on pourrait croire que ces petits os sont incapables de faire grand mal, et justement les maux de dents sont un des plus grands tourments de l'humanité. Qui pourrait compter tous les moyens inventés pour les soulager ? D'ordinaire la dent se gâte à l'intérieur ; un petit trou se forme jusqu'à l'extérieur et, en général, les souffrances commencent à ce moment. On admet que l'air qui pénètre par ce trou occasionne une inflammation dans la racine. A mesure que le trou s'agrandit, la douleur revient plus facilement et plus fréquemment. Avec le temps la couronne de la dent se brise, la dent se pourrit tout à fait et il ne reste plus que la racine dans l'alvéole enflammé. Très souvent on bouche les alvéoles pour que l'air n'y puisse pénétrer, que l'inflammation cesse et que la douleur disparaisse. Beaucoup se font arracher la dent gâtée et cherchent ainsi à se débarrasser de la douleur. Mon avis est qu'on ne doit pas se faire arracher de dents ; lorsqu'on souffre, il faut calmer la douleur ; car j'aime mieux une dent mauvaise que pas de dent. Quel est celui qui abattra sa maison, parce que quelques tuiles sont tombées du toit ? Ce serait la plus grande folie. C'est de même une folie que d'ar-

racher une dent à cause d'un petit trou ; elle peut
encore rendre des services et tenir sa place pendant
des années. S'il est possible de la boucher, je ne demande pas mieux ; mais s'il est impossible de la
plomber, qu'on laisse la racine, elle servira encore!
Il faut seulement avoir soin de faire disparaître
toutes les inflammations de la mâchoire ; la racine
tiendra alors aussi bien qu'une dent entière.

J'eus une fois mal aux dents et je consultai un
dentiste. Il eut vite pris son parti et m'arracha la
mauvaise dent. Deux mois s'étaient à peine écoulés
que le mal revint ; le dentiste m'en arracha une seconde. Au bout d'un an, ce fut le tour de la troisième,
et je crois que les aurais toutes perdues l'une après
l'autre. Mais je fis ce que m'avait recommandé un
jour un vieux valet de ferme : je ne me doutais au-
cunement à cette époque de l'existence d'une cure
d'eau. Voici le conseil de cet homme : « Tiens, pendant cinq minutes, la tête sous le tuyau de la pompe,
ton mal de dents passera ! » Je le fis, je gardai ma
dent et ma douleur disparut.

Il y a vingt ans, j'eus de nouveau mal aux dents ;
mais cette fois ce n'était qu'une racine ; je voulus
faire extraire cette racine et je fis demander le dentiste. On me répondit qu'il avait bu un petit verre
de trop et ne pouvait pas venir. Le soir, le mal revint,
mais le dentiste avait encore bu un petit verre. Il
faisait un froid glacial et il pleuvait assez fort ; avec
mon mal de dents je marchai une demi-heure pieds
nus dans l'eau qui baignait la route. A partir de ce
moment je n'ai plus eu mal aux dents pendant une
seule minute. Incontestablement la douleur ne pro-
venait pas de la racine, mais plutôt d'une stase sanguine dans la mâchoire. La marche nu-pieds dans

l'eau détourna le sang et fit, par suite, disparaître
la douleur.

On est bien obligé d'admettre qu'un afflux de
sang tant soit peu prolongé soit à la dent, soit à sa
racine, amène peu à peu une inflammation. Cette inflammation produit dans la peau qui entoure les
dents une douleur excessive. Donc, pour guérir le
mal de dents, il faut tout d'abord faire disparaître
l'inflammation. Le meilleur moyen pour cela est de
produire une dérivation du sang. Une fois l'inflammation disparue, la douleur cesse également.

Il arrive souvent que les stases sanguines, qui se
sont produites dans les dents, provoquent la formation de stases semblables dans les autres veines de
la tête et que, par suite, les douleurs gagnent tout
un côté de la tête ou même la tête tout entière.
Dans ce cas, l'extraction des dents ne serait d'aucun
secours.

Une demoiselle vint me trouver dernièrement et
se plaignit d'avoir une fistule dentaire. Elle raconta
qu'on lui avait arraché neuf dents, sans faire cesser
la douleur, et qu'à présent elle avait une fistule dentaire qu'il n'y avait pas moyen de guérir. De fortes
stases sanguines s'étaient formées du côté malade,
elles s'étaient enflammées, s'étaient peu à peu mises
à suppurer et le pus s'était frayé une issue à travers
un canal fistuleux. S'il n'y avait pas un moyen d'en-
rayer la marche du mal, ou bien le côté tout entier
se serait détruit, ou bien il serait survenu une carie
de la mâchoire; il n'eût pu en être autrement. Car
lorsqu'il y a suppuration, il faut bien admettre que
la putréfaction gagne du terrain. On peut penser que
cette personne avait eu recours à une infinité de remèdes, mais rien n'y avait fait. L'eau guérit très

facilement les fistules dans toutes les parties du corps; pourquoi ne guérirait-elle pas aussi une fistule dentaire? Et, en effet, cette personne fut guérie en un mois. Le côté malade était bouffi et la mâchoire comme enflée. Les principes morbides amassés ici furent résolus et éliminés.

Là où se développe une fistule, il y a habituellement afflux de sang. Lorsque l'inflammation amène la putréfaction, celle-ci s'étend aux alentours et endommage les organes ; la nature est hors d'état d'éliminer à elle seule les principes morbides, et la guérison est empêchée par là. Mais si l'eau élimine aussi rapidement que possible tous les principes corrompus, les organes avoisinants sont fortifiés et raffermis ; un sang rajeuni les baigne de nouveau ; non seulement la fistule se guérit, mais la nature se fortifie si bien qu'une fois les principes malsains éliminés, aucune nouvelle inflammation ne peut se former, et une véritable guérison se produit.

J'ai toujours le même principe : « Pour guérir les maladies il faut agir sur l'ensemble du corps, afin de dissiper tous les désordres de la circulation sanguine, et d'obtenir une chaleur naturelle régulière. Mais il faut agir d'une façon toute spéciale sur l'endroit malade. Le malade dont j'ai parlé plus haut, reçut chaque jour une AFFUSION SUPÉRIEURE et une AFFUSION DE LA TÊTE, puis une AFFUSION DES GENOUX ou encore une AFFUSION DES CUISSES. L'affusion supérieure et l'affusion de la tête fortifièrent tellement tout le haut du corps que les principes corrompus furent éliminés et qu'une transpiration régulière s'établit. On agit encore particulièrement sur la place malade. Pour cela, on se borna simplement à arroser une ou deux fois par jour soit toute la tête, soit les deux joues. Lorsque la joue reçoit une affusion, la douleur cesse instantanément. Revient-elle, on peut réitérer l'affusion ; on a besoin d'y revenir tout au plus de deux à quatre fois, et la douleur aura entièrement cédé. Au commencement, il y a une forte élimination de matières corrompues ; mais bientôt la douleur cèdera, elle cessera enfin entièrement et la guérison sera alors complète. On peut agir encore sur le corps entier au moyen de DEMI-BAINS, d'AFFUSIONS TOTALES, d'AFFUSIONS DES CUISSES et d'AFFUSIONS DORSALES, qui le fortifient et le mettent dans un état plus satisfaisant. La marche sur les pierres mouillées ou la marche nu-pieds au grand air détournent d'ordinaire le sang vers le bas, diminuent les douleurs ou les font disparaître complètement.

Il existe aussi quantité de remèdes domestiques qu'on peut employer et qui réussissent parfois très bien. Mais leur action n'est pas aussi sûre, d'ordinaire, que celle d'un traitement général.

J'ai connu un homme qui a guéri du mal de dents des centaines de personnes. Il prenait un clou neuf, piquait la gencive tout près de la dent malade, la faisait saigner, puis emportait le clou pour le planter, ainsi qu'il le disait et que chacun le croyait, dans une poutre en un endroit obscur que n'éclairaient jamais le soleil ni la lune. J'admets que par suite de ce traitement le mal de dents fût souvent calmé. Mais la raison en est que le sang ayant coulé par cette petite blessure, la stase sanguine qui causait la douleur avait diminué. Mais il n'aurait pas été nécessaire pour produire cet effet d'un clou neuf. On emploie souvent aussi de l'ail ; on en met dans la dent malade ou dans l'oreille. On coupe encore des figues qu'on applique sur la gencive ; bien des personnes se trouvent bien de l'usage de la racine de chicorée. On fend une racine fraîche, ou tout au moins humide, et on l'applique sur la paroi de la gencive. Il est vrai que ce remède soulage fréquemment ; la raison en est que la racine pompe certains fluides ; par suite les stas s diminuent et la douleur cesse.

Diarrhée.

Ils sont peu nombreux ceux qui ne connaissent pas la diarrhée par expérience. Elle est très fréquente et souvent mortelle chez les petits enfants. Elle s'attaque aussi de temps en temps aux adolescents. Au surplus, ni la condition, ni l'âge ne mettent à l'abri de cette maladie qui est universellement connue.

On ressent dans les entrailles une douleur, une pression, des pincements et des gargouillements, on est tout mal à l'aise, au bout de peu de temps arrive le dérangement, après quoi le malade se trouve de nouveau bien à son aise et croit que tout est fini. Mais cela ne dure pas longtemps, les mêmes douleurs reviennent et bientôt de nouveau le besoin d'aller à la selle. Cela peut durer tout un jour, deux jours, fréquemment même de six à huit et davantage.

La diarrhée survient très souvent après l'ingestion de boissons froides, lorsque, par une grande chaleur, on boit beaucoup d'eau froide ou de bière non fermentée, et surtout lorsqu'on boit du vin doux ou qu'on mange des fruits pas mûrs. Cela produit dans l'estomac des désordres qui se manifestent par les gargouillements et des douleurs ; cette agitation ne cesse que lorsqu'une selle suffisante a évacué toutes les matières superflues. La diarrhée est particulièrement fréquente lorsqu'on boit beaucoup d'eau après avoir mangé des aliments gras. Bien des personnes encore ne peuvent pas supporter tel ou tel aliment; lorsqu'elles en mangent, elles ont la diarrhée. Il en est aussi d'autres que le lait dérange sûrement. J'ai connu quelqu'un qui ne pouvait jamais manger de fraises sans être dérangé presque aussitôt.

Si les selles se répètent deux ou trois fois, cela n'a pas grande importance; cela peut même être utile à l'organisme, lorsque cette sorte de police naturelle expulse les principes inutiles. Mais si la diarrhée persiste pendant plusieurs jours, la nature subit trop de pertes ; elle s'amollit, se relâche, l'appétit diminue, les forces baissent et l'indisposition a des conséquences sérieuses.

Il arrive souvent aussi que la diarrhée se produit sans cause apparente. J'ai connu un grand nombre de gens qui m'assuraient qu'ils étaient sûrs d'avance de l'avoir à l'automne ou au printemps; mais qu'une fois l'accès passé, ils se sentent tout à fait bien.

Si certains l'ont à l'automne et au printemps, d'autres l'ont toutes les trois ou quatre semaines. A l'égard de ceux-ci, on peut se poser cette question : « Est-il possible qu'ils aient une constitution saine avec une indisposition qui revient si souvent ? »

Je conseille à ceux qui ont tous les ans la diarrhée à l'automne et au printemps de ne rien faire pour la combattre. Mais chez une personne qui l'a plus souvent, elle provient certainement d'un désordre dans l'estomac ou dans les intestins. Il est nécessaire de soigner cette disposition.

On peut être soi-même cause de cette maladie sans le savoir, par exemple, lorsqu'on mange trop vite ou lorsqu'on absorbe des aliments tantôt liquides, tantôt solides, tantôt doux et tantôt acides. Ces aliments, avalés coup sur coup et rapidement, peuvent entrer en transformation et développer des gaz. Les gaz chassent la nourriture qui s'en va sans être digérée.

Bien des personnes encore sont atteintes de diarrhée à la moindre excitation, à la moindre peur, à la moindre angoisse ; les enfants faibles sont souvent pris de dérangement lorsqu'ils sont punis ou même lorsqu'ils craignent simplement de l'être. Plusieurs personnes m'ont assuré que, lorsqu'elles devaient paraître en public, l'excitation leur donnait chaque fois la diarrhée.

Dans les cures d'eau aussi la diarrhée peut se produire, mais seulement lorsque les applications ne sont pas bien faites, ou encore lorsqu'on en prend imprudemment une sans être dans les conditions requises, ou enfin lorsqu'on en prend trop. Dans toutes les applications, la chaleur naturelle entre en lutte avec le froid de l'eau ; si la chaleur a le dessus, le but cherché sera atteint ; mais si la chaleur cède devant le froid, il se livre à l'intérieur du corps un combat qui se termine habituellement par des coliques ou par la diarrhée. Cette diarrhée n'est pourtant pas à redouter dans une cure d'eau, au contraire elle peut être désirable. Certaines personnes évacuent souvent pendant deux ou trois jours une quantité d'eau tout à fait extraordinaire et de même, pendant deux jours, trois jours et davantage, elles sont dérangées. D'ordinaire des principes mauvais, cor-rompus, sont seuls évacués ainsi, et la diarrhée cesse d'elle-même lorsque cette sorte de police naturelle a expulsé ces principes.

Veut-on remédier à une diarrhée extraordinaire et par suite peut-être grave, on doit mettre en œuvre son intelligence et sa raison et ne choisir que des re-mèdes qui conviennent à l'organisme humain. Il faut avant tout être raisonnable dans le choix de ses ali-ments et ne pas manger trop vite ; il faut de plus se modérer dans la boisson, et surtout ne pas boire en mangeant. Ensuite il faut éviter les aliments et les boissons qu'on sait devoir vous déranger. Si la diar-rhée provient d'une faiblesse de l'estomac ou d'une maladie des intestins, ce qu'on doit admettre lors-qu'elle se déclare souvent sans aucune raison appa-rente, il faut, avant tout, s'efforcer de débarrasser l'estomac et les intestins de tous les principes mor-bides, et de fortifier l'organisme entier, de telle sorte que la nature ne souffre ni dans l'estomac, ni dans l'intestin, rien qui puisse petit à petit produire la diarrhée. Il faut donc premièrement exercer sur la nature une action fortifiante, de manière qu'elle ne laisse entrer aucun principe de ce genre, mais qu'elle expulse au contraire tous les principes malsains. Le mieux, pour résoudre les principes morbides, est d'appliquer sur le ventre une compresse de FLEURS DE FOIN RENFLÉES ou encore d'EAU VINAIGRÉE ; les personnes faibles, qui n'ont pas assez de chaleur na-turelle et qui, par suite, ne digèrent pas bien, se trouveront mieux de compresses CHAUDES. Cette cha-leur artificielle permet ensuite une application éner-gique d'eau froide. Car, ici encore, l'eau FROIDE est le seul remède vraiment efficace.

Anna vint se plaindre ainsi : « J'ai tous les quinze jours ou toutes les trois semaines une diarrhée qui me laisse d'ordinaire épuisée et tout à fait sans forces ; mon appétit est rarement bon, et je n'ose pas beaucoup manger, parce que cela me fait mal à l'estomac ou me dérange. Mes forces diminuent de jour en jour et je puis à peine vaquer à mon travail ; je suis constamment très altérée et je dors mal. » Anna dut dans la semaine mettre trois fois, pendant une heure et demie, sur le ventre, une serviette pliée en quatre et trempée dans une décoction de FLEURS DE FOIN ; au bout de trois quarts d'heure, la compresse devait être mouillée de nouveau. Cette serviette chaude réchauffe la nature, la chaleur résout et la serviette elle-même absorbe les principes malsains. De plus, Anna dut prendre tous les jours, le matin, à midi et le soir, trois cuillerées de tisane de RACINES D'ANGÉLIQUE, d'ABSINTHE et de PRÊLE. Cette tisane élimine les principes morbides et améliore la digestion. La prêle purifie le sang et l'angélique expulse tout ce qui pourrait être préjudiciable au corps.

Après qu'on aura agi ainsi par le dedans et par le dehors sur les organes internes, le malade prendra par semaine deux affusions des cuisses, deux demi-bains et une affusion dorsale. Les affusions des cuisses exercent une action fortifiante sur les organes abdominaux et augmentent leur activité ; le demi-bain agit à un degré encore plus élevé comme moyen résolutif, éliminatoire et fortifiant. L'affusion dorsale n'est pas moins efficace pour régulariser la circulation sanguine que pour fortifier le corps entier. De cette manière tout l'organisme se trouvera en meilleur état ; les principes malsains

seront éliminés et la digestion ne tardera pas à s'améliorer.

Un malade vient me dire : « Cette nuit j'ai été pris
d'une violente diarrhée ; toutes les heures j'ai dû
aller à la selle. J'ai grand'soif et me sens très fatigué ;
que dois-je faire ? » — « Faites bouillir une tasse de
tisane de RENOUÉE dans un mélange à parties égales
d'eau et de vin rouge, si vous en avez. Buvez-la
très chaude et si la diarrhée ne cède pas, buvez-en
une seconde tasse au bout de deux ou trois heures.
Vous pouvez aussi tremper une serviette dans de
l'eau vinaigrée bien chaude, et vous l'appliquer sur
le ventre pendant une heure et demie ; seulement,
après trois quarts d'heure, vous mouillerez de nouveau votre serviette. Si vous n'avez pas de renouée,
vous pouvez la remplacer par de l'absinthe et du
fenouil moulu et vous en servir comme je vous l'ai
prescrit pour la renouée. »

Antoine vient se plaindre de son état en ces termes : « Un rien me donne la diarrhée ; elle passe
vite, il est vrai, mais ne tarde pas à revenir. Autrement je me porte bien ; j'ai de l'appétit et je dors
bien. »

Antoine doit prendre tous les jours, le matin, à
midi et le soir, deux à trois cuillerées de tisane
d'ÉCORCE DE CHÊNE et d'ABSINTHE ; il peut aussi, tous
les deux ou trois jours, prendre un demi-bain et le
mal sera bientôt guéri.

De ce qui a été dit, il ressort clairement que la
diarrhée peut se déclarer très facilement, mais aussi
qu'elle n'est pas difficile à guérir. Elle est surtout
fréquente pendant les chaleurs de l'été, mais d'ordinaire seulement chez les imprudents. Qu'on vive
raisonnablement pendant l'hiver ! Qu'on évite de

mélanger brusquement les mets et les boissons, et qu'on soit également prudent à l'égard des changements de température !

Quelque sains que soient les fruits, ils peuvent être tout aussi dangereux quand on les mange sans discernement. Les fruits sains et mûrs sont bons, j'en suis convaincu par toutes les observations que j'ai faites. Par contre, les fruits à moitié mûrs sont toujours dangereux et occasionnent très facilement la diarrhée. Il est incontestable qu'il ne faut manger les fruits à noyaux qu'avec beaucoup plus de circonspection et, par conséquent, qu'il ne faut jamais beaucoup en manger, surtout les prunes, et entre autres les couèches, dont on doit manger peu à la fois. Lès griottes et les cerises sont plus inoffensives ; pourtant il en est comme de tous les aliments, il faut y aller avec modération et surtout ne pas en manger trop à la fois.

Le meilleur préventif contre la diarrhée, et cela depuis la plus tendre enfance jusqu'à la vieillesse la plus avancée, est l'endurcissement, un choix et un usage rationnels des aliments et une grande prudence dans le choix des boissons. Qu'on évite tout particulièrement les pâtisseries douces et les mets très sucrés ! Ils causent souvent la diarrhée.

Qu'on remarque encore ceci pour terminer : Dès que se manifestent les premiers symptômes d'une diarrhée, en règle générale, une petite tasse de tisane de PETITE CENTAURÉE et d'ABSINTHE guérira le mal. La tisane de CAMOMILLE et de SAUGE rendra les mêmes services.

Diarrhée (lientérique).

La diarrhée lientérique est fréquente et est un

grand tourment pour les pauvres humains. Celui
qui en est atteint rend les aliments tels qu'il les a
avalés : son estomac ne les digère donc pas. Aussi,
l'organisme ne recevant plus aucune nourriture, les
suites de cette maladie sont-elles promptes et terribles. Les forces diminuent, toute fraîcheur disparaît également et le corps entier s'en va de consomption.

La diarrhée lientérique succède souvent à une
maladie grave, surtout lorsque le malade a pris une
grande quantité de médicaments et peut-être de médicaments très dangereux.

Si la maladie ôte tout ressort à l'organisme et si,
par suite de cette atonie, l'assimilation devient insuffisante ou presque nulle, les médicaments, de leur
côté, font du mal à l'estomac et l'épuisent, de telle
sorte qu'il ne peut plus digérer comme il convient. Il
en est de l'estomac comme de la poitrine dans les maladies des poumons ou dans les maladies de poitrine :
il se remplit de mucosités qui ne peuvent être expulsées.

Cette maladie est fréquemment aussi la conséquence d'une manière de vivre défectueuse. Il y a
des gens qui boiront souvent, sans raison, beaucoup
d'eau froide, puis qui n'en boiront plus du tout
pendant un certain temps. Cet excès de boisson
froide peut causer des refroidissements, délayer
outre mesure les sucs gastriques. Le seul passage
du froid au chaud est par lui-même des plus mauvais
pour l'estomac. Un appétit mal réglé peut encore
amener un catarrhe de l'estomac ; certaines personnes ne mangent rien ou presque rien pendant un
certain temps ; puis elles surchargeront l'estomac
de trop de nourriture ou mangeront un aliment in-

digeste en grande quantité. Les boissons spiritueuses peuvent aussi affaiblir et brûler l'estomac à
un tel point qu'il lui devient impossible de s'acquitter de son office. Combien de fois n'arrive-t-il
pas en été qu'on boit de la bière glacée telle qu'elle
sort de la cave ; on se donne ainsi de dangereuses
maladies d'estomac ! Les eaux minérales finissent
par attaquer l'estomac, lui ôtent tout ressort et le
rendent absolument incapable de digérer.

Si l'estomac tombe dans un état si pitoyable et
que par suite le corps s'affaiblisse, les autres organes digestifs s'en ressentiront certainement ; ils
deviendront mous, flasques, parfois même impropres
à tout service. Pour amener la guérison, il faut donc
tout d'abord résoudre et éliminer les principes morbides et corrompus. De même que dans les maladies de poitrine, la poitrine tout entière peut se
remplir de mucosités, l'estomac peut se remplir de
toutes sortes de matières malsaines et corrompues ;
et souvent il serait bon qu'un ramoneur pût tout
râcler et faire partir avec son balai. Mais, puisque
cela est impossible, il faut s'arranger pour les résoudre et les éliminer d'une autre manière. L'estomac n'est pas seul à souffrir et à s'affaiblir, tout
l'organisme souffre, s'affaiblit et dépérit peu à peu ;
aussi faut-il agir énergiquement sur le corps entier
comme sur l'estomac. Or, il n'y a pas pour le corps
de meilleur remède que l'EAU. A l'intérieur on emploiera seulement des HERBES, parce qu'elles ne sau-
raient en aucune manière nuire à l'estomac et l'affaiblir, mais qu'elles peuvent, au contraire, lui être salutaires.

Je recommanderai avant tout l'ABSINTHE et la
SAUGE. L'absinthe s'empare des matières malsaines,

corrompues, que renferme l'estomac, les résout et les élimine ; la sauge purifie également et améliore les sucs gastriques. Que le malade prenne toutes les trois heures une cuillerée de cette tisane : elle aura à l'intérieur une action résolutive et éliminatoire constante et produira une amélioration.

La nourriture doit être facile à digérer et n'être jamais prise qu'en petites quantités à la fois. Si le malade supporte bien le lait, il boira trois ou quatre fois par jour, par portions de trois ou quatre cuillerées, du lait dans lequel on aura fait bouillir du cumin. S'il ne peut les supporter, il prendra trois ou quatre fois par jour la même quantité de soupe à la farine grillée : cette soupe est très facile à digérer et riche en principes nutritifs. Peu importe que l'organisme reçoive tels ou tels principes nutritifs, l'essentiel est que l'estomac les digère et en tire des sucs bons et utiles.

S'il y a souvent un dévoiement assez fort avec des maux de tête, rien n'est meilleur que de boire chaque jour une petite tasse de tisane de RACINES DE TORMENTILLE, préparée avec un mélange à parties égales d'eau et de vin rouge. Mais pour combattre la diarrhée et en même temps fournir à l'estomac une bonne nourriture, il sera très utile de manger toutes les heures un petit morceau de PAIN DE SANTÉ trempé pendant quelques minutes dans de bon VIN ROUGE ou dans du VIN DE GROSEILLES. Ce remède est particulièrement à recommander aux personnes qui possèdent peu de chaleur naturelle ; il les nourrit et les réchauffe. La PETITE CENTAURÉE mêlée à la SAUGE est également excellente. Une bonne SOUPE FORTIFIANTE fera aussi le plus grand bien ; mais il faut en prendre peu à la fois et souvent.

A l'extérieur on combattra la diarrhée lientérique en mettant tous les deux ou trois jours une serviette pliée en quatre et trempée dans une DÉCOCTION DE FLEURS DE FOIN, sur le ventre ; on l'y laissera au plus trois quarts d'heure ou une heure, afin qu'elle active les fonctions de la peau et éveille l'activité des organes abdominaux, mais sans avoir une action absorbante trop énergique. Une compresse de ce genre suffit tous les deux ou trois jours.

Un grand nombre de personnes se trouvent bien de se laver énergiquement, matin et soir, le ventre avec un mélange moitié eau moitié vinaigre..Mais comme cette maladie enlève au corps, avec ses forces et son activité, beaucoup de chaleur naturelle, on peut faire cette application au sortir du lit en ayant soin de s'y remettre après. Cette lotion doit se faire aussi rapidement que possible ; il ne faut pas s'essuyer, mais se remettre au lit sur le champ.

Si le malade est encore assez fort, ce qui lui sera le plus utile sera de prendre par semaine trois AF-FUSIONS DES CUISSES ou deux demi-bains ; s'il suit ce traitement avec prudence et choisit judicieusement ses aliments, il se rétablira en peu de temps.

Un homme vint un jour me trouver et me dit: « Je vais chaque jour de huit à dix fois à la garde-robe; j'ai bonne apparence, bon appétit et bien que mes forces aient diminué, je travaille encore passablement. Tout ce que j'ai fait pour me guérir à été inutile. » Je conseillai à ce malade de prendre tous les matins une AFFUSION DES CUISSES, toutes les après-midi un DEMI-BAIN, de s'en tenir à une nourriture simple et bonne, de manger le matin une soupe à la farine grillée, de boire le soir une petite tasse de

tisane d'ABSINTHE, pour le reste de ne rien changer
à sa manière de vivre.

Un laboureur avait très souvent du dévoiement,
tantôt avec des douleurs, tantôt sans douleurs. Je lui
donnai une tasse de FOUILLE-RÉGULATEUR léger, afin
d'opérer un nettoyage énergique. Cette petite tasse
suffit complètement à le débarrasser de son mal. Le
fouille-régulateur s'empara de tous les principes
malsains qui se trouvaient dans l'estomac et les élimina. Une fois la cause du mal disparue, le mal disparut également.

Un étranger me dit qu'il allait tous les jours de
huit à dix fois à la garde-robe; aucun des nombreux
moyens qu'il avait essayés ne l'avait guéri. Il prit
pendant trois jours tous les matins une AFFUSION
DES CUISSES et toutes les après-midi un DEMI-BAIN;
pendant trois autres jours, une AFFUSION DORSALE le
matin et un DEMI-BAIN encore l'après-midi; au bout
de ce temps le mal avait entièrement disparu. La
maladie venait principalement ici de ce que l'organisme n'avait pas la force d'éliminer les principes
malsains. Lorsque l'eau vint le soutenir, les mauvais
principes furent bientôt rejetés. La présence d'un
principe acide dans la farine la met en fermentation; que l'on ôte l'acide et la fermentation cesse.

Ces états maladifs ne se produiraient pas aisément
si l'on avait soin d'endurcir et de fortifier son corps.
La faiblesse et le relâchement ouvrent les portes à
la maladie; la force et l'énergie, au contraire, éloignent tout ce qui est nuisible.

Enrouement.

Il arrive très fréquemment, surtout au printemps,

à l'automne et en hiver, que, lorsque le temps passe brusquement de l'humidité à la sécheresse et réciproquement, l'air qu'on respire est tour à tour froid et chaud. Il peut bien se faire qu'en une demi-heure on perde presque complètement la voix ; elle devient enrouée et on a de la peine à parler. Souvent cette indisposition dure fort longtemps, et il n'est pas rare que les nombreux remèdes employés n'aient que peu d'efficacité ou n'en aient pas du tout. De même qu'il peut se produire une congestion dans la muqueuse du nez et de la gorge et, par suite, un rhume, le larynx peut aussi devenir le siège d'une congestion ; les cordes vocales, blanches à l'état habituel, deviennent rouges, ce qui prouve qu'elles se sont remplies de sang. Cette pléthore leur ôte leur souplesse et met obstacle à la netteté de la parole ; car les mots ne passent que par force dans cet espace rétréci. On peut appeler cet état un catarrhe aigu.

La circulation sanguine est sujette à une foule de troubles et, selon moi, ces troubles peuvent aussi avoir une influence sur les cordes vocales. Le spécialiste pour les maladies de la gorge est souvent incapable d'expliquer la persistance d'un enrouement ou d'une complète extinction de voix, alors que la cause véritable en est un arrêt de la circulation du sang. J'en ai eu deux exemples des plus frappants.

Une jeune fille de Münich avait perdu la voix depuis six ans ; des spécialistes, les médecins les plus renommés, l'avaient soignée, mais en vain. Elle avait fait des inhalations, été électrisée, cautérisée, on lui avait insufflé des poudres dans la gorge, que sais-je encore ? bref on avait employé tous les moyens dont on pouvait espérer quelque résultat. Elle était fraîche, paraissait bien portante et très forte pour son âge. Elle vint faire une cure d'eau. Je ne doutai pas de la guérison. Aucun des médecins n'avait trouvé, pensais-je, la cause de la maladie. Je ne la trouvais pas davantage, mais je fus convaincu d'une chose. Il y a là, me dis-je, des stases sanguines, et, comme l'objet principal de la cure d'eau est de former de bon sang et de régulariser la circulation, je cherchai de cette manière à agir sur le corps. Pendant cinq jours je prescrivis à la jeune fille deux ou trois affusions par jour, toutes destinées à régulariser la circulation. Le sixième jour elle reçut une forte douche fulgurante et, pendant la douche même, elle sentit un changement dans les cordes vocales. Ce changement persista après la douche et bientôt une amélioration se produisit ; un quart d'heure après, la parole était revenue, assez faible sans doute au début, quoique tout à fait pure. Je continuai à rétablir énergiquement la régularité de la circulation et en six jours la jeune fille avait retrouvé la voix pleine et forte d'autrefois. Elle essaya même de chanter et y parvint.

Que des états de ce genre proviennent de l'hystérie ou de toute autre cause, peu importe ; car dans ce cas encore, selon moi, la cause serait un trouble de la circulation sanguine.

Une personne, âgée d'environ vingt ans, habitant Würzbourg, avait complètement perdu la voix depuis deux ans. Pendant ces deux ans elle n'avait cessé de prendre des remèdes, avait été électrisée, reçu des insufflations, elle avait fait tout ce que lui avaient ordonné spécialistes et non spécialistes, mais toujours inutilement. Je pensai que là aussi des stases sanguines étaient la cause du mal, et je lui ordonnai une affusion des cuisses, une affusion

dorsale, une affusion supérieure, une affusion totale
et un demi-bain. Cette ordonnance fut faite à trois
heures de l'après-midi et la malade se rendit à l'établissement de bains. Trois quarts d'heure après, elle
revint et dit avec la plus grande joie à quelques
personnes et aux médecins : « J'ai retrouvé la voix.
L'affusion des cuisses me l'a rendue. » La voix était
revenue normale, quoique encore un peu faible ;
mais six jours de traitement, en régularisant la circulation sanguine, lui rendirent toute sa voix de jadis.

Si l'aphonie provient d'un rhume ou d'un catarrhe, il faut également agir sur la circulation
sanguine. Comme il y a inflammation dans le
rhume et le catarrhe et que cette inflammation attire le sang à la tête, il faut tout d'abord pratiquer
une action résolutive et en même temps chercher à
régulariser le cours du sang. Une fois toutes les
congestions dissipées, le sang circule comme il faut
et la voix revient.

Une jeune fille me dit : « J'ai eu pendant longtemps un rhume ; puis j'attrapai aussi un violent
catarrhe et, depuis ce moment, j'ai perdu la voix. »
Il s'agit ici de résoudre, de fortifier et de régulariser le cours du sang. Cette personne dut chaque
soir faire une lotion supérieure. Cette lotion amena
une augmentation de chaleur naturelle, tout en tem-
pérant l'ardeur de la fièvre et provoqua en même
temps une transpiration plus abondante. Alors la
malade reçut chaque jour, pendant deux jours, une
ou deux affusions, affusion des genoux et affusion
des cuisses, puis pendant quatre jours, affusion des
cuisses et affusion dorsale, et ensuite elle prit un
demi-bain et une affusion des cuisses en même
temps qu'elle dut faire une lotion supérieure. Ces

applications rétablirent la régularité de la circulation et le sang qui avait afflué vers le haut du corps
fut attiré de nouveau vers le bas. Des sueurs modérées survinrent; une masse de mucosités se résolut à l'intérieur et en peu de temps la voix revint.
On peut exercer une action résolutive de ce genre
par des moyens internes comme par des moyens
externes. Déjà dans mon enfance on employait la
fleur anthyllis, et les FLEURS DE SUREAU comme
sudorifiques. Pourquoi, à côté des applications d'eau,
ces tisanes n'auraient-elles pas à l'intérieur une
vertu résolutive? La PRÊLE, la SAUGE et le TUSSILAGE
sont des herbes excellentes pour amener une résolution; pourquoi ne pas les employer, lorsqu'on sait
par avance qu'elles ne peuvent faire aucun mal?
L'ÉCORCE DE CHÊNE a une action astringente, dépurative et curative; pourquoi ne pas prendre chaque
jour cinq à six cuillerées d'une tisane préparée avec
cette écorce ou ne pas s'en gargariser la gorge? Les
autres tisanes citées plus haut peuvent aussi être
employées comme gargarismes.

On peut, en outre, mettre des compresses autour
du cou; elles sont très efficaces, mais doivent être
appliquées avec la plus extrême précaution; lorsque
le maillot du cou devient chaud ou brûlant, il attire
encore davantage le sang au cou et le mal empire.
Mais s'il est judicieusement employé, il a sur la
gorge une action puissante, il résout, élimine et est,
par conséquent, un bon remède. Le maillot de cou
doit être très exactement appliqué sur la peau, de telle
sorte qu'il ne puisse se former aucune bulle d'air.
Au bout de vingt minutes au plus, il est nécessaire
de le renouveler et on continue ainsi pendant une
heure ou une heure et demie.

Eruptions.

Il arrive très souvent qu'une éruption plus ou moins forte se montre en une partie quelconque du corps, s'étend rapidement, ne reste en général que fort peu de temps visible et disparaît promptement.

Cette éruption est ordinairement accompagnée d'une fièvre plus ou moins forte. Lorsqu'elle rentre, le malade ne se sent pas à son aise ; bien qu'il ne souffre d'aucune maladie proprement dite, il se plaint souvent de maux de tête et de douleurs dans le ventre, de manque d'appétit, de bouffées de chaleur ou de froid en diverses parties du corps ou dans le corps tout entier. Les germes morbides se trouvent ici dans le sang et dans les humeurs. La nature n'est pas en état de les expulser et de les éliminer et, si on ne lui vient en aide, le sang se corrompt de plus en plus ; les humeurs s'altèrent également, et il peut en résulter une maladie grave, comme une hydropisie, une maladie des reins, des poumons ou du cœur. Plus la médecine est impuissante ici, plus l'eau se montre efficace.

On me demandera : « Que faut-il penser de cet état et comment porter remède à ce mal ? » Je considère la chose de la manière suivante. L'organisme tout entier est formé par le sang ; c'est le sang qui l'entretient, comme c'est lui qui le nourrit. Si le sang est sain, l'état général est bon ; si le sang est malsain, c'est-à-dire s'il renferme des principes morbides, tout le corps en souffre. Lorsqu'une partie du corps est atteinte d'une éruption, elle ne reçoit pas un autre sang que le reste du corps, elle reçoit ab-

solument le même et elle est, pour ainsi dire, la
porte de sortie que s'est ménagée la nature pour éliminer les principes morbides.

Pour guérir une éruption, il ne faut pas simplement traiter l'endroit où elle se montre ; il faut
commencer par traiter le corps tout entier. Les principes morbides doivent être résolus dans le corps entier et éliminés. On y parvient principalement aussi
en améliorant le sang au moyen d'une bonne nourriture. Les applications d'eau provoquent une plus
grande activité dans les échanges vitaux, et ainsi l'é-
tat général s'amende jusqu'à ce que, peu à peu, tout
ce qu'il renfermait de malsain soit rejeté, éliminé,
et que la nature entière soit devenue robuste.

Marie vient me raconter ce qui suit: « Mon visage
est souvent tout couvert d'une éruption ; puis cette
éruption disparaît pour reparaître la plupart du
temps aux bras, aux pieds ou à un autre endroit.
J'ai déjà vu plusieurs médecins ; ils m'ont prescrit
de me frotter avec telle ou telle pommade, de me
laver avec une eau corrosive. Parfois l'éruption
disparaissait très vite, mais elle se montrait bientôt
à une autre place. Pendant des années j'ai employé
les moyens les plus divers, elle ne fait que s'é-
tendre; mes forces ont sensiblement diminué et
mon aspect est devenu maladif. »

Marie dut mettre, deux fois par semaine, une chemise trempée dans une décoction de fleurs de foin,
bien s'envelopper dans une couverture de laine et
rester ainsi de une heure à une heure et demie. En
outre, elle dut prendre dans la semaine deux demi-
bains de deux secondes, et comme elle avait conservé encore assez de vigueur, elle dut prendre également deux affusions totales. La chemise résolut

les principes morbides et les élimina, et cela dans le corps entier. Les demi-bains fortifièrent la nature qui fut mise à même de rejeter les principes morbides. Les affusions totales provoquèrent une grande activité dans tout l'organisme, produisirent partout une chaleur égale et amenèrent une transpiration forte et régulière.

Six jours après, sur le corps entier, l'éruption ne se montrait plus que sous la forme d'une légère rougeur. Au bout de douze jours les dernières traces avaient disparu; Marie se vit alors prescrire les applications suivantes : une chemise mouillée, deux affusions des cuisses, deux demi-bains et une affusion totale. Cela dura encore quinze jours et la guérison fut complète; Marie mangeait parfaitement et son sommeil était devenu paisible; ses forces augmentaient de jour en jour. A l'intérieur, elle dut prendre matin et soir deux ou trois cuillerées de tisane d'écorce de chêne, de sauge et d'absinthe.

Fer-chaud.

Voir plus bas, à l'article Pyrosis.

Gaz (formation de) dans l'estomac et dans l'intestin.

Coliques venteuses.

Parmi les maux plus ou moins graves, mais presque innombrables qui font tant souffrir les hommes, les flatuosités et les gaz ne sont pas les-

moindres pour bien des personnes. Ces personnes ont de grands troubles dans les intestins ; il s'y produit souvent de violents gargouillements, un fort ballonnement, une grande quantité de gaz s'échappent soit par en haut, soit par en bas, ce qui les soulage. Si ces gaz s'accumulent en forte quantité, ils causent aux uns de l'angoisse, aux autres des vertiges, des maux de tête, ou amènent d'autres incommodités, comme l'insomnie, des douleurs de côté ou de reins, etc.

D'où viennent ces gaz ? Cette indisposition peut provenir de diverses causes. Lorsque, dans une conduite d'eau, le tuyau reste longtemps sans être nettoyé, l'eau y dépose bien des matières ; prenons encore, si l'on veut, comme exemple, le tuyau qui va du poêle dans la cheminée et qui peu à peu s'encrasse de suie. De même les intestins peuvent être encombrés d'une masse de matières de rebut, dont les exhalaisons forment les gaz. Plus ces matières s'amassent, plus l'intestin se rétrécit, et plus il se distend. La marche des aliments à travers l'intestin se ralentit et, par suite, il ne tarde pas à s'y produire une certaine paresse et un certain relâchement. S'il se passe en général pareille chose dans les intestins, on ne doit pas s'étonner qu'une certaine pression s'exerce sur le ventre qui se ballonne complètement, d'où il résulte une obstruction mécanique des voies naturelles. Lorsque les aliments ne sont pas bien digérés, lorsqu'on mange trop, de sorte qu'une grande partie de ce qu'on a avalé ne peut pas être élaborée et digérée, mais est expulsée presque entièrement telle quelle, il en résulte des stases indurées qui, elles aussi, distendent inégalement l'intestin, plus ou moins, suivant les endroits.

Ces distensions plus ou moins considérables entraînent des troubles et un malaise très préjudiciables à l'organisme qu'ils rendent toujours plus mou et plus inactif.

Le même effet est produit par les aliments qu'on ne digère pas, c'est-à-dire, par ceux sur lesquels les sucs gastriques n'ont aucune action et qui doivent être rejetés sans avoir servi en rien. Nous en avons un exemple frappant chez les chevaux. De l'avoine, avalée et rejetée par un vieux cheval, est transportée avec le fumier dans un champ ; elle germe, preuve qu'elle est demeurée intacte. Un certain nombre d'aliments font le même trajet dans le corps de l'homme, passent sans être digérés et ne font que causer du malaise et des incommodités. Il y a aussi un grand nombre d'aliments qu'on mange volontiers, mais qui développent beaucoup de gaz, comme le raifort, le chou vert, et particulièrement nombre de légumes cuits à l'eau, surtout le chou frisé et le chou bleu. Les personnes qui souffrent de ces malaises savent parfaitement, pour la plupart, quels sont les mets qui leur donnent des gaz et ceux qui ne leur en donnent pas.

Les anémiques et les gens nerveux se plaignent souvent de flatuosités parce que chez eux la digestion se fait mal, que l'intestin n'a pas l'activité nécessaire et que, par conséquent, l'élimination est insuffisante ; les sucs sont mauvais, la nourriture s'en va à demi-inutilisée et, dans son trajet, ne peut qu'incommoder. Semblable à un feu qui brûle lentement et développe beaucoup de fumée, une digestion si lente amasse des gaz dans l'intestin. Ce sont surtout les personnes qui possèdent peu de chaleur naturelle, chez lesquelles l'estomac est trop froid, qui sont tourmentées par les gaz. Il en est d'elles pendant la digestion comme de la ménagère qui veut faire sa cuisine avec du bois mouillé; elle obtient beaucoup de fumée et d'humidité, mais les aliments ne sont pas bien cuits.

Les hommes ne choisissent pas raisonnablement leurs aliments, toutes choses leur sont bonnes pourvu qu'elles flattent leur palais; tantôt ils mangent des douceurs, tantôt des acides, puis des mets auxquels ils ne sont pas du tout habitués, des mets indigestes, et souvent, non seulement indigestes, mais tout à fait malsains. Et l'estomac devrait digérer tout ce fatras! Ces personnes n'ont rien de bon à attendre de tout cela; ce qu'elles mangent ne sert qu'à les fatiguer en occasionnant chez elles des dépôts et la formation de gaz.

N'oublions pas non plus qu'une fermentation se fait dans les intestins aussi longtemps que tout ce qui est inutile n'a pas été complètement rejeté. Comme le feu, toute fermentation produit de la fumée et ici les gaz sont la fumée.

Lorsque toutes ces causes de troubles s'accumulent et que la fermentation devient violente, la production des gaz augmente et toutes les indispositions déjà énumérées apparaissent plus ou moins.

Il existe aussi des personnes qui ont presque toujours la bouche ouverte; elles avalent ainsi une grande quantité d'air qui pénètre en grande partie dans l'estomac et dans les intestins. Cela arrive surtout chez ceux qui mangent trop vite, ne mâchent pas suffisamment et avalent les aliments trop mêlés d'air. Aussi avait-il grand'raison, le paysan chez lequel j'étais en service, de défendre absolument de parler pendant les repas. Il est vrai qu'il n'avait pas songé à cela; il jugeait seulement que la conversation faisait perdre un temps précieux pour l travail.

Les gaz peuvent s'amasser en quantités plus ou moins grandes ; ils peuvent se développer au point d'amener une maladie dangereuse, la colique venteuse, dans laquelle une forte dilatation de l'intestin cause les plus violentes douleurs et fait craindre une rupture de l'intestin. Si les intestins sont tout à fait délabrés, malades, et qu'une distension de ce genre survienne, ces gaz pénètrent à travers les parois du tube intestinal dans la cavité abdominale, ce qui ne peut certes arriver sans occasionner de grandes douleurs et est entièrement contre nature ; c'est, à mon avis, comme un épanchement de sang.

Lorsque beaucoup de gaz s'amassent et occasionnent une grande distension de l'intestin, ils causent aisément une maladie qui, nous l'avons dit plus haut, porte le nom de colique venteuse. On souffre beaucoup et il est impossible d'expulser les gaz.

Avant tout il s'agit d'apaiser cette sorte de révolution violente, afin de faire céder les douleurs et de résoudre les vents. Nos ancêtres combattaient déjà ce mal au moyen de divers remèdes domestiques. Les uns employaient des couvercles chauffés; ils les enveloppaient d'une serviette, et les plaçaient aussi chauds qu'on pouvait les supporter sur l'endroit douloureux. D'autres remplissaient un petit sac avec trois, quatre ou cinq livres d'avoine, mettaient quelque temps ce sac sur une plaque brûlante et s'en servaient pour réchauffer l'endroit malade. J'ai connu une femme qui souffrait beaucoup de coliques venteuses; elle prenait deux tuiles, les chauffait forte-

ment et se les appliquait à tour de rôle enveloppées
dans un mouchoir ; quand l'une était un peu refroidie, elle mettait l'autre et continuait ainsi jusqu'à
ce que toutes les douleurs eussent disparu. C'est
encore un bon remède d'appliquer bien chaude une
serviette pliée en quatre ou six, trempée dans un
mélange bouillant d'eau et de vinaigre ; on renouvelle cette compresse toutes les douze ou seize minutes jusqu'à ce que les douleurs aient complètement disparu. A l'intérieur on peut prendre en
même temps une tisane de fenouil bouilli ; du lait,
dans lequel a bouilli du fenouil, bu bien chaud,
calme promptement les douleurs ; six à huit gouttes
d'huile essentielle d'œillet et d'huile de fenouil ou
d'absinthe, prises dans une cuillerée d'eau chaude,
amènent aussi un soulagement des plus prompts.
Mais il ne faut pas oublier que ces remèdes apaisent
simplement les souffrances sans faire disparaître la
cause des coliques. Pour faire disparaître cette cause,
le malade mettra tous les jours une compresse inférieure et plus tard une compresse supérieure ou réciproquement. S'il est assez robuste, un demi-bain,
une affusion des cuisses ou une affusion dorsale lui
rendront les meilleurs services.

De même que les gaz peuvent produire du dommage et des troubles dans les intestins, ils peuvent,
semblables à la fumée d'une cheminée, s'élever vers
le haut ; ils peuvent même monter jusqu'à la tête et
causer aux uns des vertiges, aux autres des douleurs de tête, des maux d'yeux, des hoquets, mais
surtout des insomnies et des douleurs soit du côté
droit, soit du côté gauche ; ils peuvent aussi amener
un état nerveux des plus prononcés. Qui croirait que
ces gaz, auxquels on ne fait nulle attention, puissent

produire tant d'incommodités ? Et si l'on savait à quel point on est soi-même souvent la cause de ce mal, on aurait soin de s'en défendre, on ménagerait son organisme et on ne lui donnerait rien qui puisse favoriser le retour de l'ennemi.

Une inactivité prolongée du corps, par exemple, chez ceux que leurs occupations enchaînent à la même place, sur leur siège, où ils s'étiolent inévitablement, entraîne aussi la formation de gaz abondants, à moins qu'on ne cherche, par certains moyens, à empêcher les stases d'où ils résultent.

Y a-t-il un remède contre ce mal ? comment peut-on le prévenir avec le plus de facilité ? Le premier moyen est l'usage externe de l'eau froide, puis l'usage interne toujours de l'eau froide et des herbes. Ceux qui sont tourmentés par les gaz sont mous par nature. L'eau froide remédie à cette mollesse, non seulement en secouant l'organisme et en lui imprimant une plus grande activité, mais encore en éliminant les gaz.

Christian me dit : « Je me porte bien ; mais je sens un grand relâchement et une paresse extrême dans tout le ventre qui est toujours fortement ballonné. et je me trouve rarement à mon aise. » Christian doit prendre la première semaine trois affusions des cuisses, deux affusions dorsales et une affusion totale. Ces affusions fortifieront la nature et diminueront assez rapidement la production des gaz. La seconde semaine, il prendra trois demi-bains, deux affusions dorsales et une affusion des cuisses ; les demi-bains fortifieront le ventre tout entier, réduiront et élimineront une grande quantité de gaz et empêcheront ainsi que ces derniers ne s'accumulent davantage. Si de plus il mâche et avale un jour dix baies de genièvre, le lendemain quinze et le troisième jour vingt-cinq, ce remède résoudra et éliminera beaucoup de matières gâtées et diminuera les gaz. Une tasse de tisane de fenouil et d'absinthe chasse également beaucoup de mauvais principes et les gaz avec eux. On peut faire bouillir une pincée de poudre d'ALOÈS dans un quart de litre d'eau, où l'on met une cuillerée de miel. Trois cuillerées de cette boisson, matin et soir, pendant quatre à six jours, sont un remède peu agréable, à la vérité, mais des plus efficaces; il amène une forte évacuation de glaires, ce qui entraine une notable diminution ou une complète disparition des gaz. On remarquera seulement qu'il faut joindre à ces moyens internes les applications d'eau dont il a été parlé plus haut, et produire ainsi une double action extérieure et intérieure. Une tasse de tisane d'ÉCORCE DE CHÊNE, d'ABSINTHE et de PRÊLE prise tous les jours en deux fois fait rendre les glaires inutiles et apaise les vents.

Si la production des gaz provient d'aliments mal digérés et qu'il y ait des dépôts considérables dans les intestins, les personnes robustes se trouveront bien de deux lotions totales, au saut du lit, et de deux affusions dorsales par semaine. Il faut aussi à l'intérieur améliorer l'état de l'estomac et amener une élimination. Pour cela une tasse de tisane d'absinthe, de sauge et de fenouil, prise chaque jour en trois fois, sera particulièrement bonne. La tisane de racine d'YÈBLE, des BAIES DE GENIÈVRE et de PRÊLE, alternée avec la tisane dont je viens de parler, est très efficace ; si l'on prend aussi tous les jours en trois fois un verre d'ALOÈS et de MIEL, on fortifiera l'organisme tout en pratiquant un nettoyage intérieur.

Si les gaz viennent d'aliments non digérés, soit parce que ces aliments étaient d'une digestion trop difficile ou surtout qu'ils ne convenaient pas comme aliments, soit parce que l'organisme est trop faible pour digérer convenablement une bonne nourriture, il faut avant tout agir sur le corps entier, afin de le fortifier, et améliorer les sucs gastriques afin de les mettre en état d'effectuer de nouveau une bonne digestion.

Auguste a été malade. Depuis ce moment la plupart des aliments lui pèsent et lui occasionnent souvent des gaz. Il est constipé et a continuellement le ventre ballonné; il ne se porte jamais bien et son sommeil n'est jamais bon. La cause de cet état est incontestablement une certaine faiblesse ; il est assez probable que c'est encore un reste de sa maladie. Il faut qu'Auguste choisisse une nourriture très simple, mange peu à la fois, qu'il fasse plutôt des repas fréquents que des repas copieux ; il boira en même temps un peu de tisane d'ABSINTHE, de PETITE CENTAURÉE, d'ÉCORCE DE CHÊNE, ou fera une CURE DE BAIES DE GENIÈVRE. Mais l'essentiel pour lui est de prendre des applications d'eau convenables qui résoudront les principes morbides si sa maladie en a laissé derrière elle, qui fortifieront la nature, augmenteront la chaleur naturelle, qui, en un mot, donneront une meilleure direction à la machine tout entière. Le mieux sera: par semaine deux affusions des cuisses et un ou deux demi-bains ; si le patient est un peu faible, il peut aussi faire par semaine deux ou trois lotions supérieures ; s'il est fort, il remplace ces lotions par deux ou trois affusions supérieures. Il peut encore, deux fois par semaine, se mettre sur le ventre un linge plié en quatre, trempé dans une décoction de fleurs de foin ; il est difficile de trouver quelque chose qui ait sur un estomac affaibli une action plus favorable que l'application, sur le ventre, d'une serviette trempée dans un mélange d'eau et de vinaigre ou une décoction de fleurs de foin.

Quand ce traitement aura duré trois à quatre semaines, puis, diminué de moitié, aura été poursuivi pendant quelque temps encore, l'état se sera certainement amélioré. Si le malade n'était pas alors complètement guéri et que ces applications fussent évidemment insuffisantes, il pourrait chaque jour faire une, et, de temps en temps, deux lotions totales en sortant du lit pour s'y remettre immédiatement après. Ces lotions auraient sûrement un excellent effet ; au cas où elles non plus ne suffiraient pas complètement, on pourrait prendre en même temps les affusions indiquées plus haut. En ce qui concerne la nourriture, qu'on observe rigoureusement cette règle : peu d'acides, peu d'épices et rien que les aliments qui contiennent beaucoup de principes nutritifs : je ne puis pas non plus mettre trop en garde contre l'ingestion d'une grande quantité de liquides.

Autre exemple. Claire avait fait une grave maladie ; elle avait l'estomac très faible, les médecins assuraient qu'elle avait beaucoup d'abcès à cet organe. Elle était toujours le ventre fortement ballonné, avait beaucoup de gaz et ce ballonnement accompagné d'une grande agitation l'empêchait de dormir. Je lui donnai le conseil, pour temperer l'excès de chaleur et guérir les abcès internes, de manger toutes les heures une cuillerée de fromage blanc ; je lui permis du reste une nourriture simple à son goût.

Le fromage blanc lui plaisait tant et lui faisait ur
si grand bien qu'elle ne prit rien d'autre; il fut sa seule
nourriture et la guérit. Elle usa de cette nourriture
si simple pendant plus de six mois, toutes les flatuosités disparurent; elle retrouva un sommeil des
plus paisibles. les forces lui revinrent complètement.
sa santé redevint excellente. Qui croirait qu'une
nourriture si peu recherchée ait amené un tel résultat? Il en est cependant ainsi. Le fromage blanc contient assez d'éléments nutritifs pour la nature. Je
ne conseillerais pourtant à personne de s'en tenir
ainsi à un aliment unique; au contraire, je recommande une certaine variété dans l'alimentation.
Mais le principe demeure : peu de liquides et seulement une nourriture fortifiante.

Dans les exemples rapportés plus haut, il s'agissait
incontestablement de gaz produits par une fermentation à laquelle doivent être attribués l'inflammation et l'état d'âcreté de l'estomac ; aussi faut-il toujours en revenir à la même règle : « Tous les principes
nuisibles qui causent du dommage dans l'organisme
doivent être résolus et éliminés et il faut, en même
temps, fortifier la nature. »

Gorge (Inflammations de la)

Voir plus haut, page 222, à l'article Croup, Diphthérie.

Gravelle et pierre.

Parmi les nombreuses maladies qui torturent les
hommes, les plus terribles sont la gravelle et la
pierre, parce qu'elles occasionnent de grandes souf-

rances, qu'elles peuvent durer très longtemps et ont souvent incurables. S'il est parfois possible de soulager le malade par une opération, la maladie n'en reste pas moins grave.

Les calculs et les pierres se forment dans les reins et dans la vessie. Lorsque la nature est trop paresseuse pour expulser et éliminer à temps toutes les matières mises hors d'usage, le séjour de ces matières dans le corps n'est pas longtemps sans entraîner de fâcheuses conséquences. Que de temps faut-il souvent pour qu'un germe corrompu soit éliminé par un abcès ! De même il arrive fréquemment que des matières se corrompent dans les reins, en partie par suite d'inflammations plus ou moins graves qui souvent passent inaperçues, en partie par suite de stases ; et ces matières ne sont pas expulsées et éliminées à temps. Elles forment ensuite dans les reins, à la faveur de la grande chaleur qui y règne, de petites croûtes qui s'indurent.

N'est-il pas bien fréquent que l'urine dépose pendant longtemps une couche rouge brique qui s'incruste fortement dans le vase ? Lorsque cette matière rouge forme de petits grains et qu'il s'en trouve une grande quantité dans les reins, le patient souffre de la gravelle ou de la pierre.

Ces petits grains séjournent longtemps dans les reins où ils peuvent beaucoup se multiplier et causent une violente brûlure ; mais à la fin ils sont expulsés et voyagent à travers les urétères. Mais, comme ces canaux sont très étroits et très sensibles, ces grains dans leur parcours causent de très vives douleurs. On appelle ces douleurs coliques néphrétiques.

Ces petits grains viennent-ils à pénétrer dans la

vessie, en s'y accumulant ils y causent aussi du dommage. Si l'accumulation est considérable, les matières entrent en mouvement et, par suite de nouveaux dépôts, se forment peu a peu des calculs plus ou moins gros qui peuvent devenir énormes.

Ces calculs se composent principalement de sels d'urée, de chaux, etc., qui peu à peu deviennent de grosses pierres. Lorsque ces pierres doivent passer avec l'urine, elles causent dans l'urèthre les plus vives douleurs. Parfois même elles sont si grosses qu'il leur est impossible de passer par ce canal. Si elles arrivent jusqu'à l'ouverture, elles l'obstruent et empêchent l'émission régulière de l'urine. Dans ce cas, une opération est ordinairement nécessaire.

Mais il existe des moyens pour amener dans la vessie même la résolution des pierres.

Un Hongrois qui, à ce qu'il disait, souffrait depuis de longues années de douleurs indicibles et n'avait pu trouver aucun moyen de prévenir la formation des calculs, vint me consulter. Il fit la cure l'eau et employa pour éliminer les graviers et les calculs les applications voulues.

Par hasard, juste à ce moment j'avais, dans une conférence, recommandé tout particulièrement la RENOUÉE contre la gravelle et la pierre. Ce monsieur s'en procura immédiatement une grande quantité, la fit bouillir toute verte par son hôtesse, but en quelques heures trois tasses de cette tisane et la continua, selon son idée, pendant plusieurs jours. Au bout de dix jours il rendit déjà, mêlées à l'urine, environ cinquante pierres assez grosses et, naturellement aussi en grande quantité le dépôt et les glaires dont se forment ces petites pierres. Cett élimination dura dix jours, et lorsqu'elle cessa, il était complètement guéri.

La forme de ces pierres faisait parfaitement présumer qu'elles étaient des débris de pierres plus grosses. Or, comme ce monsieur avait déjà fait tant de choses sans jamais expulser une seule grosse pierre, je fus convaincu que la tisane de renouée les brise. Cette cure devint le sujet de la conversation générale ; aussi un grand nombre de personnes burent-elles par curiosité de la même tisane, et plus d'une douzaine d'entre elles pourraient montrer les pierres qu'elles ont rendues.

Celles qui en avaient bu intempestivement éprouvèrent des douleurs souvent insupportables et une chaleur excessive dans les reins, mais elles y firent peu d'attention, pensant que cela passerait bientôt.

Cela semble confirmer ce que j'affirme volontiers, à savoir qu'il se produit d'abord une légère inflammation et que, dans la suite, cette chaleur excitée par cette inflammation provoque la formation des pierres.

Lorsqu'on éprouve fréquemment des douleurs plus ou moins grandes dans la région des reins, on peut conclure avec raison qu'il s'y forme des pierres.

Un grand nombre de ceux qui se plaignent souvent de douleurs dans le dos et dans les reins en fournissent la preuve : car, la plupart trouvent dans leurs urines des traces de pierres et de graviers.

Si l'on veut guérir ces maladies, on doit avant tout comprendre nettement d'où elles proviennent.

J'en trouve la cause principale dans l'atonie de certains organes ou du corps entier, aussi bien que dans l'impuissance où est la nature d'expulser et d'éliminer les matières devenues inutiles.

Une deuxième raison est qu'une nature affaiblie ne digère plus bien, qu'ainsi une foule de principes malsains ne sont plus rejetés, pénètrent dans le sang et le corrompent. Je ne doute pas le moins du monde que le sel, les épices, les boissons et les aliments trop forts favorisent le développement de ce mal.

La gravelle et la pierre sont excessivement rares chez les paysans qui suivent presque uniquement un régime végétarien ; s'il s'en trouve quelque cas chez eux, on peut dire : « Ils ont fait une exception à leur régime. ils ont mangé trop d'épices ou trop de sel. »

La première chose à faire pour guérir cette maladie devrait être de fortifier l'organisme, de lui donner une activité toujours plus grande, afin qu'il se mette de lui-même à expulser et à éliminer ces amas de principes nuisibles.

Il faut en même temps fournir à la nature une bonne alimentation et éviter tout ce qui pourrait favoriser et provoquer la formation des graviers et des pierres. De même que les épices et le sel peuvent produire cet effet. il y a, par contre, des moyens internes pour éliminer les graviers et les pierres une fois formées ; nous possédons, en effet, un grand nombre de plantes qui ont pour cela une efficacité surprenante.

J'ai connu un curé de ville qui, pendant plus de vingt ans, but tous les soirs une tasse de tisane de FRUITS D'ÉGLANTIER, parce qu'il souffrait beaucoup de la gravelle et de la pierre et que ce remède seul le débarrassait de ses souffrances. Il avait si bien pris goût à cette tisane qu'il en but encore après qu'elle lui fut devenue inutile ; il avait sans doute l'intention de prévenir tout retour de la maladie

Il atteignit son but, car plus jamais il ne souffrit des reins et il vécut jusqu'à plus de quatre-vingts ans.

Un monsieur de condition très élevée avait, depuis des années, la pierre et la gravelle. Pour se guérir, il avait fait de longs voyages et employé bien des remèdes. Mais les pierres se formaient toujours de plus belle et presque chaque jour il rendait des graviers. Je lui ordonnai les applications suivantes : Par semaine quatre affusions des cuisses, deux affusions dorsales, trois demi-bains et deux affusions supérieures. En outre il dut boire chaque jour une tasse de tisane de PRÊLE, de BAIES DE GENIÈVRE et D'ABSINTHE ; en quinze jours les pierres avaient été expulsées en grande quantité et les douleurs avaient disparu. Pendant les quinze jours suivants le malade prit par semaine deux demi-bains, deux affusions complètes, une affusion dorsale et une affusion des cuisses. Au bout de quinze jours il se trouvait si bien qu'il retourna avec joie à ses occupations.

Le demi-bain fortifia les organes abdominaux et les affusions dorsales provoquèrent une plus grande activité. Les affusions totales furent encore plus efficaces ; ainsi non seulement les forces augmentèrent, mais les échanges vitaux se faisant plus rapidement amenèrent à l'intérieur un renouvellement complet, et tout ce qu'il y avait de nuisible fut rejeté. La prêle et les baies de genièvre eurent une action résolutive, dépurative, mais surtout fortifiante sur les reins et la vessie.

Un monsieur, âgé d'environ quarante ans, avait dans la vessie, au dire des médecins, une pierre dont une opération seule pouvait le débarrasser.

Mais il redoutait beaucoup cette opération, d'autant plus que les médecins ne lui cachaient pas qu'elle était très dangereuse. J'ordonnai à ce malade, encore robuste, par semaine trois bains chauds, d'une durée de 25 minutes, préparés avec une décoction de paille d'avoine à la température de 28 à 30° R'.

Ces bains étaient suivis d'une forte affusion d'eau froide. De plus le malade dut prendre, par jour, trois grandes tasses de tisane de PAILLE D'AVOINE. Il suivit ce traitement pendant quinze jours, les pierres se brisèrent en morceaux et furent évacuées.

Je n'ai pas l'habitude d'employer les bains chauds et je ne les ordonnerais certainement pas à des personnes faibles ; mais ce monsieur était encore assez robuste. Quant à la paille d'avoine, elle a une efficacité surprenante contre la pierre et la gravelle. Cette tisane résout les pierres et les élimine.

Les personnes plus faibles peuvent prendre par semaine, au lieu d'un bain complet, deux ou trois bains de siège chauds de 26 à 28° R² et d'une durée de 15 à 20 minutes. Elles doivent y joindre des applications d'eau froide plus ou moins faibles, par exemple l'affusion dorsale et le demi-bain, mais une seule de ces applications par jour ; elles doivent aussi boire la tisane indiquée plus haut.

A la place du bain de siège on pourrait prendre également, par semaine, deux ou trois bains de siège de vapeur préparés à la paille d'avoine, d'une durée de 18 à 20 minutes. La paille d'avoine mêlée à la prèle rend aussi de très grands services. Les maillots s'étendant depuis le dessous des bras jusqu'aux

1. 85 à 87° ½ centigrades.
2. 32 ½ à 35° centigrades.

genoux sont bons, mais les personnes robustes
seules peuvent en faire usage et pas plus de deux
ou trois fois par semaine ; elles doivent y joindre
aussi des applications froides, par exemple, deux
ou trois affusions des cuisses ou bien un ou deux
demi-bains par semaine.

On pourrait boire également comme tisane : une
décoction de baies de genièvre, d'absinthe et de
prèle, ou encore de renouée et de prèle.

Goutte. — Podagre

La podagre est une maladie fréquente, mais dont
ne sont atteintes, en général, que des personnes des
classes élevées, ou des personnes qui ont une manière de vivre trop recherchée, qui boivent des spiritueux et se nourrissent trop bien. Elle est aussi
héréditaire. On ressent tout à coup une douleur
brûlante qui peut durer sans interruption toute une
nuit, mais qui cède vers le matin. L'articulation
enfle et la peau est très rouge. La douleur s'étend de
l'orteil aux autres doigts et tout le pied souffre. La
goutte gagne ensuite habituellement les articulations
de l'une ou de l'autre main et y cause les mêmes
douleurs ; c'est la goutte des mains appelée chi-
ragre. Elle peut encore s'attaquer à d'autres articulations, aussi bien qu'à celles des mains, à celles du
coude, de la hanche, des genoux, de l'épaule, de la
clavicule. Comme nous l'avons dit, la maladie éclate
brusquement la plupart du temps et s'étend rapidement ; les douleurs peuvent disparaître avec la même
rapidité, ce qui a lieu surtout à la première crise. Le
malade s'imagine alors être tout à fait guéri ; mais

cette amélioration n'est pas de longue durée en général. Tout d'un coup la douleur revient et tous les membres déjà atteints la première fois enflent de nouveau comme auparavant. A chaque crise, la même enflure revient; des indurations et des nœuds se forment, ils sont visibles surtout aux articulations des doigts. On appelle d'ordinaire ces indurations les nodosités de la goutte. Je le répète, cette maladie peut se déclarer tout d'un coup à un endroit, disparaître avec la même rapidité et réapparaître à à un autre endroit ; c'est pourquoi on la nomme aussi goutte métastatique. Comme les gueux promènent d'auberge en auberge leur vie désordonnée, cette maladie erre d'un endroit à l'autre et tourmente le malade. Lorsqu'une transpiration (sueurs) plus ou moins grande se produit et dure un certain temps, la douleur cède et le malade est guéri, mais seulement en apparence. Le levain de la maladie reste dans le corps, et il n'y demeure caché que jusqu'à ce que la nature ait fait une nouvelle provision de principes morbides ; à ce moment ce levain produit une nouvelle fermentation et le mal reprend. Plus la transpiration est abondante, plus le malade est vite soulagé. Mais les crises se répètent ; plus la maladie s'étend et plus aussi la guérison devient difficile. La goutte se déclare, comme je l'ai dit, surtout chez ceux qui abusent des boissons spiritueuses et qui se nourrissent trop bien ; cette nourriture trop abondante ne peut pas être suffisamment digérée, et introduit dans le sang une foule de principes malsains. Ces principes se logent dans les articulations, s'indurent peu à peu, et deviennent calcaires ; c'est ainsi que se forment les dépôts calcaires autour des dents, lorsqu'on ne les nettoie pas bien. Les nœuds

peuvent devenir aussi gros que des œufs de pigeon
ou de poule. Ils s'ouvrent plus tard par suite de l'inflammation et il en sort de véritables pierres calcaires, comme d'un mur que l'on gratte et d'où l'on
fait tomber des gravois. Selon moi, ces malades ont
bien un excès de chaleur dans les membres, mais
c'est plutôt le froid qui domine à l'intérieur de leur
corps ; aussi ne digèrent-ils pas comme il faut, et,
par suite, n'éliminent-ils pas suffisamment les principes qui, bien qu'ils ne conviennent pas au corps, y
pénètrent cependant. C'est pourquoi les goutteux
sont, pour la plupart, des gens qui se nourrissent des
mets les plus fins, mais, en même temps, les plus
difficiles à digérer. Il faut, en outre, attribuer le défaut de chaleur naturelle à ce qu'en général ces personnes s'habillent beaucoup trop chaudement, craignent de s'endurcir, et ne redoutent rien tant que
l'eau froide ; ce sont des victimes de l'amollissement.

Lorsque les goutteux sont dans une période de
bonne santé, leur urine est en général tout à fait
limpide ; si une crise survient, c'est-à-dire si les
parties atteintes s'enflamment, l'urine commence
par rougir légèrement ; mais, à mesure que les
principes morbides se résolvent, il s'y forme en général un dépôt épais d'un jaune rougeâtre, et cette
élimination dure autant que l'inflammation. L'appétit est très capricieux chez les goutteux. Après
une crise qui a enlevé à leur organisme une grande
quantité de principes morbides, il devient excellent,
et les malades se remettent rapidement jusqu'à ce
que survienne une autre crise qui emporte de
nouveau l'appétit, qui trouble continuellement le
sommeil par des douleurs et des élancements, et met
les malades dans l'état le plus pitoyable.

Mais il ne faut pas croire que les goutteux soient toujours des gens qui mangent bien et beaucoup. Loin de là : cette maladie peut s'attaquer à des personnes qui se contentent d'une nourriture simple, boivent peu de spiritueux et s'endurcissent par travail. Elle leur vient ordinairement d'autres personnes, par voie de transmission. J'ai connu un père capucin qui avait toujours joui d'une bonne santé et vécu très simplement ; pendant plusieurs semaines, il demeura auprès d'un vieux curé atteint de la goutte, pour remplir à sa place les devoirs du ministère pastoral. Un an après il eut aussi la goutte, et si violente, qu'il eût été difficile qu'elle le fût davantage. La goutte se transmet aussi des parents aux enfants, et, quand bien même elle sauterait une génération, comme mainte autre maladie, elle fait de nouveau son apparition à la génération suivante ; ce qui nous prouve une fois de plus combien les principes morbides s'insinuent profondément dans l'organisme et dans le sang, et nous convainc de la difficulté qu'il y a à débarrasser le corps de la maladie.

Pour ce qui regarde la guérison, tous les essais possibles ont déjà été tentés ; mais régulièrement la maladie revenait jusqu'à ce que le malade succombât. Je ne connais qu'UN moyen qui procure une guérison sûre et durable. Mais jusqu'ici les goutteux l'ont plus redouté que le diable ne redoute le signe de la croix : aussi peut-on les déclarer incurables. Pendant vingt ans j'ai vu venir à moi toutes sortes de malades, mais pas un goutteux, et j'aurais cependant aimé à savoir comment l'eau guérit la goutte. Enfin arriva un prêtre encore assez fort et peu avancé en âge ; il me dit qu'il était resté étendu sur son lit comme un morceau de bois pendant douze semaines et avait beaucoup souffert ; lorsqu'enfin, à force de transpirer, il se fut débarrassé de la maladie, à sa grande indignation on ne fit que se railler de lui. Si je croyais qu'il pût guérir, je pouvais essayer de l'eau, il se montrerait patient, disait-il. Nous essayâmes, en effet, et l'eau le guérit entièrement ; il peut y avoir vingt ans de cela, il est âgé à présent. Il existe, dans cette maladie, des principes morbides qui n'appartiennent pas à l'organisme et amènent une inflammation des parties enflées ; c'est pourquoi il est nécessaire de résoudre l'enflure et d'éliminer les principes morbides. Mais il ne faut pas se contenter de traiter le malade jusqu'à ce qu'il ne souffre plus, il faut fortifier son corps pour le mettre en état de résister à l'invasion de tout mauvais principe : alors seulement la guérison sera vraie et solide.

Pour guérir la goutte, j'ai fait avec l'eau des essais bien divers, aussi longtemps que je n'ai pas eu découvert la méthode la plus prompte et la plus aisée. J'employai les bains chauds combinés avec les bains froids, et les bains chauds suivis d'affusions ; puis j'essayai les maillots, afin de produire une action résolutive et éliminatoire ; j'essayai les maillots froids, les maillots trempés dans une décoction chaude de fleurs de foin, dans une décoction chaude de paille d'avoine, et j'en obtins de bons résultats. Mais toujours ces applications étaient entremêlées d'applications d'eau froide, parce que l'eau chaude seule amollit trop et ne met pas l'organisme en état de rejeter tous les principes morbides. L'eau froide a été le remède le plus actif, et, à présent, je n'en emploie pas d'autres, en général, avec les per-

sonnes jeunes. Les applications d'eau froide sont celles
qui amènent la guérison la plus prompte et la plus sûre

Un curé gardait le lit depuis longtemps déjà ; i
souffrait beaucoup et avait employé tous les moyens
possibles sans trouver aucun soulagement. Je lui fis
envelopper les pieds deux fois par jour, pendant une
heure à une heure et demie, avec une serviette trempée dans une décoction chaude de paille d'avoine
On fit la même chose aux mains qui étaient aussi
malades que les pieds. Chaque jour on lui lava une
ou deux fois le corps entier à l'eau froide. A la suite
de ces lotions une transpiration s'établit bientôt, les
principes morbides furent résolus et éliminés. Au
bout de quelque temps le malade se crut tout à fait
rétabli, mais, un an après, la maladie revint ; il reprit
alors l'emploi des maillots, qui eurent vite raison
du mal. Il se contenta de ce succès ; toutes les fois
que la maladie faisait une nouvelle apparition, il re-
courait à ses maillots et était vite en état de vaquer à ses occupations. Grâce à ce traitement il a
pu, en effet, remplir les devoirs de son ministère.
mais jamais la guérison n'a été complète chez lu..

Un maître brasseur, âgé d'environ 50 ans, avait
la goutte depuis plusieurs années et était ordinairement obligé de passer de huit à douze semaines au
lit. Comme il redoutait trop l'eau froide toute seule,
il prit par semaine deux bains à la paille d'avoine à
28° R [1]. d'une durée de dix minutes ; au bout des
dix minutes il se plongeait pendant trois secondes
dans l'eau froide, puis retournait dans le bain chaud ;
il alternait ainsi trois fois. Ces applications eurent,
à ce qu'il semble, une forte action résolutive, et la

1. 35° centigrades.

transpiration voulue s'établit ; pourtant le malade ne
guérissait pas comme je m'y attendais. On voyait fort
bien que l'élimination n'était pas complète et que les
forces ne revenaient pas autant qu'elles l'auraient
dû. Cette méthode ne me satisfaisant pas, j'essayai,
dans le traitement de la goutte comme dans celui
des autres maladies, de n'employer que l'eau froide
et j'obtins de tout autres résultats ; aussi à présent
j'emploie l'eau chaude tout au plus avec les personnes faibles, et encore seulement en partie, et
avec les autres je n'emploie plus que l'eau froide.

Un brasseur chargé d'embonpoint vint me trouver
un jour et me dit : « Depuis vingt ans je souffre de la
goutte ; je passe bien des semaines dans mon lit et j'é-
prouve de grandes douleurs. Etant bien bâti et robuste, je n'ai pas voulu renoncer à ma profession et
je désirerais faire ici une cure ; car je sais que c'est
le moment où revient la maladie et je voudrais, autant que possible, en prévenir le retour. Je ne suis
pas amolli, et je suis dur à la souffrance. Pour l'instant je suis tout raide, mais je ne souffre pas. Je res-
terai ici plusieurs jours, si je puis espérer une amélioration » A trois heures de l'après-midi j'emmenai
le malade dans ma buanderie et je lui donnai une forte
affusion supérieure et, immédiatement après, une affusion des genoux. Ces deux affusions lui firent du
bien et il commença à reprendre quelque espérance.
Le lendemain matin, à huit heures, il arriva avec ses
paquets, prêt à partir, parce qu'il avait le bras tout
enflé et en souffrait d'une façon presque insupportable. « Je sais, dit-il, que j'en ai pour douze semaines à rester au lit, et je ne veux pas être à
charge à des étrangers. » Par bonheur la poste était
déjà partie, sans quoi je n'aurais pas pu le retenir.

A force d'éloquence je pus enfin le décider à recevoir une très forte affusion d'eau à 5° R [1] sur le bras enflé et doulonreux. La douleur céda pendant l'affusion et, lorsque l'application fut terminée, le brasseur dit : « Voilà la douleur repartie ; mais je n'ai pas le courage de continuer. » A trois heures de l'après-midi, il reçut une affusion supérieure et une affusion des cuisses qui firent disparaître toute souffrance. Il se décida alors à rester quinze jours ; chaque jour il prit deux affusions froides, et jamais plus la douleur ne revint. Au contraire, les pieds et les mains devinrent plus souples, la marche plus aisée et le brasseur se sentit ressuscité. Je lui indiquai quelques applications à faire encore chez lui, deux demi-bains, deux affusions supérieures et une affusion dorsale par semaine. Il suivit ce traitement depuis l'automne jusqu'au printemps ; il revint alors et me dit : « Depuis vingt ans je n'ai pas passé un si bon hiver. Mes affaires sont considérables et je puis y suffire à moi tout seul ; l'eau est d'or pour les goutteux. » Il fit une cure de six jours et retourna chez lui pour y continuer un tout petit traitement. Depuis cinq ans il revient me voir tous les ans pour me témoigner sa reconnaissance, comme il dit. Il a 66 ans ; depuis sa cure, il a beaucoup plus de fraîcheur et a l'air beaucoup plus jeune ; il affirme qu'à 50 ans il était moins actif qu'à présent.

J'ai traité beaucoup de cas semblables et j'en suis venu à la conviction que l'eau froide mérite incontestablement la préférence, parce qu'elle résout et élimine tous les principes malsains et fortifie si bien le corps, que la nature ne permet plus à ce

---

1. 6° centigrades ¼.

stases morbides de se former. Mais je suis convaincu
aussi qu'on ne doit jamais cesser entièrement les
applications d'eau, si peu qu'on ait besoin d'en faire.
Une ou deux applications par semaine au moins
suffiront: le meilleur sera un demi-bain et une affusion totale pour les personnes plus robustes,
un demi-bain et une affusion supérieure pour celles
qui le sont moins. Je crois aussi que les personnes
plus faibles, traitées seulement à l'eau froide, s'en
trouvent mieux ; mais il faut avoir soin de ménager
leur corps le plus possible, de ne pas détruire chez
elles la chaleur naturelle par des applications trop
violentes, de peur de durcir encore les nodosités,
au lieu de les résoudre.

L'exemple suivant montre quelles applications
conviennent à un malade faible. Un fonctionnaire,
qui n'était ni gros, ni maigre, souffrait de la goutte
et, lorsqu'il devait garder le lit, ce n'était pas pour
moins de huit à dix semaines. Je lui fis la prescription suivante : la nuit, sortir du lit pour faire une
lotion totale avec de l'eau bien froide et un peu de
vinaigre ; chaque matin, prendre une affusion des
genoux ou des cuisses, toutes les après-midi une affusion supérieure et, dans la journée, à l'heure qui
lui plairait, plonger une fois, pendant deux ou trois
minutes, les bras dans l'eau. Il le fit pendant dix
jours et en ressentit un bien-être extrême ; la chaleur naturelle avait augmenté, les douleurs cessèrent, l'appétit devint bon et le sommeil paisible.
La seconde ordonnance portait : un jour, affusion
des cuisses; le lendemain, affusion dorsale et tous les
deux jours, affusion supérieure. La lotion totale fut
mise de côté et les bras durent être chaque jour
plongés dans l'eau. Ces applications fortifièrent

l'organisme, surtout le dos tout entier, augmentèrent encore la chaleur naturelle et l'élimination
continua. Le patient poursuivit ce traitement pendant quinze jours. Voici la troisième ordonnance :
un jour, affusion des cuisses, le lendemain, demi-bain
et, tous les jours, affusion supérieure. Les bras ne
furent plus plongés dans l'eau. Ce traitement fit
aussi beaucoup de bien au malade, il se jugea tout
à fait guéri. Une fois rentré chez lui il dut, par semaine, prendre deux demi-bains et deux affusions
supérieures et marcher deux ou trois fois dans l'eau
pour s'endurcir encore davantage. Il prit tout à
fait goût aux applications et les continua pendant
une année entière. Il affirmait au bout de ce temps
qu'il ne s'était jamais senti si bien portant. Pour
agir aussi à l'intérieur, je lui fis boire diverses tisanes
et tout d'abord, pendant dix jours, de la tisane de
MYOSOTIS, de PRÊLE et de BAIES DE GENIÈVRE, puis
d'ABSINTHE, de RENOUÉE et de BAIES DE GENIÈVRE, et
enfin de PETITE CENTAURÉE, de PRÊLE et de RACINES
D'YÈBLE. Mais il n'en prit que peu à la fois, trois à
quatre cuillerées tous les matins et tous les soirs.

Lorsque, pendant la cure, on ressent subitement
dans le bras ou le pied de fortes douleurs, que l'articulation enfle et rougit de façon à paraître atteinte d'urticaire, il faut immédiatement arroser
l'endroit pendant une ou deux minutes. La douleur
cède et, dès qu'elle revient, on recommence l'affusion. D'ordinaire, il suffit de deux, trois ou quatre
affusions pour faire disparaître l'inflammation. Après
des années d'expériences, je suis convaincu qu'on
peut bien à la vérité guérir cette maladie avec des
maillots et des bains chauds, ainsi que le montrent
les exemples cités plus haut. Mais celui qui sait bien

employer l'eau peut atteindre plus vite et plus sûrement un bon résultat avec l'eau froide, et j'ai la conviction que cette dernière, employée assez longtemps,
ferme, pour ainsi dire, à la maladie tout accès dans le
corps. Au contraire, les compresses et les maillots
chauds ou les bains chauds rendent toujours flasque,
et, alors même qu'on y joint des applications froides,
il n'est pas facile d'empêcher le relâchement considérable que produit l'eau chaude dans le corps. Un
organisme affaibli offre au développement des germes
morbides un terrain bien plus favorable. Ils s'y insinuent plus rapidement, s'y développent plus promptement et sont plus difficiles à expulser. Mon principe est donc vrai ici comme ailleurs : l'endurcissement complet est le meilleur préservatif, autant
que le premier moyen curatif, et l'endurcissement
ne peut s'obtenir que grâce à l'eau froide. L'horreur
et la peur qu'on a de l'eau froide sont l'effet de l'ima-
gination ou d'un préjugé. Je n'ai pas encore rencontré un seul cas où, employée raisonnablement, l'eau
froide ait fait du mal, et je suis convaincu qu'avec
un mélange d'applications chaudes et d'applications
froides on commet beaucoup plus facilement des
méprises et on peut plus aisément nuire à l'organisme, parce que l'amollissement rend le corps plus
apte à contracter les maladies et que la goutte, en
particulier, se développe seulement chez les natures
amollies.

Hydropisie.

Si l'on peut appeler les maladies les exécutrices
de la sentence de mort prononcée contre l'humanité, c'est à l'hydropisie que conviendra tout parti-

culièrement cette dénomination. L'hydropisie se
complique parfois d'un grand nombre d'autres ma
ladies et, de même que les affections du cœur, elle
cause souvent les plus grandes douleurs.

Il y a plusieurs sortes d'hydropisies : première
ment l'HYDROPISIE DU VENTRE, secondement l'HY-
DROPISIE DES MEMBRES, troisièmement l'HYDROP,
SIE DE LA POITRINE et quatrièmement l'HYDROPISIE
DU CŒUR.

Dans l'HYDROPISIE DU VENTRE 'es jambes enflent
entièrement en commençant par le bas ; peu à peu
les cuisses enflent, et enfin le bas-ventre lui-même
se remplit tellement d'eau que le ventre tout entier
se gonfle à l'excès ; le pauvre malade traîne péniblement avec lui une masse d'eau, jusqu'au jour où il
lui devient impossible de marcher. Lorsque l'eau
continue à monter, une soif violente se déclare :
le sommeil devient agité et rare ; l'émission de l'u-
rine est de moins en moins abondante et cesse enfin :
les selles elles-mêmes peuvent être capricieuses au
début ; tantôt il y a diarrhée, tantôt constipation.

Les symptômes avant-coureurs de cette affection
sont, d'ordinaire, une grande propension au sommeil, de la lassitude, un grand appétit, une paresse
et une inertie générales ; dans la suite, le sommeil
disparaît d'ordinaire entièrement ; cet amas d'eau
qui se forme dans le ventre refoule de bas en haut
le diaphragme, ce qui comprime violemment le
cœur et les poumons. Par suite, la respiration devient toujours plus difficile et, à la fin, le malade ne
peut presque plus respirer ; le jeu du cœur est fortement entravé et plus le pouls devient faible, plus
le malade est près de sa fin.

Quelles peuvent bien être les causes premières

d'une décomposition et d'une ruine si générales de tout l'organisme ? Elles peuvent être variées. Une des principales, à mon avis, est un désordre dans la circulation sanguine, surtout lorsque le malade a, en outre, perdu beaucoup de sang.

Hydropisie du ventre.

Comme on le sait, les reins ont pour fonction de sécréter l'urine en la tirant des principes liquides déjà utilisés en partie; pendant ce travail, il peut arriver aisément qu'il se forme des stases ou qu'il se déclare, dans les reins eux-mêmes, une inflammation qui attire dans ces organes un afflux de sang plus considérable. Les stases empêchent les reins d'opérer convenablement l'élimination ; une grande quantité de sang et d'eau s'amasse et ne peut plus s'évacuer comme il faut. Lorsque l'eau n'est pas éliminée, le sang devient trop aqueux et les tissus s'imprègnent très aisément de fluides. A cause de la loi de la pesanteur, ces fluides descendent dans les pieds; ceux-ci se remplissent peu à peu ; l'eau monte toujours jusqu'à ce qu'elle ait rempli le corps tout entier. Les autres organes abdominaux souffrent aussi bien que les reins, et deviennent impropres à tout service. C'est l'hydropisie du ventre, qui a son point de départ dans les reins.

Le foie et le cœur peuvent également être le point de départ d'une hydropisie du ventre. Partout peuvent se former des stases, qui ont pour conséquence une décomposition du sang. Il faudra, avant tout, agir sur l'organe où se produit l'eau. Si l'hydropisie provient des reins, par exemple, c'est sur les reins qu'il faut agir; mais, si elle s'étend au corps entier, le traitement devra également s'attaquer au corps entier. Si l'hydropisie se déclare dans le foie, pour commencer, c'est le foie qu'il faut soigner tout particulièrement. Mais, lorsque l'hydropisie débute dans un organe quelconque, elle a vite son contre-coup dans tout le corps. C'est pourquoi il faut toujours que le malade suive un traitement général. S'il a déjà perdu des forces, il faut avant tout les lui rendre. Des principes morbides se sont-ils déjà formés dans les diverses parties du corps, et ont-ils causé du dommage, on doit éliminer ces principes aussi rapidement que possible. On doit donc faire suivre aux hydropiques deux traitements, l'un général, l'autre particulier à l'organe malade.

Les applications les plus douces pour le corps tout entier sont les LOTIONS TOTALES, qu'il est facile à tout hydropique de prendre ; elles produisent une augmentation de chaleur bien nécessaire à ces malades, quoiqu'ils soient très altérés. La transpiration fait défaut aux hydropiques ; presque tout se cristallise, pour ainsi dire, chez eux ; la peau est sèche, les pores sont fermés. Lorsqu'une fois l'émission de l'urine ne se fait plus, la transpiration disparaît également. Or, justement, les lotions la rétablissent ; la plupart du temps, il suffit de quelques lotions pour ramener la sueur, et c'est ce qu'il y a de plus heureux pour le malade. Que peut-on trouver de meilleur pour fortifier le corps que l'eau froide, surtout lorsqu'elle est mélangée de vinaigre ? Si le malade a encore assez de forces, on peut obtenir des résultats deux et trois fois plus considérables avec des applications plus fortes. Ces applications sont les affusions : on commence par la plus simple pour arriver par degrés à la plus énergique.

De même qu'on peut combattre l'hydropisie au
moyen de LOTIONS et d'AFFUSIONS, on peut encore
la combattre avec beaucoup de succès au moyen de
MAILLOTS et de COMPRESSES SUPÉRIEURES et INFÉ-
RIEURES. Lorsqu'elle s'est déclarée en un endroit
quelconque, que la transpiration a déjà cessé en
grande partie, et que la maladie a fait assez de progrès, le MANTEAU ESPAGNOL sera très bon pour ouvrir
les pores et absorber les humeurs. Mais on doit toujours commencer par des applications modérées,
afin de ne pas épuiser l'organisme : c'est pourquoi
l'application du manteau espagnol ne doit pas dépasser une heure tout au plus. Au bout de deux ou trois
fois, la transpiration devient beaucoup plus facile et
plus abondante. On peut mettre aussi une COMPRESSE
INFÉRIEURE et une COMPRESSE SUPÉRIEURE, qui agiront
sur tout le corps comme le manteau espagnol et les
maillots analogues. Par suite des désordres qui
se produisent dans le fonctionnement des reins,
il se développe une grande quantité de gaz ; la
tympanite, qui précède ordinairement l'hydropisie,
se déclare. Ces gaz, qui exercent une action nuisible
non seulement sur le bas-ventre, mais encore sur les
organes internes du haut du corps, sont chassés énergiquement par les deux compresses, qui procurent
ainsi un grand soulagement à la nature. Ces compresses résolvent aussi les stases aqueuses ; l'émission de l'urine est plus abondante, les selles le deviennent aussi en général et une véritable amélioration se produit. Les applications d'eau à l'extérieur
ont donc une influence favorable sur l'ensemble du
corps : on agira également avec avantage par l'extérieur sur l'organe qui a été le point de départ de la
maladie. Si l'hydropisie a commencé par les reins, on

produira dans ces glandes une action fortifiante, réchauffante, résolutive et éliminatoire au moyen de DEMI-BAINS et d'AFFUSIONS DES CUISSES. Si elle a commencé par le foie, les compresses auront ici encore un effet des plus salutaires. Si l'hydropisie a d'autres causes, ainsi que nous l'avons dit plus haut, comme, par exemple, une fièvre, une perte de sang, une faiblesse générale laissée par une maladie, les applications générales suffisent d'ordinaire.

Lorsque l'hydropisie provient d'une affection du cœur, il faut naturellement surveiller de près cette affection, et, comme il est nécessaire dans ce cas d'observer les plus grandes précautions, on doit au début agir plutôt sur les parties qui avoisinent l'organe.

Ce n'est pas seulement par les moyens externes, c'est aussi par des moyens internes que l'on peut agir sur l'ensemble du corps et sur les parties malades. Lorsqu'on regarde la figure d'un hydropique, on se dit tout aussitôt : « Cet homme a l'aspect d'un malade. » On peut donc, par des moyens internes, améliorer sa digestion et provoquer à l'intérieur une résolution et une élimination des principes morbides. Les tisanes les plus efficaces sont celles de RACINES D'YÈBLE, de BAIES DE GENIÈVRE, d'ABSINTHE et surtout de RACINES DE TORMENTILLE et de ROMARIN. Toutes ces plantes et un grand nombre d'autres encore ont sur l'organisme, et particulièrement sur les organes internes, une action résolutive, éliminatoire, dépurative et fortifiante. Lorsque l'hydropisie s'est déclarée dans le foie, les meilleures sont la tormentille, les baies de genièvre, l'absinthe et le romarin, qui éliminent tous les principes morbides.

améliorent l'état du foie et, en général, l'état de l'organisme tout entier.

Hydropisie des membres ou de la peau.

L'hydropisie du ventre se manifeste par une enflure des pieds et du bas-ventre; il existe une hydropisie qui se développe entre la peau et la chair, dans ce qu'on appelle le tissu cellulaire sous-cutané.

Ainsi, j'ai connu un garçon de dix-sept ans chez lequel, tout d'un coup, les mains, les bras, les pieds enflèrent; la tête grossit d'une façon démesurée, le cou se gonfla, se raccourcit, et l'enflure devint générale. Le médecin déclara que c'était une hydropisie de la peau ou des membres. Il est difficile d'imaginer en combien peu de temps, chez ce garçon, tout le corps enfla et toute force s'en alla, ainsi que le sommeil; au commencement l'appétit était encore bon, mais il disparut entièrement et la respiration devint toujours plus difficile. En outre, le malade était tourmenté d'une soif continuelle; il urinait peu et les selles diminuaient de jour en jour. C'est une particularité extraordinaire de cette hydropisie, que le bas-ventre enfle peu et qu'il n'y a point de sueurs. La chaleur avait tellement baissé que les mains et les pieds étaient aussi froids au toucher que s'ils n'avaient pas renfermé une seule goutte de sang.

Les causes de cette hydropisie sont les mêmes que celles de l'hydropisie du ventre, avec cette différence que l'eau ne s'amasse pas dans le ventre, mais qu'elle se coagule, pour ainsi dire, et que, par suite, TOUTES les parties du corps enflent.

La guérison est facile ici lorsque le cœur, les reins, le foie et les autres parties du corps sont encore en bon état. Mais, si l'on ne se soignait pas, il surviendrait une décomposition générale du sang et la mort pourrait s'ensuivre. Selon moi, l'hydropisie des membres est plus facile à guérir que l'hydropisie du ventre ; j'en ai traité plusieurs cas, dans aucun d'eux la maladie n'est allée jusqu'à la mort. Si des stases de tout genre se forment à l'intérieur du corps, tout s'arrête enfin entre la peau et les muscles dans le tissu cellulaire, et peu à peu survient une sorte de cristallisation. La première chose à faire ici est d'ouvrir les pores et de résoudre toutes les stases qui se sont formées et, comme il existe en ce cas un relâchement général, il faut s'efforcer d'infuser au malade une nouvelle vie et une nouvelle activité.

Je prescrivis au garçon, dont je viens de parler, chaque jour, au sortir du lit, quatre lotions totales les deux premiers jours, deux les dix jours suivants : il devait se remettre au lit sans se sécher et se couvrir bien, mais sans excès. A la quatrième lotion se déclara une douce transpiration. En outre, on lui mit tous les deux jours, puis tous les trois jours, une CHEMISE trempée dans une DÉCOCTION DE FLEURS DE FOIN. L'enflure diminua très rapidement, le visage prit une teinte plus fraîche et la chaleur naturelle s'éleva en peu de temps. A l'intérieur je lui donnai tous les jours deux petites tasses de lait de chènevis (On concasse deux cuillerées de chènevis, on fait bouillir dans du lait et on donne le tout au malade) Ce breuvage diminua l'excès de chaleur, réduisit et élimina les mucosités. On poursuivit ce traitement pendant douze jours. Alors, on donna chaque jour

au malade un DEMI-BAIN et une LOTION SUPÉRIEURE;
pour l'estomac, je lui fis prendre tous les jours une
pincée de poudre de RACINES D'ANGÉLIQUE. Comme
nourriture il prit de la soupe fortifiante, de la soupe
de blé, des plats bien simples, préparés avec de la
farine ou de la viande, selon qu'il les supportait. La
cure dura trois semaines, au bout desquelles le
malade fut complètement guéri.

Un prêtre, âgé de plus de soixante ans, vint se
plaindre à moi que tout son corps enflait; l'enflure
s'étendait rapidement et ses forces, aussi bien intel-
lectuelles que corporelles, diminuaient sensiblement
et non moins rapidement; encore quelques jours et
il succomberait au mal; le médecin le lui avait fait
craindre, d'autant plus que, dans sa famille, il y avait
eu un grand nombre de cas d'hydropisie. Ce prêtre
menant une vie très simple, on pouvait bien penser qu'il n'avait pas surmené ses organes internes,
qui, par conséquent, devaient être encore en bon
état. Je lui conseillai de mettre tous les deux ou
trois jours un DEMI-MAILLOT, de se laver tout le
corps, matin et soir, avec un mélange d'EAU et de VI-
NAIGRE et de boire chaque jour deux verres de VIN DE
ROMARIN (il était habitué au vin), mais seulement
par petites quantités, jamais plus de deux petits
verres. On prépara le vin de romarin de la manière
suivante. On coupa très menu quelques rameaux de
romarin (vert ou sec), on les mit dans une bouteille
et on versa du vin par-dessus; au bout de deux
jours on pouvait déjà commencer à en boire.
Lorsque la bouteille fut vide, on versa encore du
vin sur le romarin. Ce vin élimine d'une façon surprenante les principes aqueux par l'urine et les selles.
Le prêtre se rétablit parfaitement en quinze jours

et redevint capable de remplir ses fonctions; il
vécut encore dix-neuf ans et ne mourut pas d'hydropisie; il avait toujours continué à faire quelques
lotions.

Hydropisie du cœur ou mieux du péricarde.

La plupart des gens savent certainement que le
cœur, la partie la plus importante du corps humain,
est protégé par une peau épaisse, qu'on nomme péricarde. Comme le ventre, cette peau peut se remplir d'eau, et on nomme cette hydropisie, hydropisie
du péricarde.

Lorsqu'on attrape un rhume ou un autre catarrhe,
le nez se met à couler et on pourrait se demander :
« D'où vient cet écoulement subit? » Si tout ce qui
coule du nez était réuni, il y en aurait une bonne
quantité. Il en est de même du péricarde. Si la muqueuse du nez peut être atteinte d'une inflammation
plus ou moins forte et couler ainsi, un catarrhe ou
une inflammation du péricarde peut occasionner un
écoulement tel que le péricarde se remplit peu à peu
de liquide. Cela peut aller si loin que le cœur soit entièrement baigné d'eau, et on a alors une hydropisie
du cœur bien caractérisée.

L'hydropisie du cœur commence donc par une inflammation plus ou moins forte, qui occasionne un
écoulement et peu à peu l'intérieur du péricarde se
remplit d'eau. Cette hydropisie peut suivre une
marche plus ou moins longue, selon l'écoulement du
péricarde. Elle est moins fréquente que l'hydropisie
du ventre et, lorsqu'on s'y prend assez tôt, elle n'est
pas difficile à guérir. Mais, comme elle ne se déve-

4e PARTIE. — MALADIES

loppe qu'à l'intérieur, à la manière d'un catarrhe
interne, on peut en avoir une depuis longtemps
déjà sans l'avoir remarquée ; et, lorsqu'elle a fait
de grands progrès, il n'y a, la plupart du temps, rien
à faire. Il survient alors une décomposition générale et, le jeu du cœur étant entravé par cette
énorme masse d'eau, la faiblesse de l'organe doit
nécessairement mettre fin à la vie.

Si, grâce à son action fortifiante et éliminatoire,
l'eau peut guérir les hydropisies dont j'ai parlé plus
haut, elle n'a pas une influence moins salutaire et
moins heureuse sur celle-ci, en fortifiant l'organisme
d'une manière générale et en éliminant les principes
aqueux et superflus. A vrai dire, ce n'est qu'au
moyen de l'eau qu'on peut arriver à ce résultat. Si
le malade, ce qui arrive d'ordinaire, est assez affaibli et déjà âgé, il peut, toutes les nuits, se laver le
corps entier avec un mélange d'EAU et de VINAIGRE
et se recoucher ensuite ; il peut aussi, matin et soir,
se laver le haut du corps et, dans la journée, prendre
une AFFUSION DES GENOUX OU DES CUISSES. Les lotions éliminent et fortifient, les affusions des genoux et des cuisses fortifient également. Lorsque ces
applications ont déjà amené une amélioration assez
marquée, le malade peut aussi prendre un jour une
AFFUSION DES CUISSES, le lendemain une AFFUSION
DORSALE. S'il supporte l'affusion dorsale, il supportera
aussi le DEMI-BAIN, et cela plus facilement d'ordinaire que l'affusion dorsale ; il pourra prendre alors
tour à tour, un jour une affusion dorsale ou une affusion des cuisses, le lendemain un demi-bain, et
continuer pendant ce temps les lotions supérieures.
A l'intérieur on obtiendra de bons résultats avec de
la tisane de RACINES D'YÈBLE, qui résout tous les

principes aqueux dans l'organisme entier et les élimine par l'urine ; puis de la tisane de FLEURS DE SUREAU, de CAMOMILLE et de BAIES DE GENIÈVRE. Cette tisane composée provoque une transpiration sinon abondante, du moins suffisante et produit aussi une forte élimination.

Hydropisie de la poitrine.

De même que le cœur se meut dans un sac membraneux, le péricarde, les poumons sont renfermés dans la cage thoracique qui est aussi tapissée d'une peau assez résistante. L'hydropisie du cœur vient à la suite d'une inflammation du péricarde ; de même, une inflammation plus ou moins grande peut se produire dans l'enveloppe de la cage thoracique et amener les mêmes symptômes que dans l'hydropisie du cœur : il s'amasse un liquide qui ne trouve aucune issue. Si l'on n'arrête pas la maladie, il s'accumule peu à peu une grande quantité d'eau, et l'hydropisie de poitrine se déclare. L'eau peut monter tellement qu'elle baigne entièrement les poumons et, si elle monte encore davantage, ils ne peuvent plus se dilater ; il survient une paralysie de cet organe, qui cause la mort. Si l'on s'y prend assez à temps, il est aussi facile de guérir cette hydropisie que les autres. Mais, si le mal a déjà fait de grands progrès, la mort est certaine.

Le malade tousse beaucoup, mais la plupart du temps sans expectorer ; s'il expectore, on peut espérer la guérison ; la respiration est courte et difficile, parce que les poumons ne peuvent pas se

mouvoir suffisamment. Le malade est d'ordinaire
très anxieux, il ne peut plus rester couché, il est
péniblement assis ; son sommeil est, en général,
tout à fait troublé et son appétit diminue d'une
façon marquée ; des douleurs poignantes surviennent,
souvent aussi des vomissements ; le visage est flétri,
bouffi, le regard sombre, abattu, la voix creuse, en
un mot, tout montre qu'il y a une dissolution intérieure.

La guérison ne peut s'obtenir ici qu'en provoquant une élimination à la fois par l'intérieur et
par l'extérieur. Il faut agir aussi rapidement que
possible à l'intérieur, afin d'expulser tout le liquide
amassé. Comment y arriver ? En imprimant à tout
l'organisme une activité plus grande, en provoquant
un échange vital plus rapide, afin que les principes
gâtés et superflus soient éliminés et remplacés par
de nouveaux principes. Chez ces malades, la sécrétion est ordinairement faible, et parfois aussi nulle,
ils souffrent d'une chaleur sèche ; la faiblesse empêche l'élimination d'une grande partie des principes
morbides, qui s'amassent dès lors. Mais, si la nature devient plus active et plus forte, les mauvais
principes cessent de s'amasser et les principes corrompus sont éliminés et remplacés par des principes sains. En lavant chaque jour deux ou trois fois
le corps, on provoque une forte transpiration et une
rapide élimination des principes corrompus ; l'élimination ne se fait pas seulement à l'extérieur, mais
bien plus encore à l'intérieur. A peine a-t-on fait
une, deux ou trois lotions, que l'émission de l'urine
devient beaucoup plus abondante ; l'urine entraîne
habituellement des principes morbides et l'élimination se fait ainsi à la fois par le dedans et par le

dehors. Si l'on donne aussi des remèdes internes
qui nettoient les organes et expulsent l'eau, on
obtient une double action sur le corps entier et sur
les parties malades.

Lorsqu'il est bien reconnu qu'une personne a une
hydropisie de poitrine, je lui fais donner sans tarder
deux fois par jour et, si elle a encore assez de forces,
trois ou quatre fois une lotion totale avec de l'eau
bien froide mélangée d'un peu de vinaigre ; la plupart du temps, après la deuxième ou la troisième,
au plus après la quatrième lotion, le malade transpire et le développement ultérieur de la maladie est
arrêté. Lorsque la sueur se produit, je suis sûr qu'il
se fait aussi une élimination intérieure, à la fois par
l'urine et par les expectorations. Une fois la transpiration établie, je ne demande plus des lotions aussi
fréquentes ; la nature montre déjà sa force et son activité pour éliminer les principes morbides, et il suffit de faire chaque jour deux lotions, trois chez les
personnes robustes. Celui qui ne connaît pas l'eau
est épouvanté de voir traiter un hydropique par l'eau
froide ; peut-être même le malade a-t-il un peu peur
de l'eau s'il n'a pas encore appris à la connaître ;
mais, dès qu'il a fait quelques lotions, il se trouve
si bien, tellement à son aise, qu'il n'hésite pas,
lorsque la fièvre menace de prendre le dessus, à la
combattre au moyen de l'eau. Que de malades ré-
clament de toutes leurs forces les applications et
rappellent que le moment est venu de les faire. Si
le malade est encore assez fort, il peut remplacer les
lotions par des DEMI-BAINS et en prendre un ou deux
par jour. Mais, comme le demi-bain ne s'étend pas
au corps entier, on peut chaque jour se laver trois
ou quatre fois le haut du corps. On sentira parfaite-

m.nt que chaque lotion augmente l'activité de la
nature, fortifie l'organisme et active l'élimination.
De même qu'on agit sur l'ensemble du corps au
moyen des lotions et des bains, on peut aussi exercer une action spéciale sur le siège de l'inflammation. Comme, dans toutes les inflammations, le FRO-
MAGE BLANC est le meilleur moyen pour éteindre l'incendie et diminuer les douleurs, ici aussi un cataplasme de ce fromage sur l'endroit douloureux sera
ce qu'il y a de mieux. Les compresses d'eau sont
très bonnes aussi, mais il faut souvent les renouveler ; si on les laisse trop longtemps, l'excès de chaleur augmente au lieu de diminuer. Je m'oppose, ici
comme toujours, à l'emploi de la glace ; je suis convaincu que la glace agit beaucoup trop violemment
et est préjudiciable aux parties du corps sur lesquelles on l'applique. Au lieu de fromage blanc, on
pourrait avec succès employer une décoction de
FENUGREC ; cette décoction a une action résolutive et
éliminatoire. Jadis on employait souvent les SINA-
PISMES et on les emploie encore aujourd'hui comme
dérivatifs ; c'est un remède tout à fait inoffensif et
incontestablement plus énergique que les compresses
d'eau. Si l'on se sert de fromage blanc pour faire un
cataplasme, il faut le renouveler aussitôt qu'il est
complètement sec ; il en est de même du FENUGREC.
Dans ma jeunesse, on employait dans ce cas un CATA-
PLASME DE LIN préparé avec de la graine de lin cuite,
ou encore un cataplasme de mie de pain. A l'intérieur, la tisane de BAIES DE GENIÈVRE et de PRÊLE ou
de ROMARIN et d'ABSINTHE a une action dépurative et
curative. La tisane de RACINES D'YÈBLE et de RACINES
D'ORTIES est très salutaire également. Mais qu'on ne
l'oublie jamais : les remèdes internes, eux aussi, ne

loivent jamais être pris qu'aux doses les plus faibles possible.

Oreilles (Écoulement des)

Ce mal est très fréquent chez les enfants, chez les adultes et même chez les vieillards. Il sort de l'oreille un écoulement purulent qui sent mauvais, preuve que ce sont des matières malsaines, corrompues, qui se sont glissées dans le corps.

Chez les enfants, l'écoulement des oreilles survient fréquemment après des maladies comme la scarlatine, la diphthérie, la petite vérole, etc.. Lorsque ces maladies ne sont pas complètement guéries, il s'amasse dans la tête des matières malsaines qui se résolvent peu à peu en une masse purulente. Ces matières peuvent rester dans la tête souvent pendant des mois et des années, et l'écoulement ne s'arrête pas pendant tout ce temps.

Le sang afflue à l'endroit où il y a inflammation. Un grand nombre d'enfants ont toujours trop de sang à la tête, et, comme ils n'en peuvent pas rejeter suffisamment par la transpiration toutes les impuretés, celles-ci trouvent une issue par les oreilles. Si l'écoulement dure longtemps, les enfants ont, pour la plupart, mauvaise apparence ; ils ont la tête bouffie, et on voit clairement qu'ils ne se portent pas bien et ne sont pas aussi florissants qu'ils devraient l'être. Si l'on ne fait rien à cet état de choses, l'écoulement peut durer pendant des années. Le développement intellectuel des petits malades est d'ordinaire arrêté, et il en est de même de leur développement physique. Une maladie d'enfance, qui ne se guérit pas complètement, peut donc avoir les plus tristes conséquences pour la vie tout entière.

Non seulement cette masse purulente qui coule de l'oreille peut affaiblir l'organe, mais elle peut encore attaquer l'os. J'ai connu plusieurs personnes chez lesquelles la carie s'était développée dans l'oreille et, lorsqu'on ne s'oppose pas à temps à la marche de cette affection, elle a les suites les plus funestes. La cure d'eau est souveraine dans ce cas. Dans un écoulement d'oreilles, non seulement la tête, mais le corps entier est malade : il est d'habitude bouffi, comme spongieux et souffreteux. Aussi n'y a-t-il rien de mieux à faire que d'agir sur tout le corps. Si l'écoulement est fort et l'enfant assez gros, on peut chaque jour plonger le malade dans l'eau, mais seulement pendant une ou deux secondes. En outre, on peut lui mettre aussi, une fois par semaine, une chemise trempée dans une décoction de fleurs de foin. Le bain froid fortifie, resserre, et élimine les principes morbides ; la chemise a une action résolutive beaucoup plus efficace encore. La tête étant particulièrement atteinte, on peut chaque jour lui donner une affusion d'eau froide, deux si l'enfant est encore robuste. A l'intérieur on n'administre rien ou très peu de chose. Désire-t-on un remède interne, la POUDRE BLANCHE est ce qui vaut le mieux, surtout en cas de grande faiblesse. La SAUGE, la CAMOMILLE et le PLANTAIN produisent aussi de bons effets. Au bout de quinze jours ou trois semaines de traitement, on donnera par semaine deux ou trois demi-bains. Cette dernière application sera poursuivie longtemps encore, non qu'elle soit nécessaire pour combattre l'écoulement, mais parce qu'elle fortifie l'organisme.

Les écoulements d'oreilles se rencontrent chez les adolescents comme chez les enfants, et, dans ce cas, ils proviennent d'ordinaire d'un refroidissement. Lorsqu'un fort refroidissement a pour effet d'empêcher toute sécrétion dans la tête, une petite inflammation se développe aisément. L'inflammation amène un plus fort afflux de sang, la transpiration diminue ou cesse entièrement et il se forme des stases dans la tête. Avec le temps ces stases suppurent et le pus cherche une issue par l'oreille. Au début, le corps peut être parfaitement sain et le mal limité à la tête. Mais peu à peu l'état maladif gagne les parties avoisinantes, le sang et les humeurs se corrompent. Lorsque les jeunes gens sont pris d'un écoulement d'oreilles qui dure longtemps, il n'est pas rare que leur développement intellectuel en souffre autant que leur développement corporel, et si l'on n'y remédie pas à temps, le mal peut avoir des conséquences fâcheuses pour la vie tout entière.

Ici encore, on peut obtenir une guérison certaine au moyen de l'eau. Les malades devront, de quatre à six fois par semaine, se faire une LOTION SUPÉRIEURE ou, ce qui sera encore plus sûr et plus prompt, prendre, par semaine, quelques AFFUSIONS SUPÉRIEURES et deux demi-bains; enfin ils pourront se faire donner tous les jours ou tous les deux jours une affusion de la tête. Non seulement l'écoulement des oreilles sera sûrement guéri en peu de semaines, mais le corps tout entier jouira d'une meilleure santé et d'une force plus grande. On obtiendra aussi de bons résultats dans ces écoulements en lavant bien les oreilles une, deux ou trois fois par jour, avec une décoction de PRÊLE, de SAUGE

ou encore de PLANTAIN, ou en faisant également une,
deux, ou trois injections par jour avec ces mêmes
décoctions. Plus on entretient la propreté à l'endroit
malade, plus la guérison est rapide.

Les adultes eux-mêmes peuvent facilement avoir
des écoulements d'oreilles, surtout s'ils ont eu une
maladie qui n'a pas été entièrement guérie. Il leur
en est demeuré un reste qui s'est niché dans la
tête. De là résultent des stases et des enflures qui
peuvent s'enflammer et donner lieu à un écoulement, qui cherchera à la fin une issue par l'oreille.
Si le mal a son point de départ dans une autre maladie, il est bien évident que le corps n'est pas
exempt de tout principe morbide ; c'est pourquoi
il faut, dans ce cas, agir sur le corps tout entier, et
on arrivera sûrement et promptement à la guérison.
Deux ou trois demi-bains par semaine et une chemise trempée dans une décoction de fleurs de foin
appliquée pendant une heure, deux fois chaque
semaine, suffisent parfaitement; si le malade est très
maigre, il pourra se contenter d'une seule application
de la chemise mouillée. Deux ou trois affusions supérieures en outre et, comme il a été dit plus haut,
des nettoyages fréquents des oreilles avec une
décoction d'herbes guériront bientôt le mal. A l'intérieur on peut donner au malade une tisane pour
purifier le sang et améliorer l'état de l'estomac.

L'écoulement des oreilles peut aussi provenir de
contusions à la tête, de secousses et de coups. Dans
ce cas, les vaisseaux ayant été déchirés, le sang est
sorti des veines. Peu à peu les humeurs et le sang
extravasé se corrompent et cherchent une issue par
l'oreille.

Mais, la plupart du temps, l'écoulement des

oreilles se déclare à la suite d'un refroidissement ou
encore lorsque, par une cause quelconque, le sang
a été refoulé ou attiré dans la tête et qu'il en est ré-
sulté des stases qui cherchent un dégagement par
l'oreille. Mais, de quelque cause qu'il provienne,
l'eau est le remède le plus aisé et le plus sûr contre
ce mal.

Oreilles (maladies des, maux d') et Surdité

Je n'ai jamais eu de douleurs d'oreilles, par conséquent, je ne connais pas ces douleurs par ma propre
expérience. Mais ceux qui en ont souffert disent qu'il
n'y en a pas qui fassent souffrir plus cruellement. Je
veux bien les croire, et d'ailleurs, je remarquerai
qu'elles proviennent soit d'une inflammation, soit
d'un état rhumatismal. Or tout le monde sait que les
inflammations sont douloureuses ; mais, comme les
organes auditifs sont extraordinairement délicats, il
peut bien se faire qu'ici la douleur soit excessive.

Pour guérir ce mal, il n'y a rien d'autre à faire que
de détourner le sang qui afflue avec force à la tête.
Si l'inflammation a produit une enflure, il faut éliminer les principes morbides au moyen des applications déjà indiquées pour les écoulements d'o-
reilles. Si la douleur est spasmodique, il faut, comme
dans toutes les crampes, ramener la chaleur nécessaire. Dans les maladies des oreilles, le bain de vapeur qui provoque la transpiration dans la tête tout
entière et, par conséquent aussi, dans les oreilles, et
par là élimine les matières stagnantes et corrompues,
sera utile.

Il y a un grand nombre de personnes qui n'entendent pas bien et d'autres qui n'entendent pas du tout, qui n'entendraient pas même un coup de canon tiré tout près d'elles. Dans ce cas il doit exister des stases complètement indurées qui ne se résolvent pas. Il doit s'être formé des enflures qui se sont durcies, qui obstruent tout le conduit auditif et ne laissent passer aucun son. C'est donc le cas de le dire : « Celui qui fait disparaître par voie de résolution et d'élimination ces indurations et ces enflures peut faire entendre les sourds. »

Un chasseur, qui depuis deux ans n'avait pas entendu une fois la détonation de son fusil, vint me trouver et, en peu de semaines, recouvra complètement l'ouïe, parce qu'on put arriver à résoudre chez lui les stases indurées.

Veut-on guérir ce genre de surdité, il faut faire usage d'applications qui aient une action sur le corps entier et une action spéciale aussi sur l'oreille. Si le patient est assez corpulent, on peut très facilement lui administrer des BAINS DE VAPEUR DE LA TÊTE, dont l'action résolutive est très grande, et de plus en plus pénétrante. Non moins efficaces sont les affusions données en partie à l'oreille, en partie à la tête et au corps tout entier. On peut appliquer des compresses sur l'oreille comme sur les autres parties du corps ; elles ont une action résolutive et éliminatoire. J'ai pu procurer un soulagement extraordinaire à bien des personnes au moyen de compresses préparées avec de l'eau de choucroute. On trempe dans cette eau un linge mou en toile, plié en trois ou quatre, on l'attache sur l'oreille et on le renouvelle au bout d'une heure ou une heure et demie.

Dans l'oreille se trouve un corps gras destiné par la Providence à empêcher autant que possible l'introduction de corps étrangers dans les conduits auditifs. Ce cérumen se dessèche et se durcit très souvent à tel point qu'il empêche le son de pénétrer dans l'oreille. Ainsi j'ai connu une dame qui avait complètement perdu l'ouïe. Le médecin sonda l'oreille et, avec une petite cuiller, en retira une grande quantité de cérumen durci ; à la suite de cette opération la dame entendit parfaitement. La présence de cérumen durci peut donc être une cause de surdité ; mais il peut aussi se produire des stases et de petites tumeurs qui obstruent en partie ou entièrement le conduit auditif. Si l'on fait disparaître ces indurations, par voie de résolution et d'élimination l'ouïe revient peu à peu.

Une ménagère avait depuis longtemps déjà perdu l'ouïe. Pendant deux mois elle s'appliqua tous les soirs sur l'oreille un linge trempé dans de l'eau de choucroute. Elle avait auparavant employé un grand nombre de remèdes qui n'avaient produit aucune amélioration ; l'eau de choucroute résolut toutes les indurations et l'ouïe revint assez bien. La DÉCOCTION DE PRÊLE a la même action que l'eau de choucroute. On en verse souvent dans l'oreille, ou bien on met pendant la nuit sur l'oreille un linge trempé dans cette décoction. La SAUGE est également efficace, surtout lorsque les stases ont peu à peu amené des abcès ; la tisane de SANICLE, elle aussi, est bonne pour les oreilles ; en général, toutes les tisanes résolutives non seulement n'ont aucun inconvénient, mais, au contraire, peuvent être utiles. L'EAU-DE-VIE CAMPHRÉE a une action salutaire, parce qu'elle cautérise et dégage le conduit auditif ; une ou deux

ɟouttes, à une ou deux reprises tous les jours, suf-
ɨsent parfaitement.

Peut-être me demanderas-tu, cher lecteur : « Pour-
ɟuoi agir sur tout le corps, lorsque l'oreille seule est
malade ? » Lorsqu'il existe des stases dans le sang en
un endroit quelconque, il s'en produit aussi dans les
ɦumeurs. De même qu'à la suite d'une inflammation de la gaîne d'un tendon et par une congestion
ɟu sang qui baigne le lieu de l'inflammation, il se
produit une exostose, il peut aussi, à la suite d'une in-
ɟammation, se former des cartilages de ce genre
ɟans l'oreille ; ces cartilages empêchent l'audition.
Mais, si l'on peut résoudre une exostose en agissant
sur la circulation sanguine, pourquoi ne pourrait-
on pas résoudre peu à peu de la même manière les
indurations qui se forment dans l'organe de l'ouïe ?
Pour avoir raison de toute stase sanguine, il faut en
faire disparaître la cause et, pour cela, il n'existe rien
de meilleur que des affusions générales et, en même
temps, des affusions spéciales à l'endroit où existent
les stases. C'est pourquoi il faut agir sur le corps
entier, afin de régulariser la circulation du sang.

Pâles couleurs (Chlorose)

La chlorose est très fréquente chez les adolescents
de douze à vingt ans et même plus tard. Elle se
montre moins chez les jeunes gens, mais d'autant
plus chez les jeunes filles. Il n'est pas besoin de s'y
connaître beaucoup pour deviner à l'aspect d'une
jeune fille si elle est chlorotique ou non. La figure
est jaune et blafarde, sans aucune fraîcheur ; la tête
est ordinairement bouffie, les yeux sont fatigués et

ternes ; l'expression du visage entier est maladive,
bref on voit que la pauvre créature est plus ou moins
malade. Les jeunes chlorotiques sont, en effe', de
vrais malades. Ils ne peuvent se livrer à aucune occupation. De même qu'ils sont sans courage, ils n'ont
aucun appétit et ne prennent la plupart du temps
que des aliments et des boissons plus nuisibles
qu'utiles. Ils ont ordinairement les mains et les pieds
froids et leur corps entier n'a que peu de chaleur naturelle. Chez bon nombre d'entre eux la maladie revient à certaines époques, dure six mois, puis s'en va
pour reparaître encore. Tous les essais pour la guérir à l'aide de médicaments échouant si souvent, il
faut avant tout savoir d'où elle provient et de quelle
manière on peut la faire disparaître. Elle est fréquente chez les personnes faibles, chez celles qui
n'ont eu qu'une nourriture insuffisante ou qui ont
mené pendant leur jeunesse une vie amollissante.
Par conséquent, ce qui a manqué dans la plupart des
cas, c'est une bonne nourriture et un endurcissement
rationnel. La maladie vient presque toujours de
deux causes : il y a des troubles dans la circulation
sanguine et il ne se forme pas assez de sang. Les
chlorotiques ont peu de sang, aussi ne sont-ils pas
suffisamment nourris ; par suite, ils ne se développent pas entièrement et ne peuvent se fortifier.
Or, pour arriver à un plein développement, il faut,
avant tout, un endurcissement convenable, car l'a-
mollissement produit l'atonie et une sorte d'inertie
des organes.

En ce qui concerne la guérison, il est nécessaire tout
d'abord d'agir sur l'organisme entier, d'activer la circulation sanguine, de provoquer un retour de la
transpiration normale, de relever la chaleur natu-

relle, de donner une alimentation saine et fortifiante
qui fournisse en grande quantité de bon sang. C'est
la seule manière d'obtenir une guérison certaine.
Pour ramener la chaleur, le malade se lavera matin
et soir le haut du corps avec de l'eau mêlée d'un peu
de vinaigre ; de plus, il prendra chaque jour une affusion et marchera dans l'eau. Ce traitement fortifie,
développe une augmentation de chaleur et attire le
sang dans les pieds.

Ce fait, que les chlorotiques n'ont pas d'appétit et
ne peuvent digérer aucune nourriture un peu substantielle, prouve que leur estomac aussi est en mauvais état. Quand même il irait bien, la digestion ne
pourrait être bonne, car l'organisme n'a pas assez
de chaleur. Pour aider l'estomac à faire la digestion,
il est très bon d'appliquer de quatre à six fois par
semaine sur le bas-ventre, pendant une heure ou une
heure et demie, une serviette pliée en quatre et
trempée dans une décoction de fleurs de foin. Cette
serviette appliquée chaude réchauffe l'organisme refroidi, lui donne plus d'énergie ; il n'existe rien de
meilleur pour améliorer l'état de l'estomac.

Ces applications continuées pendant plusieurs
jours produisent sûrement dans l'organisme une
heureuse transformation. On peut prendre ensuite
par semaine trois affusions supérieures, deux ou
trois affusions des cuisses et une affusion dorsale.
Par là, la nature se fortifie davantage et l'énergie
augmente ; après ces applications aussi l'appétit est
ordinairement assez bon. Lorsque l'amélioration a
fait de nouveaux progrès, le malade peut prendre
dans la semaine deux ou trois demi-bains et trois
affusions supérieures. Une serviette trempée dans une
décoction de fleurs de foin et mise sur le bas-ventre

une fois par semaine est une application qu'on peut continuer pendant assez longtemps. Quant à la nourriture, il la faut saine, substantielle et facile à digérer. La plupart du temps ces sortes de malades n'ont de goût que pour une nourriture tout opposée. Ils doivent vaincre leur répugnance et plutôt ne rien prendre jusqu'au retour de l'appétit que des aliments malsains. Un petit nombre seulement peuvent supporter le lait. Mais beaucoup se trouveront bien de boire toutes les heures une cuillerée de lait dans lequel on aura fait bouillir du fenouil. Le malt cuit dans du lait sera bon pour un grand nombre, mais toujours par petites portions. La SOUPE FORTIFIANTE, la SOUPE DE FARINE GRILLÉE et la SOUPE DE PAIN comptent parmi les meilleurs aliments pour cette catégorie de malades. Je leur recommande tout particulièrement de manger toutes les heures une petite portion de pain de santé ou de pain de seigle séché, trempé dans du vin. Le vin réchauffe l'estomac et aide, par suite, à la digestion. Ce pain, au bout de quelque temps, fournit à la nature un grand nombre de bons principes nutritifs ; quand même en dehors de ce pain le malade ne pourrait manger que peu de chose, cela ne fait rien. L'appétit s'améliorera chaque jour en continuant ce régime.

Qu'il règne constamment dans la chambre à coucher un AIR PUR et SAIN. Il faut éviter avec le plus grand soin les vêtements qui pourraient amener le moindre amollissement. L'air frais, le mouvement et un travail proportionné aux forces sont ce qu'il y a de meilleur pour rétablir la santé. Si l'on veut soutenir et fortifier l'estomac, on peut encore prendre deux ou trois fois par jour une cuillerée de tisane d'ABSINTHE, de TORMENTILLE ou d'ANGÉLIQUE, oubie.

à la place de la tisane, deux ou trois fois par jour, de vingt à vingt-cinq gouttes d'extraits de ces plantes dans une cuillerée d'eau.

Une chlorotique qui suit pendant une année ou davantage ces prescriptions, qui fait soigneusement les applications d'eau, qui se nourrit très simplement et très substantiellement et s'endurcit d'une manière rationnelle, peut devenir la personne la mieux portante et la plus robuste et se rendre capable de supporter tous les genres de vie. Si elle ne le fait pas, jamais elle ne sera heureuse ni capable d'aucun travail suivi.

Les pâles couleurs sont une maladie inconnue dans une famille où l'on endurcit convenablement les enfants pendant les années de croissance, où on leur donne une alimentation substantielle et où on ne craint pas de les astreindre au travail. On dit souvent que la chlorose se transmet de la mère aux enfants, que si la mère est chlorotique, les filles seront également chlorotiques. Là-dessus je n'ai qu'une chose à dire : la mère est-elle amollie, ses enfants seront amollis comme elle; car, dit le proverbe, « les pommes ne tombent pas loin de l'arbre ».

Une chose bien frappante, c'est qu'on emploie toutes sortes de remèdes contre la chlorose. Les unes prennent du soufre; d'autres prennent du fer, d'autres jusqu'à de l'arsenic. Souvent même on emploie des moyens domestiques tout à fait répugnants et contre nature, par exemple, les armadilles, ces animaux dégoûtants qu'on donne si fréquemment aux chlorotiques, et autres remèdes monstrueux. Aucun d'eux ne peut être utile. Une alimentation rationnelle renferme tous les principes nutritifs dont les diverses parties du corps ont besoin pour se développer, se soutenir et avoir une

véritable force de résistance. Mais la nature affaiblie
n'est pas en état de tirer des substances nutritives
tout ce qui lui est nécessaire. Si elle en est incapable
quand elle n'a affaire qu'aux seuls aliments, elle le
pourra encore moins avec le fer, le soufre, la chaux
et les médicaments analogues. Il faut donc, avant
tout, faire cesser tout désordre dans le sang et régulariser la circulation sanguine, afin que, par le moyen
de la digestion, la nature soit en état de tirer des
aliments ce dont elle a besoin. Aussi le vin, la bière,
et, en général, les boissons alcooliques ne peuvent
être d'aucun secours pour ce genre de malades; elles
ne contiennent en rien les principes nutritifs qui font
défaut à la nature. Si j'ai recommandé plus haut de
prendre, toutes les heures, une portion de pain de
santé trempé dans du vin, ce n'est pas que j'attribue
plus d'efficacité au pain parce qu'il est ainsi trempé.
Le vin n'est ici qu'un moyen de relever la chaleur
affaiblie, il ne doit pas être considéré comme un
remède contre la chlorose. Il en est de même de
l'absinthe et des autres remèdes indiqués; ils ont
tous une action dépurative et fortifiante et viennent
en aide à la digestion.

Les chlorotiques aiment tout particulièrement le
vin, les épices, etc., toutes choses qui ne sont pas
bonnes en elles-mêmes, mais dont ils ne peuvent se
déshabituer brusquement. Lorsqu'un buveur renonce
tout à coup entièrement au vin et à la bière, il ne
peut supporter ce brusque changement. Il en est de
même des chlorotiques, qui n'ont absolument aucune
chaleur. De temps en temps une cuillerée de vin
d'absinthe, ou encore, comme il a été dit plus haut,
un petit morceau de pain trempé dans du vin peut
leur être donné comme moyen de transition.

Je conseille de leur appliquer souvent une serviette chaude sur le bas-ventre, simplement pour augmenter la chaleur naturelle dans cette partie du corps, de manière à faciliter la digestion. Lorsqu'on leur en aura appliqué plusieurs, on pourra, dès que la température se sera relevée, leur en mettre une trempée dans un mélange froid d'eau et de vinaigre, ce qui aura certainement une efficacité encore plus grande.

Je suis convaincu que l'EAU, une BONNE ALIMENTATION, et une MANIÈRE DE VIVRE CONVENABLE sont, à condition d'être employés d'une façon permanente, les seuls remèdes contre les pâles couleurs. Si l'on n'a pas recours à ces moyens pour les combattre, le malade guérira difficilement ou même ne guérira jamais.

Phthisie

Il y a un grand nombre de maladies, bien pénibles à la vérité, mais peu mortelles. Il en est aussi de tout à fait insignifiantes à leur début, qui se développent insidieusement et peu à peu amènent sûrement la mort. Parmi ces dernières, la PHTHISIE est une des plus dangereuses. Il n'en est peut-être pas une qui paraisse aussi peu sérieuse au commencement ; mais, une fois qu'elle a fait quelques progrès, la perte du malade est certaine. Pourtant, dans la première phase de la maladie, la guérison est encore aisée.

Les causes de la phthisie peuvent être de différentes sortes. Elle peut être héréditaire ; elle se transmet de génération en génération ; un grand nombre de personnes en apportent, par conséquent, le germe en venant au monde. Si l'on n'y prend pas garde, le mal se développe peu à peu et amène une mort prématurée. Les victimes de cette maladie sont d'ordinaire les personnes très faibles, qui ont peu de sang et dont le sang n'a point de vigueur, surtout si elles sont nées délicates et n'ont pas reçu ensuite une alimentation des plus substantielles. A ces infortunés s'applique les proverbes : « Tel champ, telles raves », etc.. C'est pourquoi on ne peut trop répéter aux parents de ne jamais prendre qu'une bonne nourriture, afin d'être robustes et de ne pas engendrer des enfants qui viennent au monde avec un germe de consomption. Il n'est pas rare que des enfants, spécialement des enfants faibles, soient sujets à des saignements de nez ; ils sont particulièrement prédisposés à la phthisie, car ces hémorrhagies les rendent encore plus anémiques et peu à peu le sang qui leur reste devient aqueux. Une nourriture trop peu substantielle et qui ne permet qu'une production insuffisante du sang, peut encore être une cause de phthisie. Chez ces anémiques, une bagatelle, comme un catarrhe, un refroidissement, une fièvre, etc., suffit souvent pour faire éclater la maladie.

Lorsque la phthisie commence, les forces tombent tout d'abord ; une toux sèche se déclare, accompagnée d'une oppression qui se fait sentir surtout lorsqu'on veut respirer fortement : après les repas surviennent des bouffées de chaleur passagères ; enfin apparaissent des expectorations, souvent mêlées de filets de sang. Pendant longtemps encore le malade peut rester en état de travailler, cependant la faiblesse augmente de jour en jour ; l'appétit diminue, le sommeil disparaît de plus en plus, la fièvre augmente, des sueurs nocturnes, et, de temps en temps aussi, la diarrhée font leur apparition. Tous ces symptômes se montrent-ils, la maladie a déjà fait de grands progrès.

Lorsque la phthisie commence seulement à se développer, ou lorsque le germe existe héréditairement, mais sans que la maladie ait éclaté, il est encore facile d'y porter remède. Les enfants issus de phthisiques sont tous faibles et ont le sang faible ; par conséquent, la première chose à faire est de les endurcir, afin de fortifier leur organisme, et de le mettre ainsi en état de digérer une nourriture substantielle et d'expulser les principes malsains. Il faut veiller également à ce qu'ils ne reçoivent qu'une alimentation saine, substantielle, qui leur donne de bon sang et en grande quantité.

Un père de famille me racontait que ses quatre frères et sœurs étaient morts phthisiques encore très jeunes ; son enfant se portait bien, mais était faible, et il craignait que cette faiblesse persistant pendant toute la croissance ne le rendît plus tard victime de la même maladie. Je lui donnai le conseil de le plonger chaque jour, pendant une ou deux secondes, dans l'eau ; au bout de quelques semaines il ne devait plus le faire que tous les deux ou trois jours ; ces bains fortifieraient sûrement l'enfant, qui devait recevoir en même temps une nourriture fortifiante, très simple et substantielle, comme je le recommande dans mon livre des « Soins à donner aux enfants ». En outre, il ne fallait pas l'habiller trop mollement, mais bien l'endurcir, le faire beaucoup marcher pieds nus et vivre beaucoup au grand air et ne lui faire respirer qu'un air pur et frais ; avec un pareil régime il deviendrait sûrement robuste. Cet homme m'obéit : un an après le jeune garçon était transformé. Sa pâleur avait disparu, le visage avait pris une teinte fraîche et saine, et le corps entier était devenu sensiblement plus robuste.

Une mère m'amena sa fille, âgée de quatorze ans, dont le développement physique et moral était des plus incomplets ; cette enfant paraissait vouée à la phthisie. La mère me dit qu'elle avait déjà perdu deux filles de cette maladie, et que celle-ci en présentait les symptômes. J'étais moi-même désireux de savoir comment la jeune fille supporterait la cure ; car elle n'avait pas d'appétit et son sommeil était troublé par une toux fréquente. Je lui ordonnai de MARCHER souvent NU-PIEDS et de prendre par semaine trois DEMI-BAINS et deux légères AFFUSIONS TOTALES ; je lui prescrivis aussi une NOURRITURE très SIMPLE : le matin une soupe fortifiante ou une soupe à la farine grillée, le soir un plat préparé avec de la farine naturelle, à midi également rien que des mets fortifiants et, dans l'intervalle des repas, un petit morceau de pain de santé avec un peu d'eau sucrée. Au bout de six semaines, elle était déjà beaucoup mieux ; l'appétit surtout s'améliora d'une façon surprenante, et la transformation du caractère prouva que l'enfant prospérait visiblement. Les applications suivantes furent alors prescrites : deux ou trois DEMI-BAINS par semaine, encore le GRAND AIR, la MARCHE NU-PIEDS et seulement la NOURRITURE LA PLUS SIMPLE et LA PLUS FORTIFIANTE. L'enfant suivit ce régime pendant deux ans ; et personne ne put craindre dès lors qu'elle fût prématurément emportée par la phthisie.

Je pourrais citer des quantités d'exemples du

même genre, et cela de personnes de tout âge.
Lorsqu'on adopte d'assez bonne heure une manière
de vivre rationnelle, et qu'on entreprend de s'endurcir
comme il faut au moyen d'applications d'eau, il est
encore facile de guérir le mal. Mais je dois avertir
à plusieurs reprises qu'il ne faut pas trop multiplier
les applications, surtout lorsqu'une amélioration
s'est déjà produite. De un à trois demi-bains par
semaine suffisent ; la marche pieds nus et la marche
dans l'eau peuvent être pratiquées plus fréquemment,
parce qu'elles fortifient l'organisme d'une manière
tout à fait extraordinaire.

Le fils d'un aubergiste, âgé de 25 ans, avait déjà
perdu quatre frères et sœurs et son père. A le voir,
on se demandait s'il n'était pas lui-même atteint du
mal qui avait emporté sa famille. Il était bien bâti ;
mais il disait que ses frères et sœurs avaient été
aussi fortement charpentés. Il prit avec beaucoup de
zèle les applications d'eau, des applications faibles au
début, un peu plus fortes par la suite ; lorsque son
état se fut amélioré suffisamment, il prit par semaine
deux DEMI-BAINS et une AFFUSION TOTALE, parce que
ces applications étaient celles qui lui procuraient le
plus de bien-être. Au bout d'un an, il paraissait des
mieux portants, se sentait tout à fait robuste et son
humeur surtout avait subi une heureuse transformation.

J'ai traité un grand nombre de cas semblables et
je suis convaincu que la cure d'eau prolongée longtemps peut guérir très facilement le mal à ce degré.
Mais, lorsque la nature a perdu toute force et que
certaines parties du corps sont déjà devenues impropres à tout service, il ne peut naturellement plus
être question de guérison. Seulement, comme il est

impossible de voir l'intérieur du corps, plus d'un est déjà venu à moi, condamné par la science, que cependant j'ai complètement guéri en peu de temps.

Un garçon de Würtzbourg, âgé de 32 ans, me demandait avec instances de lui dire franchement quel était son état ; tous les médecins de Würtzbourg lui avaient déclaré qu'il n'avait plus aucune guérison à espérer. Deux mois plus tard, il affirmait qu'on eût difficilement trouvé quelqu'un de mieux portant que lui ; sa maladie avait complètement disparu. Sa santé se maintint parfaitement, ainsi que je l'appris par la suite.

Ce que j'ai dit jusqu'ici s'applique à la phthisie en général. Mais il y a diverses sortes de phthisies, qui suivent la même marche, mais s'attaquent à d'autres organes, par exemple la PHTHISIE PULMONAIRE, qui est la plus fréquente et qui fait tant de victimes, surtout dans les villes, que souvent elle cause la moitié des décès.

Les personnes faibles sont très aisément la proie de la phthisie, car non seulement elles ont les poumons faibles, mais elles ont encore peu de sang et un sang faible. De toutes les parties du corps, les poumons sont celles qui servent le plus, car ils agissent constamment, jour et nuit, pendant le sommeil aussi bien que pendant la veille. Lorsqu'un sang généreux ne nourrit pas et ne fortifie pas le corps entier et, par conséquent, les poumons, ces derniers, surtout à leur extrémité, à leur sommet, où il n'est pas facile au sang d'arriver, s'usent trop vite et se décomposent par suite du manque de sang. Lorsque cet état de décomposition des poumons a fait de grands progrès, les vaisseaux sanguins qui parcourent l'organe et qui finissent par

être atteints de même, ne retiennent plus le sang,
qui s'extravase en plusieurs endroits : de là les
crachements de sang. Lorsque, par suite de leur
faiblesse, les poumons deviennent incapables de remplir leurs fonctions, ils n'aspirent plus la quantité
d'air frais nécessaire et il s'amasse, dans la poitrine
comme dans les poumons, des principes malsains; il
en va comme d'une chambre mal balayée qui se remplit peu à peu de poussière. L'air respiré lui-même
n'est pas bien rejeté des poumons ; des principes
malsains s'amassent, ce qui met encore plus obstacle à l'activité de ces organes et les endommage.
Qu'y a-t-il de plus nécessaire que l'oxygène ? Mais
il lui est impossible de pénétrer partout où il faudrait ; la quantité et la qualité du sang ne cessent,
par conséquent, de baisser. Lorsqu'ensuite l'organisme entier se détériore, la nature épuisée perd
toute force, et il se produit dans le corps une décomposition des humeurs, qui s'en vont avec la sueur ;
le sang sort en partie des poumons et s'en va par les
crachements de sang. Si les forces diminuent encore,
la diarrhée survient et la mort termine enfin une vie
misérable.

Lorsque la fièvre complique la phthisie, il faut la
combattre au moyen de l'eau. La fièvre se montre
d'habitude vers les quatre ou cinq heures de l'après-
midi, devient assez forte et disparaît entièrement
vers le matin. Si la maladie n'a pas encore fait
de grands progrès, que la nature ait encore assez
de force et que la fièvre ne soit pas encore trop violente, on peut facilement prendre des affusions. Le
mieux est de commencer par les AFFUSIONS DES GE-
NOUX et les LOTIONS SUPÉRIEURES ; au bout de trois
ou quatre jours on peut passer des affusions des ge-

noux aux AFFUSIONS DES CUISSES combinées avec des
lotions supérieures, ces dernières faites matin et soir.
Si, au bout d'un petit nombre de jours, le malade va
mieux, il peut prendre, au lieu de l'affusion des
cuisses, l'AFFUSION DORSALE, toujours avec une ou
deux lotions supérieures. Si son état s'améliore
encore, il peut faire usage des DEMI-BAINS, des AFFU-
SIONS DORSALES ou aussi des AFFUSIONS TOTALES.
L'affusion supérieure sera remplacée par les lotions
supérieures, parce que la faiblesse des poumons
rendant trop pénible au malade la position penchée,
il ne peut pas facilement supporter ces affusions.
Lorsque le malade en est arrivé à l'affusion dorsale,
il peut envisager l'avenir avec confiance : il guérira.
Mais je fais remarquer qu'il lui faut l'alimention la
plus saine et la plus rationnelle, et qu'il ne doit
jamais cesser entièrement les applications d'eau,
afin de conserver à la nature sa force, d'empêcher
l'amas des principes malsains et de provoquer au
contraire l'expulsion aussi rapide que possible des
matières usées.

Un jeune étudiant tomba malade pendant qu'il
était en troisième préparatoire, et le médecin déclara qu'il était phthisique. Il fut guéri par l'eau :
voilà bien des années qu'il remplit les devoirs de sa
profession et il en est peu qui le surpassent en
vigueur et en force de résistance. Non seulement
il a pris goût à l'eau, mais il s'est convaincu qu'il faut
toujours venir en aide à la nature en l'endurcissant,
en lui fournissant une bonne alimentation et en la
maintenant constamment dans un état satisfaisant.

Lorsque la phthisie est déjà avancée, et que la
fièvre assez forte existe même pendant la journée, il
ne peut plus naturellement être question de guéri-

son. Cependant l'eau peut alors procurer au malade
plus de soulagement que n'importe quel autre
moyen. La principale application sera, s'il n'est pas
encore trop maigre et a conservé assez de force, une
LOTION TOTALE journalière. Ce que j'ai trouvé de
meilleur contre la fièvre est de mettre chaque jour sur
le bas-ventre une serviette, pliée en quatre, trempée
dans une DÉCOCTION CHAUDE DE FLEURS DE FOIN, ou, si
la chaleur naturelle n'a pas encore trop baissé, une
serviette trempée dans un mélange FROID D'EAU et de
VINAIGRE. Si le malade est assez affaibli, on ne lave
que le haut du corps ; on peut encore laver le matin
la partie supérieure et le soir la partie inférieure ou
réciproquement. En outre, il est bon de mêler toujours un peu de vinaigre à l'eau : le vinaigre donne
plus de vie et de fraîcheur et provoque plus vite le
développement de la chaleur. Lorsque la maladie a
déjà fait de grands progrès, les forces se détruisent
peu à peu et d'abondantes sueurs surviennent d'ordinaire la nuit : on nomme ces sueurs nocturnes
« sueurs des phthisiques ». Lorsqu'elles ont fait leur
apparition, en règle générale, la maladie suit une
marche prompte; avec le temps, la diarrhée se déclare aussi et la fin approche rapidement. Contre ces
sueurs nocturnes, je recommande premièrement une
ALIMENTATION TRÈS SUBSTANTIELLE, secondement
une BONNE TISANE et troisièmement, avant l'heure
où revient la sueur, une COMPRESSE INFÉRIEURE ou
une COMPRESSE SUPÉRIEURE; il est même très bon
d'en appliquer une tous les jours, mais on ne doit
jamais la laisser en place plus d'une demi-heure.

S'il y a des sueurs toutes les nuits, le meilleur sera que, quinze à vingt minutes après qu'elles ont
commencé, le malade se lave le corps aussi rapide-

ment que possible avec de l'eau mélangée d'un peu
de vinaigre : il ne se séchera pas ensuite. Dans bien
des cas, ces lotions ont supprimé les sueurs. On ne
peut guère employer d'applications plus fortes, tout
au plus un demi-bain, mais pris au sortir du lit et
on se recouchera ensuite. Les lotions peuvent se
faire une et même deux fois par jour; mais elles sont
plus efficaces lorsqu'on mêle un peu de vinaigre à
l'eau

A ce propos, je dois faire remarquer que, dans le
cours d'autres maladies ou du traitement institué
pour les guérir, il n'est pas rare de voir survenir des
sueurs qui durent de six à quinze jours. Elles font
leur apparition lorsque les applications d'eau ont
déjà duré plusieurs jours. Mais ces sueurs sont les
bienvenues, car elles emportent toutes les matières
morbides. Elles n'affaiblissent pas le moins du
monde ; au contraire, elles donnent un sentiment
de soulagement et de bien-être. Aussi peut-on très
bien les appeler sueurs critiques, c'est-à-dire déci-
sives.

Il arrive très souvent encore que la phthisie se
complique d'un besoin de tousser extraordinaire : il
est presque impossible au malade de se retenir. Le
meilleur remède que j'aie trouvé contre cette toux
est de prendre, de deux à quatre fois par jour, trois
ou quatre cuillerées de tisane de FENUGREC. On
obtiendra un effet des plus salutaires en prenant
alternativement avec cette tisane, deux fois par
jour, une cuillerée d'HUILE D'OLIVE. La SAUGE, le
PLANTAIN et L'ABSINTHE employés de même sont
également bons ; je recommande aussi tout particulièrement la tisane de BOUILLON BLANC et de FEUILLES
DE VIOLETTES, ainsi que celle de MOURON et de SAUGE

et celle de diverses autres plantes. Ces plantes ont l'avantage de ne jamais faire de mal, et il est seulement à déplorer que ces malades prennent souvent des remèdes qui rendraient malade une personne BIEN PORTANTE.

Il arrive souvent aussi que les phthisiques s'écorchent à force d'être couchés. Les parties qui supportent longtemps le poids du corps s'enflamment peu à peu ; la peau se détruit et il se produit enfin des ulcérations. Quand une personne garde longtemps le lit par suite d'une maladie grave, il faut veiller à ce que ces écorchures ne se produisent pas ; or il est difficile de trouver, pour les empêcher, un meilleur moyen que des lotions faites avec de la TEINTURE D'ARNICA sur les parties qui risquent de s'endolorir. En général, il ne se forme pas d'écorchures chez les malades qui font des applications d'eau, parce que ce traitement fortifie la peau et, loin de permettre aux matières corrompues de s'amasser, les élimine à temps par l'exhalation cutanée. C'est pourquoi le mieux est de laver les endroits en question surtout avec de l'eau mêlée d'un peu de vinaigre. Il est encore un moyen d'empêcher, en partie du moins, ces écorchures, c'est de veiller à ce que le lit du malade soit bien fait, bien uni, et n'exerce de pression sur aucune partie du corps. Le mieux est de faire usage d'un matelas de balle d'avoine ou de balle de millet.

On a généralement l'habitude en Souabe, lorsqu'une personne est malade pendant assez longtemps, de placer une écuelle d'eau sous son lit. L'eau baisse vers le matin et le soir on la renouvelle. Quoique je ne veuille pas attribuer avec certitude une telle efficacité à cette eau, je ne puis cependant pas nier que, là où ce moyen est employé, il ne se produit, en général, pas d'écorchures. Je ne considère pas ce fait comme un résultat de la « sympathie », mais comme un effet naturel de l'eau. Si le soir, plusieurs personnes ont fumé dans une pièce et qu'on y place ensuite un vase plein d'eau, le lendemain matin l'odeur de tabac aura complètement disparu. Pourquoi donc l'eau n'aurait-elle aucune action en s'évaporant ? Quel inconvénient n'y a-t-il pas pour les personnes à ce qu'une petite partie d'une pièce seulement soit humide ? Or, si une muraille humide est si funeste par ses exhalaisons incessantes, pourquoi l'eau n'aurait-elle pas ici quelque action sur le malade par son évaporation constante ?

Lorsqu'il s'est produit des ulcérations à la partie sur laquelle repose le corps, le mieux est de les traiter comme on traite toutes les ulcérations. Une serviette souple trempée dans une DÉCOCTION DE FLEURS DE FOIN et appliquée chaude, aura une action particulièrement efficace. Elle éliminera les matières corrompues et amènera la guérison. Les remèdes astringents sont également bons ; en premier lieu, on emploiera une décoction d'ÉCORCE DE CHÊNE : cette décoction resserre les tissus et guérit aussi les ulcères les plus graves. Une décoction de PRÊLE produit le même effet. En général, on peut parfaitement employer, dans ce cas, tout ce qui a une action curative et astringente.

On donne d'ordinaire aux malades une alimentation tout autre qu'aux gens bien portants. Je ne trouve pas cela judicieux, du moment qu'il est admis qu'on ne doit jamais prendre que des aliments bons et sains. Le malade doit, autant que possible, s'en tenir à la nourriture à laquelle il est accoutumé :

tout au plus, mangera-t-il moins à la fois. Il n'est pas bon, même pour les gens bien portants, de changer leur alimentation ; un grand nombre d'entre eux ne supportent pas ce changement qui leur donne la diarrhée et des indispositions analogues. Cet inconvénient sera encore plus sensible chez les MALADES. On leur fait, au sujet de la nourriture, des prescriptions que je ne peux approuver : beaucoup de viande, beaucoup d'œufs, de poulet, de vin, de bière, de cognac, et une foule de choses du même genre ; je n'appelle pas cela une bonne nourriture. Les œufs sont loin d'avoir la valeur nutritive qu'on leur attribue ; en outre, ils sont difficiles à digérer ; ils ne font que fatiguer l'organisme sans lui fournir d'éléments nutritifs. La viande serait bonne, si seulement la nature pouvait l'utiliser. Mais les seuls mots de phthisie, de consomption, disent que les forces ont diminué et diminuent chaque jour. La digestion est ce qui souffre le plus de cette baisse des forces, parce que les sucs salutaires ont disparu. Le jambon, les mets épicés et excitants ne peuvent qu'être nuisibles ; ils renferment eux aussi, en outre, peu de principes nutritifs, et ceux qu'ils renferment ne peuvent pas être assimilés. Le vin, la bière et les boissons spiritueuses du même genre, prises en grande quantité, sont capables de ruiner même un organisme bien portant ; comment seraient-ils salutaires à un corps déjà ruiné ? Lorsque j'interdis le vin, j'entends qu'on ne doit pas en boire régulièrement. On dit souvent : « Bois beaucoup de vin, cela te donnera beaucoup de sang ! » Je dis au contraire : « Le vin ne renferme pas de principes nutritifs. » Mais le vin réchauffe l'organisme et c'est pourquoi je ne défends pas d'en boire de temps en temps une gorgée pour

se ranimer et se réchauffer. Quant au vin à choisir,
le meilleur est toujours celui du pays. La bière !
C'est une chose étonnante que, lorsque les buveurs
de bière tombent malades, ils ne peuvent plus souffrir leur boisson favorite. J'interdis aux phthisiques
de boire souvent de la bière ; elle ne leur fournit pas
assez de principes nutritifs. Il arrive très fréquemment que le soir ils en boivent un ou deux petits
verres, afin de moins souffrir et de dormir plus facilement ; mais je regarde ce moyen comme un stu-
péfiant moins violent que les autres ; quoiqu'il soit
beaucoup plus inoffensif que la misérable morphine,
le sommeil qu'il procure n'en est pas moins artificiel.
Si le sommeil est encore possible, le plus simple pour
se le procurer est de se laver, le soir, le bas-ventre
avec un mélange à parties égales d'eau et de vinaigre,
ou de se mettre sur le bas-ventre une serviette pliée
en quatre, trempée dans ce mélange ; en général, la
toux cesse, la respiration devient plus facile et, par
suite, on peut prendre quelque repos.

Quelle EST DONC LA MEILLEURE ALIMENTATION ?
Les nombreuses expériences que j'ai faites m'ont
amené à cette conviction que les mets les plus
simples, préparés avec des céréales dont faisaient
usage nos ancêtres, sont ce qu'il y a de mieux. Les
personnes qui, ainsi que cela arrive en bien des pays
et tout particulièrement en Souabe, ont suivi un
régime principalement végétal, auraient tort de se
mettre à un régime animal. Celles qui, au contraire,
sont habituées à manger de la viande doivent
continuer à en manger ; mais, dans ce cas, il faut la
choisir avec le plus grand soin et bien la cuire, afin
que l'organisme puisse la digérer et en faire son
profit. Le bouillon gras, joint à un mets de farine,

4e PARTIE. — MALADIES

donne au malade des principes nutritifs en quantité
suffisante et se supporte très facilement. Mais avec
les phthisiques, comme avec tous les malades en
général, il ne faut pas s'en tenir toujours à la même
nourriture ; il faut varier souvent, parce que, pour
nourrir suffisamment toutes les parties du corps, la
nature a besoin de principes divers. Les fruits cuits
eux aussi, à condition que la préparation n'en soit
pas trop artificielle et n'y introduise pas d'éléments
préjudiciables, fournissent au corps de bons principes nutritifs. Mais je recommande tout particulièrement à ce genre de malades la SOUPE FORTIFIANTE,
la SOUPE DE CÉRÉALES et les plats tels qu'on en
préparait jadis avec des céréales. On fait la soupe
de céréales de la manière suivante. On sèche autant
que possible du froment ou d'autre blé, du seigle,
de l'épeautre, sans cependant les griller, on les moud
ensuite dans un moulin à café ou dans tout autre
moulin, et on les cuit dans du bouillon gras, dans de
l'eau ou mieux encore dans du lait. Il est difficile de
trouver un aliment qui vaille mieux pour les
malades que la CRÈME D'AVOINE et la CRÈME D'ORGE,
parce que l'avoine et l'orge renferment beaucoup de
principes nutritifs et sont en même temps faciles à
digérer. Je ne puis que recommander la SOUPE DE
PAIN bien cuite, surtout la soupe de pain noir,
lorsque la cuisson du pain n'y a pas développé beaucoup d'acidité.

C'est chose étonnante comme les malades ont une
envie toute particulière de certains mets et de
certaines boissons ; mais, la plupart du temps, on
ne veut pas les leur donner. Je suis d'avis qu'en
général ce que la nature désire avec le plus d'avidité,
c'est ce dont elle a besoin ; ce qu'elle repousse, c'est

ce dont elle n'a que faire. Il est arrivé très souvent que, lorsqu'un malade avait obtenu, à force de prières, le mets désiré, son état s'améliorait rapidement et qu'il guérissait.

J'ai connu un paysan qui aimait beaucoup les CHOUX. Il tomba malade, on les lui interdit ; il ne mangeait plus, parce que, ainsi qu'il arrive souvent chez les malades, la nourriture habituelle le dégoûtait. Lorsque la maladie eut duré quelque temps en s'aggravant toujours, tellement qu'on le condamnait en général, il réclama tout d'un coup de la choucroute ; naturellement on ne lui en donna pas, parce qu'on croyait qu'elle lui ferait beaucoup de mal. Son désir grandissait de plus en plus ; je conseillai enfin de lui donner de la choucroute bien cuite, par petites portions, mais très fréquemment. Le malade aurait préféré des portions doubles. Mais, à partir du moment où on lui fit manger une cuillerée de choux toutes les heures, il se sentit mieux ; son état général s'améliora et il guérit.

Il en est de même des FUMEURS. Lorsqu'un fumeur tombe malade, il est obligé de renoncer à son plaisir favori ; se remet-il à fumer, la plupart du temps le danger est passé.

On doit donc, autant que possible, s'en tenir à la la nourriture à laquelle on est accoutumé ; mais on mangera peu à la fois et des choses bien cuites, que l'estomac puisse digérer comme il faut.

La phthisie, qui est si meurtrière, commence par la formation de ce qu'on appelle des tubercules. C'est la maladie, si fréquente chez les animaux domestiques, que les paysans appellent tuberculose. Ces tubercules commencent, la plupart du temps, dans les poumons et s'étendent ensuite peu à peu à tout le

reste du corps ; il peut arriver que, comme on l'a
certainement vu chez les animaux domestiques, il
n'y reste plus un endroit sain ; partout il y a de ces
tubercules. Lorsque la maladie ne fait que débuter
et qu'il n'existe qu'un très petit nombre de ces formations morbides, il est encore facile d'y remédier.
Mais, s'il y a des tubercules dans une grande partie
du corps, auquel cas le sang et les humeurs sont déjà
complètement corrompus, la diminution des forces
est trop grande et il n'y a plus rien à faire. Si, au contraire, la maladie n'a pas encore fait de grands
progrès, il est très facile de prévenir au moins son
développement ultérieur. Lorsque des enfants venus
au monde très faibles reçoivent une bonne alimentation et sont endurcis au moyen de l'eau froide, il
ne se formera certainement pas de tubercules chez
eux, parce que, dans ce cas, toutes les matières usées
sont expulsées et éliminées. Si, pendant la croissance, on endurcit les jeunes gens, la nature ne laissera jamais se développer chez eux des principes
morbides de ce genre.

Que la phthisie soit héréditaire ou que la grande
faiblesse entraîne la formation de ces principes, les
applications d'eau en débarrasseront la nature. C'est
pourquoi on ne peut trop recommander à chacun de
bien s'endurcir dès l'enfance et de continuer cet endurcissement jusqu'à la vieillesse. Il est également
très important de prendre une nourriture saine, naturelle, non excitante, et en quantité convenable, ni
trop, ni trop peu abondante. Je suis pleinement
convaincu que de cette manière on réussira à prévenir la phthisie ; car cette maladie n'est si fréquente
que parce que la manière dont on vit et dont on se
nourrit s'éloignent trop de celles que prescrit la na-

ture. Le logement est aussi pour beaucoup dans le développement de cette affection : c'est pourquoi elle est si fréquente dans les villes.

La phthisie étant si généralement répandue et si meurtrière, on demandera : « Cette affection est-elle héréditaire ou attachée à certains lieux ? » Qu'elle sévisse tout particulièrement en certains pays et en certaines localités, on ne peut le mettre en doute. Je connais une petite ville qui plaît à tous ceux qui la voient, et justement il y meurt beaucoup de gens de la poitrine. Voici quelle est, d'après moi, la cause de ce fait. Du côté de l'ouest, par conséquent du côté du vent, la ville est dominée par une hauteur ; ni la ville, ni les maisons ne sont assez aérées. Un ruisseau traverse la ville ; mais, comme le vent n'y souffle pas, ses exhalaisons ne sont pas balayées, et il s'ensuit que l'air est humide et malsain. Dans les villages voisins, au contraire, la phthisie est très rare. Ces villages, très peu éloignés, sont exposés au vent qui emporte très facilement toutes les exhalaisons du sol et surtout celles de l'eau. Ce n'est donc pas un avantage d'être à l'abri du vent, au contraire c'est une condition préjudiciable à la santé. Wœrishofen est plus renommé pour son bon air que je ne l'eusse cru. Tous les étrangers qui y arrivent s'écrient d'ordinaire : « Quel air excellent ! » Cela vient de ce que le côté de l'ouest est tout à fait découvert ; aussi les vents pénètrent dans le village et les maisons, et les assainissent. Je connais une hauteur, comme il y en a tant, sur laquelle et tout autour de laquelle on a bâti des maisons. Il est rare que le vent n'y règne pas ; soit le vent d'ouest, soit le vent d'est, ou un autre vent ; mais la phthisie y est entièrement inconnue. Plus une localité est ouverte aux vents, plus elle est fermée à la phthisie et aux autres maladies. Je ne veux pas dire par là que les autres localités soient MALSAINES et que tout le monde y doive mourir de la phthisie. On recommande souvent certains endroits, surtout des villes d'eaux, à cause de leur belle vue et de leur situation abritée. J'en connais moi-même un qui est très recommandé ; il est abrité du côté du nord, par conséquent, contre les vents froids. Au contraire, il est ouvert à l'ouest et au sud, et de ces deux côtés les vents y pénètrent aisément. Le soleil y brille toute la journée et y entretient une douce chaleur ; enfin une belle vallée s'étend au sud et à l'ouest. La localité elle-même est des plus sèches ; mais des sources venues de la montagne lui apportent une eau saine et fraîche.

On n'oubliera pas non plus que non seulement le mouvement de l'air a une action favorable sur le climat, mais encore qu'il endurcit l'organisme humain. Il est difficile de trouver quelqu'un de plus endurci que celui qui est toujours exposé aux changements de l'atmosphère et qui travaille au grand air. Or personne n'est plus à l'abri de la phthisie que les gens convenablement endurcis. Cela fait aussi une grande différence, que l'eau coule lentement dans le fond d'une petite vallée ou qu'une fraîche eau de source jaillisse de la montagne. Les truites nous en fournissent la preuve. Elles sont abondantes dans les eaux qui viennent de la montagne ; au contraire, il n'y en a pas dans les ruisseaux qui coulent lentement et qui sont même stagnants en différents endroits.

On fait beaucoup trop peu de cas de l'hérédité chez l'homme : elle s'étend pourtant à l'esprit comme au corps. On voit reparaître chez les enfants.

non seulement les traits du visage, mais encore ceux du caractère de leurs parents, de leurs ancêtre . Les bonnes et les mauvaises qualités se transmettent par héritage, et, si elles sont à peu près absentes à la première génération, elles reparaissent certainement à la deuxième ou à la troisième, qu'il s'agisse d'une passion de l'âme ou d'un défaut du corps. Par conséquent, dans les familles les défauts corporels comme les défauts spirituels passent aux enfants et aux petits-enfants. Si donc on peut reconnaître l'hérédité dans l'esprit et dans le corps, pourquoi les maladies et les défauts physiques ne se transmettraient-ils pas eux aussi ? Il est facile de prouver de la phthisie, comme des autres maladies, qu'elle est héréditaire.

Qu'est-ce que la phthisie[1], si ce n'est un dépérissement de la santé, un dépérissement des diverses parties du corps et l'invasion d'une faiblesse générale. Certains organes deviennent impropres à la vie, et ils agissent sur les autres dont ils entraînent la perte ; de même qu'une partie des organes peut soutenir les autres, une partie d'entre eux peut aussi les infecter et amener leur ruine. Je reviens ici encore au proverbe : « Tel champ, telles raves ; tel père, tels fils ; telle mère, telles filles. » Je suis convaincu d'une chose. Si le père et la mère, ou l'un des deux, sont phthisiques, chacun des enfants est prédisposé à la phthisie, et doublement dans le premier cas. Il peut arriver que l'un ou l'autre n'offre aucun symptôme de la maladie et qu'elle ne se déclare pas chez eux ; mais le germe en est toujours dans le corps et, si elle ne se manifeste pas

---

1. Phthisie, mot tiré du grec, qui signifie dépérissement.

à la première génération, elle le fera sûrement à la seconde ou à la troisième.

De même que la TUBERCULOSE peut avoir son point de départ dans les poumons et de là s'étendre, cette terrible affection peut aussi se développer dans les ENTRAILLES; il s'y forme, comme dans les poumons, de petits tubercules, qui s'ouvrent et donnent naissance à des tubercules nouveaux. On peut bien penser que ces matières empoisonnées causent de grandes douleurs et occasionnent une forte diarrhée, et, lorsque la maladie dure longtemps, la mort est inévitable, parce que ces ulcérations entraînent une destruction des organes. Naturellement la digestion devient bientôt mauvaise et les humeurs saines font défaut au corps. Comme, par suite, une diminution générale des forces ne tarde-pas à se produire, le corps entier s'en va de consomption.

Cette maladie, ainsi que celle dont il a été parlé plus haut, peut être guérie lorsqu'on s'y prend à temps. Ici encore, nous pouvons bien le dire, rien ne peut avoir une action aussi salutaire que l'eau. Si les forces commencent à baisser dans l'organisme tout entier, on peut très bien rendre au corps sa vigueur au moyen d'applications d'eau convenables. Il faut également travailler à provoquer une BONNE DIGESTION ; surtout il faut exercer une action fortifiante, résolutive et éliminatoire sur les organes abdominaux, afin qu'au lieu de continuer à dépérir, ils reprennent leur vigueur.

On agira donc à l'intérieur pour éliminer tous les mauvais principes qui se trouvent dans l'estomac et dans les intestins. Des herbes judicieusement choisies peuvent produire ici un effet surprenant. Si l'on peut, au moyen des herbes, guérir les ulcères

extérieurs, pourquoi ne pourrait-on pas guérir les
ulcères internes au moyen de ces mêmes herbes ? Que
de fois elles ont guéri des ulcères stomacaux, qui
semblaient incurables ! Pourquoi n'arriverait-on
pas à guérir de même les intestins ?

Quelles plantes faut-il employer ? Les meilleures
sont la RACINE D'ANGÉLIQUE, l'ABSINTHE et la TORMEN-
TILLE, qui vont chercher à l'intérieur les matières
morbides et les saisissnent comme les hirondelles
attrapent les mouches dans l'air. Si la maladie a oc-
casionné une sorte de décomposition des entrailles,
l'ÉCORCE DE CHÊNE, la PRÊLE et les BAIES DE GENIÈVRE
sont les meilleurs remèdes ; elles ont une action des
plus fortifiantes et des plus astringentes, et éliminent les matières malsaines. Mais toutes ces tisanes
doivent se boire à faibles doses, parce que la nature
ne pourrait pas en utiliser une forte quantité à la
fois : cela ne ferait que l'incommoder. On prend, par
exemple, des racines d'angélique et de l'absinthe,
on en fait une tisane légère dont on boit une cuillerée toutes les heures ou toutes les deux heures, et
cela pendant environ dix à douze jours. L'absinthe
s'empare des matières morbides, améliore les sucs
et nettoie l'estomac. L'angélique est encore plus active et on peut à bon droit l'appeler un spécifique
pour les ulcères. En procèdant ainsi, on travaille aussi
bien à l'amélioration des humeurs qu'à celle du
sang. Lorsqu'on a pris de cette tisane pendant dix à
douze jours, on peut passer à l'écorce de chêne et à
la prêle, et les employer de la même manière. Comme
troisième tisane on pourra employer une décoction
de tormentille et de sauge. La tormentille a une
action des plus salutaires sur le sang, la sauge sur le
sang et les humeurs ; on continuera également cette

tisane pendant dix ou douze jours. Il est bon d'alterner ainsi, parce que chaque herbe a son action spéciale : ce que l'une ne fait pas, l'autre le fait.

Les applications d'eau doivent avoir une action fortifiante, résolutive et réchauffante ; l'activité de l'organisme tout entier doit être augmentée et l'élimination des matières morbides aidée.

Si le malade a encore assez de forces, il peut prendre par semaine deux ou trois AFFUSIONS DES CUISSES et un ou deux DEMI-BAINS ; une chose excellente pour lui sera de mettre tous les deux ou trois jours, sur le bas-ventre, pendant une heure ou une heure et demie, une serviette pliée en quatre trempée dans une DÉCOCTION DE FLEURS DE FOIN. Je ferai remarquer que justement ces compresses aux FLEURS DE FOIN sont le remède le plus sûr pour dissiper les stases de matières morbides et guérir les ulcères du bas-ventre par leur action résolutive et détersive.

Qu'on fasse encore attention à ne pas jamais multiplier les applications ; l'essentiel n'est pas d'en faire beaucoup, mais de bien les faire et de ménager la nature autant que possible ; on fait plus de mal avec un trop grand nombre d'applications qu'avec un trop petit nombre.

Pieds (Enflure des)

Il arrive très souvent à des personnes plus jeunes comme à des personnes plus âgées d'avoir les pieds enflés, et cela les effraie toutes.

Des pieds en mauvais état ne sont pas véritablement une maladie ; ils peuvent ou en être un symptôme avant-coureur ou provenir d'un état maladif.

dont on s'aperçoit plus ou moins, et parfois point du tout. Le plus souvent, les pieds enflent lorsqu'il existe des troubles dans la circulation sanguine, ce qui n'est pas rare chez les chlorotiques et les anémiques : ils ont, en effet, peu de sang et ce sang est inégalement distribué dans le corps. Si la circulation n'est pas assez active, le sang ne peut pas aller, comme il faut, du cœur dans toutes les directions ; il s'arrête en chemin, descend aux pieds et ne remonte plus au cœur. Le sang est semblable à une personne très malade qui peut bien encore aller à quelques pas de sa maison, mais qui n'a plus la force d'y rentrer. Par conséquent, chez les chlorotiques et les anémiques, l'enflure des pieds n'a pas d'autre cause que la pauvreté du sang et la faiblesse. Si donc on travaille à améliorer le sang et à en augmenter la quantité et qu'on fortifie tous les jours la constitution, en peu de temps, la mine deviendra meilleure, la chaleur naturelle s'accroîtra, l'appétit augmentera ; en même temps, l'état général se relèvera et bientôt l'enflure des pieds, elle aussi, disparaîtra.

Quelles sont les applications qui réussiront le mieux ici ? On se lavera deux fois par semaine avec de l'EAU et du VINAIGRE au sortir du lit, et on se recouchera immédiatement sans se sécher. Tous les deux ou trois jours on s'appliquera sur le bas-ventre une serviette pliée en quatre et trempée dans un mélange d'eau et de vinaigre. On prendra pendant un certain temps, un jour une affusion des cuisses, le lendemain une affusion des genoux et, si l'on a encore assez de force, le troisième jour une affusion dorsale. Si l'on ne peut prendre d'affusion dorsale, on s'en tiendra à l'affusion des cuisses. Au bout de quinze jours ou trois semaines, l'organisme entier sera certainement dans un état bien plus satisfaisant.

Au repas du matin on prendra une soupe de pain, une soupe à la farine grillée ou une soupe fortifiante. Si le malade ne peut supporter cette soupe, il fera bouillir du malt dans du lait qu'il prendra en guise de soupe. Le lait serait bon, mais souvent l'estomac ne peut pas le digérer. Je recommande tout au plus par heure une cuillerée de lait bouilli avec du fenouil ; de cette manière le lait produit aussi de bons effets chez bien des personnes. Pendant la journée on prendra un petit morceau de pain de santé avec cinq ou six cuillerées d'eau sucrée ; cela fournit de bon sang et est également facile à digérer. Le repas de midi sera simple, peu salé, peu épicé et peu ou point acide. Hors de là j'approuve toute cuisine ordinaire. Le repas du soir se composera encore d'une soupe fortifiante, facile à digérer et d'un autre plat, qui sera de préférence un plat préparé avec de la farine naturelle. Les malades dont je parle peuvent très bien manger de la choucroute, pourvu qu'elle ne soit pas trop aigre. Les mets à la farine se digèrent facilement, à condition d'en manger peu à la fois.

Les pieds enflent souvent après une FIÈVRE et après une INFLAMMATION accompagnée de fièvre. Lorsque la maladie tend vers son terme et que l'état s'améliore, il n'est pas rare que les pieds enflent. C'est que le sang s'est corrompu et encore plus les humeurs. Il s'est formé des stases considérables dans le cours de l'un, comme dans le cours des autres. Ces stases affaiblissent l'organisme, lui enlèvent son activité et le rendent incapable de rejeter et d'éliminer les principes morbides. Ceux-ci descendent

vers les pieds. Ils peuvent aussi s'amasser dans le
bas-ventre et se résoudre en eau ; ce qui arrive surtout lorsque le malade garde constamment le lit. S'il
peut se lever et marcher, ils descendent dans les
pieds. Ces enflures se montrent habituellement après
toutes les maladies graves, lorsque la nature n'est
pas encore bien purgée; souvent le malade trouve
ses chaussures trop étroites lorsqu'il se lève. Presque
tout le monde connaît ces enflures et on dit d'ordinaire : « La maladie fond maintenant; elle s'en va en
partie par les pieds. »

Si les pieds enflent lorsque le malade se lève et
va et vient, cela n'a aucune importance ; cela vaut
beaucoup mieux que lorsqu'il garde le lit, et que ces
principes morbides s'amassent dans le bas-ventre,
où ils endommagent nécessairement les vaisseaux
qui sont si délicats et peuvent facilement amener
une hydropisie.

Il est très facile de remédier à ce mal. Lorsque le
convalescent se couche, l'enflure diminue ; lorsqu'il
se lève, elle augmente de nouveau. Par conséquent il
y a une chose claire : il faut éliminer des pieds et du
bas-ventre les principes qui s'y sont amassés et en
débarrasser l'organisme; le malade guérira ensuite
très rapidement.

Mais il peut arriver aussi que le corps enfle en
même temps que les pieds; on a alors quelque raison
de redouter une hydropisie.

On peut doucher sans hésiter, une fois par jour, les
pieds malades et les emmailloter aussi, une fois par
jour, avec une serviette trempée dans une décoction
de fleurs de foin. La serviette préparée de la sorte
ouvre les pores et élimine les principes morbides.
Si les pieds sont fortement enflés et que le corps

commence à l'être également, il vaut mieux mettre, deux fois par semaine, un maillot inférieur ou demi-maillot. Cette application agira sur le corps et sur les pieds, et les principes nuisibles seront expulsés. Mais il faut aussi fortifier le corps tout entier, afin que la nature soit en état de rejeter elle-même ces principes malsains et n'en laisse plus pénétrer. Si le malade a déjà fait assez de progrès, il peut aussi prendre dans la semaine deux à trois demi-bains.

A l'intérieur, il peut très bien prendre, par petites portions, une tisane qui exercera une action dépura-tive sur l'estomac, sur le bas-ventre et sur les reins. Si les pieds sont fortement enflés et que le corps s'en ressente déjà, il peut prendre, tous les jours, une pe-tite tasse de tisane D'YÈBLE, D'ABSINTHE et de BAIES DE GENIÈVRE ou bien D'YÈBLE, de PRÈLE et de PETITE CENTAURÉE ou de ROMARIN. Ces remèdes si simples exercent une action éliminatoire, purifient les or-ganes et fortifient la nature.

Les pieds enflent souvent aussi après un erysipèle comme après la scarlatine et autres éruptions du même genre, qui ont habituellement leur cause et leur point de départ dans une maladie des reins. Lorsque l'on veut, dans l'érysipèle, éliminer les prin-cipes morbides, qu'on n'oublie pas que cette mala-die n'a pas son siège au visage seulement, mais dans le corps tout entier ; elle ne cherche au visage qu'une issue. Il en est exactement de même pour la scarlatine.

Lorsque la scarlatine, l'érysipèle et les maladies analogues prennent à l'extérieur une tournure favo-rable et qu'on les croit déjà guéries, il peut souvent exister encore une éruption cachée à l'intérieur. Si cette éruption, au lieu de sortir, reste enfermée, une

sorte d'empoisonnement du sang se produit; les principes malsains descendent dans les pieds et c'est
pour cette raison qu'ils enflent ainsi que le bas
ventre.

On ne peut guérir cette enflure des pieds qu'er
éliminant, autant que possible, par les pores, les principes malsains et en fortifiant la nature, afin qu'elle
s'oppose à tout nouvel envahissement de ces principes et qu'elle rejette ceux qui existent déjà, par l'u-
rine, la sueur, les selles, et une respiration et une
exhalation cutanées plus actives. Les meilleurs
moyens pour y arriver sont ici encore les demi-
maillots alternés avec l'affusion des cuisses et celle
des genoux, et plus tard avec les demi-bains. D'ordinaire deux ou trois maillots par semaine suffisent.
Dans ce cas, on peut aussi faire usage des tisane-
mentionnées plus haut.

Très souvent encore les pieds enflent chez le-
personnes assez fortes et corpulentes, et surtou
chez les femmes enceintes; et il n'est pas rare que
chez ces dernières ils restent enflés pendant des
années. Lorsqu'une personne grossit beaucoup, on
peut presque toujours admettre que sa constitution
est faible et trop peu active et que, par suite, les
principes corrompus ne sont pas éliminés. Tous les
organes internes se dilatent pour cette raison ; ils
deviennent de plus en plus mous, et des principes
malsains de tous genres gagnent de jour en jour du
terrain. Sans le savoir, ces personnes sont souvent
elles-mêmes responsables de leur état. Si on suivait
un régime assez endurcissant, si on prenait toujours
une nourriture riche en principes substantiels, si on
ne mangeait pas tant d'aliments incapables de fournir
autre chose qu'un sang malsain et aqueux on pré-

viendrait facilement le mal. Mais, au lieu de fortifier
et de raffermir la nature par un régime rationnel, de
façon à la mettre en état de rejeter les principes
morbides, et de s'opposer à toute nouvelle invasion
et à prévenir, par conséquent, le mal, on ne fait
que le cultiver, le favoriser et l'accroître ainsi constamment.

Les pieds enflent aussi chez les personnes qui
restent beaucoup sur leurs jambes, qui font peu de
mouvement et, par suite, acquièrent de l'embonpoint.
Ces personnes se portent souvent très bien ; elles
se plaignent seulement d'être molles et endormies,
et de n'avoir plus la même élasticité et la même
fraîcheur d'esprit que jadis. On rejette volontiers
ces symptômes sur l'âge, lorsqu'on approche de la
soixantaine.

Ce mal n'est pas rare non plus chez les fonction-
naires, les employés de bureau, les confesseurs, en
général, chez tous ceux qui restent beaucoup assis,
et surtout chez les buveurs de bière, quelque modérés qu'ils soient. Leur esprit s'amollit en même
temps que leur corps. Il n'y a toujours pas d'autre
cause au mal que l'inertie et un défaut d'endurcissement. Ces personnes voient leurs pieds enfler facilement, surtout vers le soir ; le matin, ils sont d'ordinaire dans leur état normal. Mais, ne souffrant
d'aucune maladie et habituées à une certaine mollesse, elles ne s'en préoccupent pas beaucoup,
quoique l'enflure augmente toujours et que l'esprit
ne cesse de perdre de son ressort. Si l'on ne fait
rien, tôt ou tard une maladie sérieuse ou dangereuse
se déclarera ; une maladie des reins ou du foie, peu
à peu un relâchement général et même, à la fin, une
attaque d'apoplexie.

Qu'il serait facile de soulager ces malades !]
où les médicaments sont complètement ou presqu
complètement inefficaces, l'eau peut donner le
meilleurs résultats ; aussi est-il regrettable qu'on i
connaisse si peu, ainsi que les diverse application
qu'on en peut faire. Pour amener la guérison, troi
à quatre applications par semaine sont bien suff:
santes. On fera tous les jours une lotion au saut du
lit ; il suffit même de n'en faire que deux ou troi:
par semaine. Pour secouer davantage l'organisme
amolli et développer plus de chaleur, on prendra
dans la semaine, deux ou trois demi-bains ; on peu
remplacer encore les demi-bains par une affusior
des cuisses ou du dos ; en un mot, on emploiera
seulement les applications qui provoquent dan:
l'économie une activité générale, qui activent la
circulation sanguine et font sortir l'organisme amoll
de sa torpeur.

Un homme vint me trouver dernièrement et me
dit ce qui suit : « Chaque soir, mes pieds enflent un
peu ; je me sens tout abattu et épuisé, et je n'ai plus
véritablement aucune vigueur ; mes forces d'autrefois ont diminué d'une manière sensible ; ce qui
me peine le plus, c'est que je ne sens plus en moi
aucun courage ni aucun esprit d'entreprise comme
jadis. Autant j'étais prompt à m'intéresser aux
moindres choses, autant tout m'est devenu indifférent. Sans cela, je ne puis me plaindre de rien ; mai:
je crois que je file un mauvais coton. Le médecin a
dit à quelqu'un que j'étais sous le coup d'une attaque
d'apoplexie. » Ce récit montre clairement que le
corps était dans un état de mollesse extrême, qui
avait eu son contre-coup sur l'esprit. Certainement
la même inertie régnait aussi dans le sang qui, par

suite, avait formé des stases ; les humeurs ne
s'étaient pas moins congestionnées. L'enflure des
pieds ne signifie pas autre chose, sinon que l'organisme n'est plus en bon état ; elle est un précurseur
certain d'une maladie qui ne tardera guère.

La guérison d'un malade de ce genre s'obtient
aisément au moyen de l'eau ; en trois semaines cet
homme était si complètement remis qu'il disait: « Je
me sens renaître ; j'ai perdu dix-huit livres, et mes
anciennes forces sont revenues d'une manière
sensible. J'ai de nouveau du goût et du courage pour
mes affaires et je ne puis comprendre comment, en
si peu de temps, un tel changement a pu s'effectuer. »
Quels moyens ont donc ramené l'ordre dans tout le
corps de cet homme ? Il prit pendant une semaine
trois affusions des cuisses, trois affusions dorsales,
deux demi-bains, une affusion totale ; en outre,
chaque jour, il marcha pendant deux minutes dans
l'eau, ou se fit administrer sur les genoux une
affusion froide d'une minute. Il but aussi, tous les
jours, une tasse de tisane de prèle, d'écorce de chêne
et d'absinthe ; la prèle eut une action dépurative,
l'absinthe facilita la digestion et l'écorce de chêne
fortifia l'organisme. Ce que ces herbes faisaient à
l'intérieur, l'eau le faisait à l'extérieur. L'affusion
des cuisses resserre et résout ; la marche dans l'eau
et l'affusion des genoux ont une action résolutive et
fortifiante sur le bas-ventre et sur le corps entier.
L'affusion dorsale, elle aussi, a une action fortifiante et éliminatoire, et expulse ce que la nature n'a
pas la force d'expulser. L'affusion totale agit sur le
corps tout entier comme si l'on secouait un arbre
sur lequel se trouvent des hannetons ; de même
qu'en secouant l'arbre on l'en débarrasse, l'affusion

totale débarrasse le corps de tous les principes
malsains ; elle enlève à la nature tout ce qui lui est
superflu, tout ce qui lui est à charge.

Si quelqu'un a les pieds enflés, c'est donc une
preuve que son corps tout entier est malade. Pour
guérir ce mal, il faut agir sur tout le corps. Je
regarde comme une folie d'agir seulement sur les
pieds, lorque l'enflure est un peu considérable. Combien n'ai-je pas vu de personnes, hommes et femmes,
qui bandaient fortement leurs pieds, lorsqu'ils étaient
enflés, avec des bandes de flanelle ! A présent, on
emploie plutôt les bandages de caoutchouc. Un grand
nombre portaient ces bandages depuis deux, trois,
quatre ans. Sans doute leurs pieds n'étaient plus
enflés, ils ne pouvaient plus enfler ; mais au-dessus
du bandage il se formait aux cuisses des sortes de
poches et les cuisses elles-mêmes étaient deux fois
plus grosses qu'elles ne l'auraient été normalement.
Ceci prouve clairement que l'enflure provient du
corps. Si les principes corrompus ne trouvent plus
libre le chemin des pieds, ils s'amassent dans le
corps, où ils sont certainement beaucoup plus dangereux que dans les pieds. Les malades durent tous
sans exception ôter aussitôt leurs bandages de caoutchouc ou de flanelle, et on agit promptement sur
leur corps tout entier pour éliminer les matières
aqueuses et malsaines qui se trouvaient à l'intérieur;
chez tous on y arriva. Si l'élimination commençait
d'une manière convenable et se poursuivait de même,
bientôt les pieds cessaient d'être un refuge pour les
matières superflues et l'enflure disparaissait.

D'habitude ces malades ne se plaignaient pas seulement de souffrir des pieds, ils souffraient aussi du
corps tout entier ; le bas-ventre était dur et ballonné,

la respiration difficile, la tête pesante, tous symptômes, en un mot, qui montraient clairement l'existence, à l'intérieur, des plus grands désordres ; il en
était d'eux comme d'une auberge où un grand
nombre de gueux sont assis à une table. Quatre à
six semaines suffisaient en général pour débarrasser
entièrement l'organisme de ces misères au moyen
de tisanes et d'applications d'eau. Les malades
recouvraient l'appétit, les apparences de la santé et
se sentaient revivre avec bonheur.

Voici ce que je pense des BANDAGES DE CAOUTCHOUC
ET DE FLANELLE. Ce n'est pas seulement par les poumons, c'est aussi par la peau que nous avons besoin
d'aspirer et d'expirer l'air jour et nuit. Quelqu'un à
qui l'on ferme la bouche et le nez étouffe nécessairement ; si l'on emmaillotte les pieds bien serrés, que
ce soit avec des bandes de caoutchouc ou des bandes
de flanelle, l'exhalation cutanée cessera. Tout ce que
la nature a usé et veut expulser devra rester dans les
pieds. On comprend aisément que peu à peu ces
matières doivent se corrompre, et personne ne niera
non plus que ces principes corrompus ne soient nuisibles aux parties internes. Il est difficile d'admettre
que le sang puisse encore pénétrer, comme il le faudrait, dans les pieds si fortement serrés et les nourrir
régulièrement. Il est donc inévitable qu'avec le temps
des stases se forment de plus en plus dans les pieds
qui, dès lors, ressemblent plutôt à une machine qui
sert à marcher qu'à une partie du corps saine et
fraîche. L'arrêt et l'accumulation des matières morbides dans les pieds doivent peu à peu avoir aussi
une action défavorable sur les organes du bas-ventre,
et il n'y a rien d'étonnant à ce qu'il s'ensuive une
maladie dangereuse, que ce soit une hydropisie ou

une maladie des reins, ou toute autre qui provient de désordres dans le sang et dans les humeurs.

Si, en général, je fais enlever immédiatement tous les bandages, je les laisse pourtant plusieurs jours encore à certains malades ; car, lorsque l'organisme contient trop de principes malsains et que ceux-ci se précipitent tout d'un coup vers les pieds, il en résulte un rapide gonflement qui découragerait complètement le malade. C'est pourquoi il faut d'abord agir sur la constitution, à l'intérieur en fortifiant, à l'extérieur en éliminant ; alors on peut enlever les bandages. Règle générale, il ne survient plus alors aucune enflure.

Les pieds sont-ils fortement enflés, c'est un signe qu'il y a dans le corps beaucoup de matières corrompues, qui, tôt ou tard, peuvent amener une hydropisie, si on ne les expulse pas.

Il ne faut donc jamais chausser et bander les pieds de façon à ce que la secrétion et l'absorption par les pores soient empêchées ; il faut, au contraire, avoir soin que les pieds soient toujours propres, que l'exhalation et la respiration cutanées puissent se faire et que l'air puisse fortifier la peau. La justesse de ce que je dis est prouvée surtout par l'expérience de ceux qui, l'été, commencent à marcher nu-pieds et, encore plus, de ceux qui ont des abcès et des ulcères aux pieds. Ceux qui commencent à marcher sans chaussures ont bientôt une éruption aux pieds ; un grand nombre ont même des abcès plus ou moins gros, qui souvent ne les effraient pas médiocrement. Mais, dès que l'éruption a disparu et que les pieds se sont désenflés, ils demeurent convaincus que beaucoup de principes malsains se sont accumulés dans leur corps, ce qui ne peut avoir que des conséquences

âcheuses pour leur organisme tout entier. Ce qu'il
y a de particulièrement frappant, c'est que ceux qui,
depuis des années souffrent, de froid aux pieds, les
ont brûlants et cela non pas accidentellement, mais
continuellement. Cette action salutaire ne se borne
pas aux pieds, elle s'étend à tout le corps. Car, de
même qu'une circulation régulière du sang procure
à l'homme un véritable bien-être, des troubles dans
cette circulation, bien qu'ils ne se produisent que
dans les pieds, le mettent mal à l'aise et le font
souffrir. Combien de centaines de personnes se
plaignent du mal dont il vient d'être question, et il
serait si facile de les soulager toutes ! Ce serait
assurément aussi un moyen de prolonger leur vie.

Pieds (Froids aux)

Les hommes souffrent d'une foule innombrable de
maladies dont quelques-unes se guérissent facilement, mais dont beaucoup aussi sont incurables. Aujourd'hui sévit tout particulièrement un mal insignifiant en apparence, mais très difficile, et même chez
bien des gens, impossible à guérir. C'est le froid aux
pieds.

Prenez un grand nombre de personnes ; vous en
trouverez à peine une douzaine qui ne se plaignent
pas de cette incommodité. On emploie bien des
moyens pour réchauffer les pieds ; on les enveloppe
d'étoffes de laines, qu'on va jusqu'à doubler et qua-
drupler ; ils restent froids. On porte des chaussures
fourrées, des chaussures doublées d'une étoffe de
laine ; mais on ne cesse pas pour cela de se plaindre
du froid. On essaie les chaussures de caoutchouc et

une foule d'autres moyens, les pieds ne sont jamais
chauds. On prend même un cruchon dans son lit la
nuit, mais le matin, quand le cruchon se refroidit, les
pieds se refroidissent également. Enfin on approche
les pieds du four chaud pour les réchauffer, rien n'y
fait.

Il est naturel de se demander : « D'où vient donc
qu'une bonne partie de l'humanité se plaint à bon
droit du froid aux pieds et pourquoi n'est-il, pas possible de trouver un remède efficace et durable contre
ce mal?» Le froid aux pieds a sa cause dans la circulation sanguine ; le sang a pour mission non seulement de nourrir, mais d'échauffer la nature. Là où
la chaleur fait défaut, c'est que le sang manque, et
si une personne a constamment ou la plupart du
temps les pieds froids, c'est qu'elle n'a pas assez de
sang dans les pieds ; s'il étaient bien arrosés par le
sang, ils seraient nécessairement chauds. Mais, lorsqu'ils sont froids la plupart du temps et par conséquent ont peu de sang, les personnes atteintes de
cette infirmité sont malades en réalité, non pas simplement parce qu'elles souffrent du froid aux pieds,
mais bien plutôt parce que le sang n'est pas distribué
également dans tout leur corps. Lorsque le sang ne
circule pas régulièrement dans tout le corps, il lui
est impossible de former un corps parfaitement sain
et robuste et de l'entretenir dans son état normal de
santé et de vigueur, parce qu'une partie a trop de
sang et une autre trop peu. Mais d'où vient donc
que souvent, des gens tout à fait bien portants et robustes en apparence, se plaignent du froid aux pieds?
Seraient-ils aussi anémiques ? Oui, ils sont anémiques ; sans cela leurs pieds seraient convenablement nourris et chauds. Je suis convaincu que la

première cause à laquelle il faut s'en prendre est l'absurdité de leur manière de vivre. Lorsqu'on veut chauffer un four, il faut se procurer du combustible et s'en servir. De même, l'homme doit vivre de manière à fournir à toutes les parties de son corps assez de matériaux pour les chauffer. Y a-t-il des moyens de répartir également le sang dans toutes les parties du corps? Pourquoi n'y en aurait-il pas? Seulement ceux que l'on vend dans les pharmacies coûtent fort cher ; d'ailleurs, on aurait beau avaler toute la provision d'une pharmacie entière, on continuerait à avoir froid aux pieds.

Mais je sais un remède efficace et je sais aussi pour quelle raison tant de personnes souffrent du froid aux pieds. Le remède qui rend la chaleur aux pieds est l'eau et seulement l'eau la plus froide, et la cause pour laquelle tant de personnes se plaignent du froid aux pieds est l'amollissement et la peur de l'eau froide. Servez-vous de cruchons, de fourrures, d'étoffes de laines, chauffez-vous à un poêle même brûlant, faites tout ce que vous voudrez, vous aurez toujours froid aux pieds. Au contraire, ayez les pieds aussi froids qu'il soit possible d'imaginer, l'eau froide les réchauffera suffisamment et y entretiendra la chaleur.

Un comte vint me trouver et me dit que, depuis sept ans, il n'avait pas eu les pieds chauds une heure durant, même en été. Je lui fis tremper les pieds trois fois par jour dans l'eau froide, et le lendemain déjà il disait qu'il ne pouvait comprendre comment il avait eu chaud aux pieds toute la nuit; et pourtant il n'avait pas pris de cruchon, ni chauffé son lit, bref il n'avait employé aucun autre moyen.

Donc, la première chose à faire et la plus néces-

saire est de faire disparaître la cause du froid aux
pieds, qui est, comme je l'ai déjà dit, l'amollissement.
Les pieds doivent être exposés à l'air libre et traités
par l'eau, mais seulement par l'eau froide, car l'eau
chaude aurait pour unique résultat d'augmenter l'a-
mollissement. Il est difficile de décider lequel des
deux a l'effet le plus salutaire sur les pieds, de l'eau
froide ou de l'air frais ; mais tous deux sont absolument nécessaires.

Une mère de famille vint se plaindre à moi d'un
violent mal de tête; elle avait souvent aussi de fortes
douleurs à la poitrine et des palpitations ; mais ce
dont elle souffrait le plus c'était d'avoir continuellement les pieds froids. « Quoi que je fasse, dit-
elle, mes pieds sont toujours froids et ma tête est
toujours brûlante ; si le mal de tête cesse, la poitrine me fait souffrir .» C'est bien évident; il y avait
trop de sang dans la tête et la poitrine et, au contraire, une anémie extrème régnait dans les pieds. Il
fallait donc attirer le sang du haut vers les pieds, et l'y
faire rester. Je donnai à cette femme le conseil suivant: « Marchez, une fois par jour, dans l'eau froide,
pendant quatre minutes. Remuez-vous ensuite, ou
bien, si votre travail exige que vous preniez de l'exercice, remettez-vous à travailler. De plus, lavez-vous,
tous les deux jours, le corps entier au saut du lit et
prenez chaque semaine deux demi-bains d'une durée
de deux secondes. Bientôt vos pieds se réchaufferont
et, à mesure, votre mal de tête et vos douleurs de poitrine disparaîtront. » Cette femme répondit : « Je ne
puis supporter ni l'humidité ni le froid, il me serait
impossible de me réchauffer. — Essayez et revenez
dans huit jours! » Au bout de ce temps elle revint ;
à peine sur le seuil de la chambre, elle se mit à rire

et dit : « J'ai toujours les pieds chauds ; mon mal
de tête a disparu et j'ai la poitrine bien moins
oppressée. » Nous étions au printemps et elle portait
encore tous les vêtements amollissants de l'hiver; je
lui ordonnai de ne garder que des bas minces et de
marcher nu-pieds la plus grande partie de la journée.
Elle me demanda alors : « Ne puis-je pas rester nu-
pieds toute la journée en faisant mon travail ? J'ai
remarqué que mes pieds se réchauffaient très vite
lorsque j'étais sans bas et que je marchais ainsi
sur la terre nue, chose que jadis je craignais par-
dessus tout. Dans ma jeunesse on me menaçait
de me punir quand je ne me couvrais pas bien,
parce que je risquais de me refroidir. » Pour que
cette femme continuât à avoir les pieds chauds et cela
d'une façon permanente, je lui prescrivis d'attirer
pendant longtemps le sang vers le bas, forçant ainsi
la nature à former une plus grande quantité de sang.
En même temps, elle dut travailler à s'endurcir le
corps tout entier.

Pieds (Ulcères aux)

Il est très fréquent de voir, chez des personnes
jeunes aussi bien que chez des personnes plus âgées
et chez des vieillards, des ulcères aux pieds. Tout
d'abord un pied enfle, quelquefois même les deux, et
souvent très fort. Il n'est pas rare qu'un petit point
s'enflamme ; on sent une vive brûlure et une cuisson
et, la plupart du temps, on gratte l'endroit malade
en dormant. La peau étant extrêmement tendue,
les humeurs amassées, qui sont très âcres, la font
crever et un liquide plus ou moins abondant suinte

à la surface. Cet écoulement corrosif ronge les parties avoisinantes, et il se forme une plus grande plaie qui s'étend peu à peu, de sorte que la place dénudée devient souvent aussi grande que la paume de la main. Les malades ressentent de vives douleurs. Le pied a besoin de soins très attentifs, et, si on le néglige tant soit peu, les douleurs augmentent et le mal empire toujours. La médecine est ordinairement impuissante à le guérir et, si elle y parvient, il n'est pas rare que le malade se trouve en danger de mort; les exemples de ce que j'avance là sont assez nombreux.

Une mère de famille d'une santé et d'une vigueur exceptionnelles avait, depuis des années, un ulcère au pied. Lorsqu'elle le soignait comme il faut, il ne l'empêchait pas du tout de s'acquitter de son travail. Elle avait usé de quantité de remèdes, appliqué des onguents, fait des frictions, avalé aussi un grand nombre de médicaments. Mais tout inutilement. Le pied guérissait-il, bientôt il se rouvrait et il en était toujours ainsi. Enfin un médecin promit une guérison certaine si elle voulait passer six semaines au lit et faire scrupuleusement ce qu'il lui dirait. On lui administra alors tous les jours les purgatifs les plus violents. Le mal diminua de jour en jour et guérit enfin; elle se sentait tout à fait bien portante et en état de faire face à toutes ses occupations. Le pied ne se rouvrit plus, mais la brave femme se plaignit d'avoir une grande pesanteur dans la tête, de vives douleurs dans la poitrine et un fort ballonnement dans le bas-ventre. Tout d'un coup, elle dut laisser son travail, passer encore quatre jours au lit et mourut d'une paralysie du cœur.

Je ne puis comprendre qu'on ne veuille pas admettre que la cause des ulcères aux pieds est uniquement un état maladif plus ou moins grave du corps. C'est pourquoi, pour guérir le pied, il faut agir sur le corps entier. On y arrive en résolvant et en éliminant tous les principes morbides qu'il contient et en fortifiant la nature, de telle sorte qu'elle ne laisse plus pénétrer dans l'organisme aucun principe de ce genre. C'est la seule guérison naturelle. On ne doit rien faire au pied lui-même, sinon le tenir proprement. Lorsque tous les principes morbides sont éliminés de l'intérieur du corps, et que la plaie est débarrassée de toutes les impuretés qu'y a déposées cet écoulement de matières corrosives, le pied guérit spontanément. Car, une fois les souris prises, les trous se bouchent peu à peu d'eux-mêmes. Mais il faut continuer pendant longtemps à fortifier la nature, jusqu'à ce qu'enfin le corps ait recouvré une pleine santé.

Les femmes, particulièrement lorsqu'elles ont de l'embonpoint, souffrent, en général, plus que les hommes d'ulcères aux pieds. Ce mal est rare chez les personnes maigres ; il est donc évident que les personnes corpulentes sont beaucoup plus sujettes à des arrêts dans la circulation du sang et des humeurs, et que leur nature spongieuse, si je puis m'exprimer ainsi, est un terrain des plus favorables à la production de toutes sortes de principes morbides. La guérison, j'en suis convaincu, ne peut s'obtenir qu'au moyen des diverses applications d'eau, qui sont justement destinées à résoudre et à éliminer toutes les matières morbides.

Il me semble qu'il n'existe pas de mal plus aisé à guérir. Mais on doit partir de ce principe que le

pied en lui-même est sain, et qu'il a seulement fourni
une issue aux matières morbides renfermées dans
le corps. Pour amener la guérison, la première chose
et la plus importante est de résoudre toutes les matières morbides qui se trouvent dans l'organisme
entier, d'éliminer par toutes les voies possibles ce
qui a été ainsi résolu, et de fortifier la nature de telle
sorte qu'elle ne laisse plus pénétrer dans le corps
aucun principe morbide et corrompu. La nature rejette continuellement les matières hors d'usage et
malsaines par la respiration, par les selles et par la
transpiration.

Si la nature déploie à cet égard toute l'activité voulue, et si, dès qu'elle devient incapable de pratiquer
à elle seule cette élimination, on lui vient suffisamment en aide, la guérison ne souffre aucun
retard.

Quelques exemples rendront la chose claire. Une
maîtresse de maison, âgée de 52 ans, et assez corpulente avait, depuis huit ans, un ulcère au pied ;
elle employa beaucoup de pommades, prit un grand
nombre de remèdes, alla à diverses eaux : son pied
ne voulait pas guérir. Parfois, il est vrai, les médecins avaient réussi à fermer la plaie ; au bout de
quatre semaines, les deux pieds étaient ouverts.

Je prescrivis à cette femme les applications
suivantes : chaque semaine deux demi-maillots
trempés dans une décoction de fleurs de foin et
chauds ; les maillots devaient s'étendre depuis le
dessous des bras jusqu'aux genoux, et rester appliqués pendant une durée d'une heure à une heure et
demie. Puis la malade prit, par semaine, deux
demi-bains, deux affusions des cuisses, une affusion
dorsale et une affusion totale. Comme remède

interne, elle dut boire chaque jour, en deux fois
une tasse de tisane de romarin, d'absinthe et de
racines d'yèble. Les douleurs des pieds diminuèrent
dès le deuxième jour, et le quatrième elles avaient
complètement disparu. Au bout de quinze jours de
traitement, cette femme se sentait excessivement
bien. Les plaies des pieds devinrent plus petites,
l'écoulement se réduisit peu à peu de moitié, l'appétit
devint excellent; la guérison était, par conséquent,
déjà très avancée.

Cette femme dut alors prendre par semaine trois
demi-bains, deux affusions dorsales et deux affusions
totales et, tous les deux jours, mettre, pendant une
heure et demie, sur le bas-ventre, une serviette pliée
en quatre, trempée dans un mélange d'eau et de
vinaigre ; en outre, elle dut boire chaque jour, en
deux ou trois fois, une tasse de tisane d'absinthe,
de prêle et de sauge. Au bout de quinze jours
encore, les pieds étaient plus qu'à moitié guéris et
tous deux étaient beaucoup moins gonflés qu'au
début ; il eût été difficile à l'état général d'être
meilleur et l'écoulement était devenu tout à fait
insignifiant. Je fis alors une troisième ordonnance :
par semaine, trois demi-bains, deux affusions totales,
un demi-maillot et une affusion des cuisses. Comme
tisane elle dut boire, toujours en deux fois, une
tasse d'infusion de petite centaurée, de sauge et de
dix à douze baies de genièvre concassées ; ce traitement dut être continué pendant trois semaines.

Le résultat fut que les deux pieds guérirent, que
toute enflure disparut et que l'appétit, comme le
sommeil, devint excellent; les forces, affirmait cette
femme, augmentaient de semaine en semaine. La
guérison pouvait donc être regardée comme cer-

taine, mais, pour prévenir toute rechute, j'ordonnai de continuer quelques applications.

Je prescrivis une semaine deux demi-bains, la semaine suivante trois, et tous les quinze jours un demi-maillot. Ces applications prévinrent l'invasion de nouveaux principes morbides et fortifièrent la nature en la mettant toujours plus en état de rejeter les matières devenues inutiles. Je recommandai à cette femme une nourriture simple, fortifiante et saine, mais je lui défendis le café, le vin et la bière. Un an après, elle revint et m'exprima sa reconnaissance comme seule pouvait le faire une personne qui a beaucoup souffert d'un mal très sérieux et qui en est enfin délivrée.

Veux-tu savoir, cher lecteur, COMMENT, dans ce cas, les applications ont amené la guérison des pieds et du corps entier ?

Les demi-maillots, de même que les compresses, avaient résolu et absorbé les matières nuisibles et comme celles-ci s'amassent surtout dans le ventre, ce maillot est celui qui les résout le mieux.

Les demi-bains fortifièrent et stimulèrent le bas-ventre et, en général, toute la partie inférieure du corps et la rendirent apte à rejeter les matières gâtées. Par conséquent, ils fortifièrent le bas-ventre et augmentèrent sa force de résistance.

Lorsque, pendant le mois de mai, les arbres sont couverts de hannetons, le père de famille soigneux va dans son jardin et les secoue.

L'affusion totale agit de même, elle secoue le corps tout entier, l'électrise en quelque sorte et résout par là une grande quantité de principes morbides dans tout l'organisme.

L'affusion des cuisses et l'affusion dorsale ont un

effet semblable, mais elles agissent plutôt sur une partie déterminée que sur le corps entier.

Il est à remarquer que cette femme avait perdu 36 livres et qu'elle se trouvait heureuse d'être débarrassée de ce fardeau inutile. Les tisanes eurent, à l'intérieur, une action résolutive, éliminatoire et elles améliorèrent d'une façon générale l'état interne.

Il est nécessaire que je fasse encore tout particulièrement remarquer que ce mal de pieds doit se traiter uniquement par l'intérieur, qu'il ne faut rien mettre sur la plaie qui pourrait la fermer et refouler à l'intérieur les principes morbides. Si l'on agit autrement, il me semble voir un paysan qui bouche dans sa prairie les trous de souris et croit que ces dernières ne pourront plus lui nuire, parce qu'il n'en voit plus une seule.

C'est encore un signe tout particulier que les personne atteintes d'ulcères aux pieds paraissent se se porter parfaitement bien à l'extérieur, et conservent pendant longtemps aussi l'apparence la plus florissante, surtout si elles se nourrissent bien.

Mais lorsque le mal dure depuis des mois et des années, on constate chez elles un véritable affaissement, preuve qu'elles sont malades en réalité, malgré leur aspect extérieur; qu'elles ressemblent à une pomme qui paraît très saine au dehors, mais qui au dedans est pourrie. Voilà justement pourquoi elles ne peuvent guérir qu'à la suite d'applications prolongées; il faut améliorer l'état intérieur de l'organisme tout entier et surtout des organes abdominaux. Aussi est-il nécessaire d'agir de temps en temps sur ces derniers, au moyen de compresses ou de demi-maillots, pour résoudre et éliminer;

mais il n'est pas moins nécessaire de raffermir et de fortifier l'ensemble du corps. Il faut aussi sou tenir la nature par une nourriture saine. Les aliments trop liquides sont particulièremet préjudiciables à ce genre de malades.

Quant à la plaie, il faut, jusqu'à guérison complète, toujours la recouvrir, afin qu'il n'y pénètre aucune saleté et que le liquide qui s'en écoule soit absorbé. Le mieux est d'y appliquer une compresse trempée dans une décoction de prêle et assez bien tordue. La prêle nettoie et guérit. lorsque tous les principes morbides sont évacués.

On peut employer une autre décoction que la décoction de prêle. La tisane d'absinthe nettoie et guérit, sans refouler davantage les principes morbides à l'intérieur ; la tisane d'écorce de chêne est également très bonne ; le plantain et les herbes médicinales analogues ont la même vertu.

Mais je dois proscrire toutes les pommades, qui sont nuisibles, ainsi que l'extrait de Saturne et le vert-de-gris. L'onguent au vert-de-gris était fréquemment employé autrefois contre ce genre de mal, bien que ce soit un pur poison. Ces remèdes provoquent tout au plus la formation d'une croûte sur la plaie ; les matières morbides sont refoulées à l'intérieur, parce que toute issue leur est fermée ; je n'appelle pas cela guérir, mais rendre plus malade.

On emmaillotte très souvent les pieds enflés ou atteints d'ulcères avec des bandes de huit à dix mètres de long, de telle sorte que le pied ne puisse gonfler davantage. Les matières morbides enfermées dans l'organisme ne trouvant plus aucune issue ne s'en accumulent que mieux, aussi bien dans le pied que plus haut dans le bas-ventre.

Toute personne pourvue de ses cinq sens peut s'imaginer quels effets fâcheux produira la présence de ces matières dans le corps. Qu'il sera facile à une hydropisie ou à une maladie des reins de se déclarer! Or les maladies des reins ou du foie ont aussi leur contre-coup sur le haut du corps.

Donc, il faut proscrire tous les bandages et provoquer une élimination, non seulement dans les pieds, mais aussi dans le corps tout entier.

Une femme assez forte vint me trouver et me dit : « Voilà trois ans que je suis forcée de me bander le pied ; si je ne le fais pas, il enfle, devient lourd comme du plomb et je ne puis presque plus marcher. »

L'enflure qui se produit au pied, dès qu'on cesse de le bander, est la preuve la plus certaine que les matières qui ont causé l'enflure viennent du corps et doivent en être expulsées, mais pas par les pieds.

Je fis sur le champ enlever à cette femme son bandage ; je lui prescrivis, trois jours de suite, un maillot allant du dessous des bras jusqu'à l'extrémité des pieds, pendant une bonne heure ou une heure et demie ; ce maillot devait être trempé dans une décoction de fleurs de foin et appliqué chaud.

Il eut pour effet d'ouvrir les pores et d'absorber les matières corrompues depuis le dessous des bras jusqu'à l'extrémité des pieds. En outre, cette femme prit encore, tous les jours, une tasse de tisane de racines d'yèble, de baies de genièvre et de racines d'angélique. Cette tisane eut une action résolutive et éliminatoire énergique à l'intérieur. L'urine évacuée était tout épaisse des impuretés qu'elle contenait et, en trois jours, les pieds désenflèrent.

Cette femme reçut encore le premier jour une affusion des cuisses, le lendemain une affusion dorsale. Ensuite ce furent, par semaine, quatre affusions des cuisses, deux affusions dorsales et un demi-bain; l'affusion totale lui fut permise.

Au bout de trois semaines elle avait beaucoup perdu de son poids ; son appétit devint excellent, son sommeil bon et ses pieds guérirent en peu de temps. On pouvait la croire guérie et juger toute application désormais superflue. Cependant elle dut prendre pendant longtemps encore deux demi-bains par semaine, jusqu'à ce que son organisme entier fût fortifié et en état d'empêcher l'invasion de tout principe mauvais.

Voici l'effet de ces applications. Le maillot qui s'étendait depuis le dessous des bras jusqu'à l'extrémité des pieds provoqua une élimination dans tout le corps ; les affusions eurent une action résolutive et éliminatoire et fortifièrent la nature.

Quelqu'un demandera peut-être pourquoi je ne fis pas emmaillotter le pied enflé seul, au lieu de faire emmaillotter tout le corps.

Je réponds : « Si l'on se fût contenté d'emmaillotter le pied, on aurait, à la vérité, éliminé du corps une assez grande quantité de matières, mais elles seraient restées dans le pied ; on n'aurait pas provoqué dans le corps une forte transpiration et l'urine n'aurait pas davantage entraîné les principes morbides. Il était donc absolument indispensable d'agir sur le corps entier. »

Mais, comme beaucoup de principes corrompus s'amassent d'habitude dans les pieds et que les vaisseaux, dans ces organes, sont la plupart du temps dans un état déplorable, il faut, pendant l'on poursuit la guérison du corps, éliminer ces principes et remédier au dommage.

Aussi un maillot des jambes dut-il être appliqué chaque jour au début, puis tous les deux jours et, lorsque la guérison fut presque complète, tous les trois jours. Mais ce maillot ne devait jamais rester en place plus d'une à deux heures, et il fallait le renouveler au bout d'une heure.

D'ordinaire une affusion des genoux est encore nécessaire afin d'empêcher la partie inférieure des jambes de se relâcher à la suite de l'application du maillot chaud, et les principes morbides de s'étendre davantage.

Jadis on se servait de bandes de toile, à présent on fait un usage fréquent de bandages en caoutchouc. Ces derniers sont incontestablement plus pernicieux. Déjà les bandes de toile empêchent presque complètement la sécrétion cutanée ; avec les bandages de caoutchouc, elle devient tout à fait impossible. Du moment que le pied ne transpire plus du tout et que même la nuit il reste emmaillotté, il devient nécessairement comme un marais; les pieds les plus sains eux-mêmes deviendraient malades, s'ils étaient bandés de la sorte.

Un bas de caoutchouc qui ne laisse pas la moindre place libre pour la sécrétion est encore plus préjudiciable. Toute personne capable de réfléchir se fera aisément une idée des suites que peut avoir cet emmaillottement.

Sans doute, avec les progrès de la mode, on a inventé les bandages de caoutchouc soi-disant poreux. Je n'en veux pas non plus, parce que le bandage est par lui-même extrêmement nuisible et qu'il empêche toujours plus ou moins la sécrétion cutanée.

Pour guérir et entretenir en bonne santé un pied malade, il faut, au contraire, le faire vivre constamment à l'air libre. Je pourrais prouver ceci par un grand nombre d'exemples.

On a, il est vrai, imaginé beaucoup de choses pour nettoyer et guérir ces ulcères des jambes. Or tous les essais doivent échouer, aussi longtemps qu'il y a transport de matières du corps dans les pieds et qu'il ne se fait pas régulièrement une sécrétion et une élimination totales de ces principes morbides.

Si j'ai déjà réussi à guérir ou à soulager bien des maladies, j'ai surtout eu les plus grands succès avec les maux de pieds dont je viens de parler, et cela, chez des malades qui avaient déjà renoncé à tout espoir d'amélioration et de guérison.

D'où vient donc, pourrait-on demander, que les pieds souffrent si souvent de maux de ce genre ? Je réponds : « Ces maux ont pour cause principale les varices des pieds, et l'existence de ces varices est la preuve d'un trouble dans la circulation sanguine. » Mais il en sera parlé dans un chapitre particulier

Pierre

Voir plus haut, à l'article Gravelle,

Podagre

Voir plus haut, à l'article Goutte,

Point de côté

Combien de fois n'arrive-t-il pas, que des personnes se plaignent d'un violent point de côté sur-

venu brusquement ! Si on leur demande où est le
siège de la douleur, elles indiquent une petite place
soit dans le côté droit, soit dans le côté gauche.
D'ordinaire le point se montre plutôt à droite qu'à
gauche, dans la région des côtes inférieures. Si l'on
continue à interroger les patients et qu'on leur demande si la douleur se fait sentir dans les parties
profondes ou à la surface, on obtient souvent cette
réponse : « C'est comme si la douleur était dans l'os
ou encore plus profondément. » Souvent même ils
ne savent rien dire. Ces malades se plaignent fréquemment d'une douleur brûlante, d'une grande
difficulté de respiration, d'une envie de vomir et
d'une toux violente qui les fait beaucoup souffrir
surtout à l'endroit endolori. Ces symptômes prouvent que la plèvre est attaquée. Elle se trouve dans
un état analogue à celui qu'on peut souvent observer à la surface du corps. La peau rougit et il survient une petite enflure de laquelle on ne saurait dire
si elle vient d'un coup, d'un choc ou de la présence
d'une légère inflammation. Habituellement les douleurs ne durent pas longtemps et la plupart du temps
elles passent toutes seules.

Mais il existe un autre point de côté, qui se montre
beaucoup plus fréquemment et dont le patient peut
ordinairement donner la cause. Ainsi une servante
me disait : « J'ai porté un seau d'eau, et à présent je
souffre d'un tel point de côté que je ne puis plus travailler. » Un valet me dit aussi : « J'ai porté un sac,
et l'effort a amené un point de côté si violent que je
ne puis plus rien faire. » Et un autre : « En m'éveil-
lant le matin j'ai ressenti une douleur si forte au côté
que je pouvais à peine me retourner. » Que de raisons
de ce genre ne donne-t-on pas ?

Mais il arrive aussi très fréquemment que des personnes disent avoir, une heure après le repas, un point de côté si violent parfois qu'elles sont forcées de se mettre au lit. Plusieurs affirment même que cette douleur survient après l'ingestion de certains aliments. Dans ce cas elle commence d'habitude au-dessous des côtes, soit à droite, soit à gauche, et remonte jusqu'à la partie supérieure de la poitrine. Les malades ont, la plupart du temps, beaucoup de renvois et lorsqu'ils ont expulsé une grande quantité de gaz, la douleur cède ; si, au contraire, les gaz ne peuvent s'échapper, elle devient de plus en plus pénible.

Il se développe souvent encore un violent point de côté après une marche ou une course forcée, et, dans ce cas, la douleur a son siège dans la rate. C'est pourquoi les personnes qui devaient fournir une longue traite, avaient jadis l'habitude de se serrer les reins avec une ceinture. Cette douleur se rencontre très fréquemment chez les jeunes gens qui ont énormément grandi en peu de temps. On peut bien admettre ici que le corps est encore trop mou et ne peut pas fournir une longue marche.

Depuis que règne chez les femmes la coutume immorale de se serrer, on entend souvent dire à celles qui ôtent leur corset ou qui, pour une raison quelconque, ne peuvent plus le porter : « J'ai un grand nombre de points de côté et je ressens dans la partie inférieure du corps et dans les reins une telle faiblesse que ce n'est qu'avec peine que je puis accomplir un léger travail ; quant aux travaux difficiles, ils me sont tout à fait impossibles. »

C'est un grand bonheur que d'avoir un corps bien développé, sain, robuste et capable de résistance.

Qu'elles sont malheureuses celles qui, pour obéir à la mode, s'emprisonnent dans une sorte de cuirasse. La circulation normale du sang est entravée et le corps ne peut pas se développer. Il survient alors une faiblésse dans les reins, les organes abdominaux dépérissent et les conséquences sont des points de côté et des douleurs dans le bas-ventre. Je n'ai rien à dire à ces personnes. Que celle qui veut suivre la mo e en supporte les conséquences.

Comment guérir ces diverses sortes de points de côté ?

Si la cause du mal est dans la plèvre, il suffira de se faire, chaque matin et chaque soir, une LOTION SUPÉRIEURE, de prendre, tous les deux ou trois jours, pendant une minute, une AFFUSION DES GENOUX et, toutes les semaines, un DEMI-BAIN. On peut mettre sur l'endroit douloureux une serviette trempée dans de l'eau mélangée d'un peu de vinaigre. On renouvelle la compresse au bout de deux à trois heures et il suffit d'habitude d'une, deux ou trois de ces compresses. On peut aussi mettre un cataplasme de FENUGREC ; il agira aussi rapidement ou encore plus rapidement que les compresses préparées simplement avec de l'eau. Parfois il suffit aussi de laver assez fréquemment l'endroit douloureux avec de l'eau et du vinaigre.

Ces applications seront également tout ce qu'il faut, si la douleur se montre à un autre endroit du corps.

Si le point de côté provient de gaz enfermés dans les intestins, il faut naturellement travailler à dissiper ces gaz. Là où s'amasse une grande quantité de gaz, les organes souffrent habituellement de faiblesse ; c'est pourquoi il faut, dans ce cas, chercher à produire une action fortifiante. Deux ou trois DEMI-BAINS, une ou deux COMPRESSES INFÉRIEURES et SUPÉRIEURES et une LOTION TOTALE par semaine provoqueront le développement d'une chaleur égale et régulariseront la circulation du sang. Nos ancêtres connaissaient ce mal et ils le combattaient par l'application d'une TUILE ou d'un COUVERCLE chauffés qui, en peu de temps, faisaient disparaître les douleurs. Des fleurs de foin gonflées, enfermées dans une serviette ou un petit sac, et appliquées toutes chaudes et, s'il le faut, renouvelées au bout de trois quarts d'heure, enlèvent également les douleurs. Mais, si le mal est ancien, il est nécessaire de le combattre pendant longtemps avec des DEMI-BAINS et des COMPRESSES INFÉRIEURES et SUPÉRIEURES, jusqu'à ce que l'organisme ait complètement recouvré ses forces. Afin d'agir par l'intérieur, on pourra prendre une tasse de lait dans lequel on aura fait bouillir du FENOUIL ; la CURE DE BAIES DE GENIÈVRE, elle aussi, est excellente. La tisane d'ÉCORCE DE CHÊNE et de BAIES DE GENIÈVRE bouillies ensemble fortifie les organes internes ; mais il ne faut en boire que de petites quantités à la fois, environ trois cuillerées matin et soir.

Les personnes anémiques ne peuvent presque rien supporter ; une bagatelle, le moindre travail, une fausse position dans le lit, leur donne de si violents points de côté qu'il leur est impossible de rester assises ou de marcher. Le seul remède pour elles est le fortifier leur corps par une bonne alimentation et le l'endurcir. L'eau aura certainement ici son effet, et le meilleur, dans ce cas, sera, toutes les semaines, le prendre deux ou trois DEMI-BAINS et de faire deux ou trois lotions totales au sortir du lit.

Ceux qui se sont donné un point de côté en sou-
levant ou en portant un poids considérable ou en
faisant un autre effort violent, doivent nécessairement, s'ils veulent éviter un mal plus sérieux, s'accorder un peu de repos et se guérir avec des LOTIONS TO-
TALES, des DEMI-BAINS et des compresses trempées
dans de L'EAU mélangée de VINAIGRE. A l'intérieur, la
tisane D'ABSINTHE, dé BAIES DE GENIÈVRE et de PRÊLE
et surtout de TORMENTILLE est toujours salutaire. Si
les humeurs ou le sang s'étaient extravasés en
quelque endroit, cette tisane les résorberait.

Poumons (Inflammation des)

Lorsqu'on s'entre un petit clou ou une écharde
dans le pied, il en résulte d'habitude une inflammation, alors même que le clou ou l'écharde auraient
été retirés. C'est comme lorsqu'on frotte une allu-
mette; elle continue à brûler, bien qu'on l'éloigne de
la surface sur laquelle elle a été frottée.

Lorsque l'endroit qui s'est blessé d'une manière
ou d'une autre commence à s'enflammer, il s'y développe naturellement une vive chaleur qui ne cesse
d'augmenter. Cette chaleur attire le sang et les humeurs des parties avoisinantes ; il se forme une enflure plus ou moins considérable, et, si l'inflammation et la chaleur ne diminuent pas, la gangrène peut
s'y mettre aisément.

Anna s'était enfoncé dans le doigt un petit éclat
de bois invisible à l'œil nu ; elle n'y fit aucune attention, parce qu'au commencement, elle ne ressentit aucune douleur. Mais peu à peu se développa une
inflammation, le bras enfla toujours jusqu'à faire

craindre un empoisonnement du sang. Cet exemple montre ce que peut faire une écharde insignifiante.

Des inflammations de ce genre peuvent se produire très facilement et très fréquemment à l'intérieur comme à la surface du corps. Une de celles qui se rencontrent le plus souvent est l'inflammation des poumons, qui fait chaque année un si grand nombre de victimes.

Tu as déjà vu, cher lecteur, des personnes affligées d'une éruption au visage ; peut-être t'est-il arrivé à toi-même d'en avoir une ; ou bien encore, tu as pu observer quelques cas d'érysipèle au visage, au bras ou à toute autre partie du corps. L'endroit atteint est tout d'abord sensible, puis il rougit ; il s'y forme enfin des vésicules. Il en va de même des poumons. Les germes morbides peuvent s'y former comme dans les autres parties du corps. Ces germes s'enflamment et il peut en résulter une éruption du poumon, analogue à une éruption de la peau ou à un érysipèle. Cette inflammation peut se produire soit à la partie inférieure, soit à la partie supérieure, soit à la partie moyenne, en un mot, à n'importe quel endroit du poumon. La chaleur augmente, et, comme l'enflure augmente aussi, la poitrine se contracte. Par suite de cette contraction, la respiration est plus difficile et l'air respiré est plus malaisément expiré. En conséquence, de nouveaux arrêts dans la circulation se forment ; à la fin, le resserrement devient tel que l'air ne peut plus être expiré que par force, c'est-à-dire en toussant.

Récemment le feu prit à une maison, au milieu du village. Les gens accoururent sur le théâtre de l'incendie aussi rapidement que possible, les uns pour aider, les autres pour voir. Pourquoi cette

affluence? Parce que le feu avait éclaté. De même
le sang afflue de toutes parts à l'endroit du corps où
s'est produite une inflammation ; car le sang afflue
là où se développe de la chaleur. Il accourt des bras,
des jambes et des autres parties du corps aux
poumons ; les bras et les jambes privés de sang
deviennent froids ; les poumons, au contraire, et les
parties qui les avoisinent sont le siège d'une
pléthore qui produit une élévation de température.
On imagine aisément ce qui peut résulter de cette
inflammation et de cet afflux de sang.

Qu'y a-t-il à faire ici pour conjurer le danger ?
N'est-il pas vrai qu'on cherche à éteindre les incendies avec de l'eau et que, lorsque celle-ci a arrêté le
feu, il est possible de sauver bien des choses ? Mais
là où l'on ne peut éteindre le feu, tout brûle. Revenons
à notre incendie qui, avec tous les spectateurs, nous
représente si bien une inflammation des poumons !
Tandis que de grandes flammes consumaient la
maison, on remarqua qu'une maison située à quelque
distance était dans le plus grand danger d'être également brûlée. Dès que les spectateurs virent de la
fumée sortir de cette seconde maison, une grande
foule s'y précipita, les uns toujours pour voir, les
autres pour éteindre le feu. Ceci nous indique
parfaitement comment l'on doit s'y prendre dans
une inflammation des poumons.

La première chose à faire est de traiter le théâtre
de l'incendie lui-même. Le sang qui afflue aux
poumons doit être détourné aussi rapidement que
possible. Et comment cela ? Si les pieds sont plus
ou moins froids, c'est que le sang les a abandonnés
pour se porter plus ou moins aux poumons. Il en est
de même des bras et des autres parties du corps.

Aussi une trop grande quantité de sang s'est-elle
accumulée dans la poitrine et dans les poumons.
Enveloppez les pieds avec une serviette trempée
dans un mélange d'eau et de vinaigre aussi chaud
que le malade pourra le supporter, vous leur four-
nirez une chaleur artificielle et même un excès de
chaleur. Cette chaleur fera affluer le sang aux pieds
comme il affluait auparavant aux poumons. Comme
on attire le sang aux pieds, on peut l'attirer aux bras
en les enveloppant de même. Mais, avant tout, il
faut le faire descendre de la poitrine dans le bas-
ventre au moyen de compresses. Si le malade a
plutôt frais que chaud, on fera cette application sur
le bas-ventre avec une serviette CHAUDE ; si, au
contraire, la chaleur est considérable, on la tempèrera
en trempant la serviette dans l'eau froide. On pro-
luira une action des plus salutaires sur la poitrine.
théâtre de l'incendie, l'endroit où le malade souffre
le plus, où il sent un excès de chaleur, des élancements, une brûlure, en y appliquant un emplâtre
de FROMAGE BLANC finement délayé avec du petit
lait, de manière à en faire un onguent blanc. Cet
emplâtre se met sur toute la partie douloureuse de
la poitrine. C'est une chose presque incroyable
combien il diminue la chaleur, apaise la douleur et
améliore l'état du malade. S'il devient complètement
sec avant que la chaleur soit suffisamment tempérée,
on en met un second et, s'il est nécessaire, un troisième. Mais si les douleurs cessent et que l'excès de
chaleur ait cédé, on enlève les compresses et on fait
au malade une lotion toutes les deux ou trois heures,
selon l'état dans lequel il se trouve. D'habitude la
transpiration s'établit après la première ou la
seconde, mais sûrement après la troisième lotion et

dès lors, le malade est en bonne voie. On n'a qu'à
continuer les lotions jusqu'à ce que l'excès de
chaleur et la fièvre aient complètement disparu et à
remettre un nouveau cataplasme toutes les fois que
les douleurs et l'excès de chaleur reviennent.

On se sert très souvent d'applications de glace
dans les inflammations pour tempérer l'excès de
chaleur. Il est vrai que le froid combat violemment
cet excès de chaleur ; mais on ne peut mettre en
doute que ce froid n'ait très souvent pour les
organes des conséquences fâcheuses.

J'ai connu un monsieur qui fut frappé d'une attaque d'apoplexie : il resta sans connaissance. Le
médecin lui fit mettre sur la tête un morceau de
glace qui fut continuellement renouvelé pendant dix-
huit heures. La tête entière prit une coloration bleu
foncé ; à la fin elle devint presque toute noire, ainsi
que les bras dont l'un était paralysé. Le médecin
déclara alors que tout espoir était perdu, qu'il n'y
avait plus rien à faire, et que le malade était sur le
point de mourir. Lorsque le médecin prononça cet
arrêt, je pensai à part moi : « Si le malade est perdu,
on peut toujours tenter un essai, sans avoir rien à
redouter. » J'enlevai le morceau de glace et j'emmaillottai les pieds et les jambes jusqu'aux genoux dans
des fleurs de foin renflées et aussi chaudes que le
malade put le supporter. Déjà, au bout de quelque
minutes, on put voir un changement dans son
état ; au bout d'une demi-heure, la couleur violacée
avait sensiblement pâli ; les maillots des jambes
aux fleurs de foin chaudes furent renouvelés et, trois
à quatre heures plus tard, la couleur naturelle de
la peau revenait à vue d'œil. Les jambes furent em-
maillottées de la sorte deux fois, tous les deux jours,

et les avant-bras trois fois. Au bout de trois jours, on remarqua des signes visibles d'amélioration ; au bout de cinq jours, quoiqu'il ne pût pas encore parler, le malade recouvra sa connaissance.

Cet exemple ne montre-t-il pas d'une manière claire et évidente combien les applications de glace sont préjudiciables, et combien, au contraire, il est utile, nécessaire, d'attirer le sang du haut vers le bas! Il paraîtra d'autant plus clair et plus décisif, lorsque je dirai que ce malade qu'on avait condamné guérit complètement à la suite de ce traitement. Selon moi, la glace forme une sorte de muraille froide contre laquelle le sang s'arrête sans rétrograder. Or il faut que le sang soit refoulé.

Une fois le danger passé dans les inflammations du poumon, il faut avoir soin d'empêcher l'excès de chaleur de se reproduire et de prendre de nouveau le dessus. Deux ou trois lotions supérieures ou générales suffisent d'ordinaire.

On peut aussi agir à l'intérieur. J'ai trouvé qu'il est bon, dans ces inflammations comme dans toutes les autres en général, de prendre pendant deux, trois ou quatre jours, soir et matin, une cuillerée d'HUILE A MANGER. L'huile rafraîchit et fortifie l'estomac et prévient l'inflammation. Diverses tisanes sont à recommander pour résoudre les mucosités qui se forment dans cette inflammation. Ce sont les FLEURS DE SUREAU, la CAMOMILLE, la MILLE-FEUILLES, le FENOUIL et l'ABSINTHE. On peut les faire alterner, prendre tantôt l'une, tantôt l'autre ; on peut aussi prendre à la fois deux ou trois de ces plantes et les mêler pour faire une tisane.

Outre ce traitement, il faut avoir soin aussi de donner au malade une nourriture simple, facile à digérer et substantielle ; mais il ne faut jamais lui en donner beaucoup à la fois, rien que de petites portions.

Comme dans toutes les maladies, il est de la plus grande importance dans celle-ci que le malade respire toujours un air bon et sain. Un air lourd ou échauffé dans la chambre lui serait presque insupportable et pourrait aggraver son état.

Les inflammations des poumons sont très fréquentes et font de nombreuses victimes ; il faut donc les prévenir durant l'état de santé, en fortifiant son corps et en le rendant capable de résistance. Le mieux, pour atteindre ce but, sera de prendre par semaine deux à trois demi-bains. De cette manière, la nature se conserve toujours robuste et bien portante et il est difficile à ces maladies de se produire ; car plus le corps est sain, plus les indispositions sont rares.

Pyrosis

Un grand nombre de personnes ressentent de temps en temps au creux de l'estomac une douleur brûlante, poignante et une pression forte et douloureuse. Si la brûlure est très violente, la douleur remonte souvent jusqu'à la gorge. Un tel état peut durer longtemps et revenir très fréquemment chez les natures faibles.

Comment expliquer cette indisposition et quelle en est la cause ? Lorsqu'on laisse longtemps un mets cuit dans un vase, il se forme peu à peu des moisissures à la surface, et le tout aigrit. Chacun sait que ce mets est gâté et que les moisissures et l'acidité feraient du mal. La même chose arrive souvent à l'estomac, lorsqu'on mange des choses grasses et qu'o boît par-dessus de l'eau froide. Dans ce cas il survient une douleur et une oppression qui prouven que l'estomac ne peut digérer ce qu'il a reçu. D'autres personnes encore ressentent des douleur de ce genre lorsqu'elles ont mangé de la viande trop dure; c'est également un signe que la viande ne peut pas être suffisamment digérée.

Mais il peut aussi arriver que les aliments, quoique bien digérés, se corrompent peu à peu dan l'estomac, par exemple, dans les dilatations d'estomac ; il se forme alors, comme je le disais plus haut du vase, de l'acidité à l'entrée de l'estomac, et cette acidité cause les brûlures et la pression douloureuse.

Celui qui souffre souvent de cette indisposition a certainement une nature faible et peu active. Il ne peut pas digérer assez vite les aliments et la mauvaise digestion a pour conséquence cet état de souffrance.

Rien ne peut plus aisément rem 'dier à ce mal que l'eau. Il suffit très souvent de se faire tous les jours. pendant trois, quatre ou cinq jours, une ntion totale au sortir du lit, après quoi on se recouche. La lotion provoque une augmentation de chaleur fortifie l'organisme et lui donne plus de vigueur. Il n'y a plus à craindre alors que les aliments se corrompent; l'estomac les digère rapidement et l'organisme les utilise. Si les LOTIONS sont utiles, les COMPRESSES le seront également. On se met, deux ou trois fois par semaine sur le bas-ventre, pendant une heure et demie, une serviette pliée en quatre trempée dans de L'EAU et du VINAIGRE ou dans une DÉ-

OCTION DE FLEURS DE FOIN: l'effet ne se fera pas attendre. Si l'on fait en outre des LOTIONS TOTALES, l'amélioration sera encore plus rapide. Lorsque le malade est robuste, il peut aussi prendre, dans la semaine, deux ou trois DEMI-BAINS, qui dissiperont bientôt le mal. Toutes ces applications fortifient l'organisme et augmentent son activité.

On peut aussi exercer une action salutaire par l'intérieur. Si l'on prépare une TISANE D'ABSINTHE légère et qu'on en prenne une cuillerée toutes les heures, on ressentira bientôt un soulagement et une amélioration. L'effet sera encore plus rapide, si l'on joint à l'absinthe de la PRÈLE et de la SAUGE. Trois cuillerées de TISANE D'ANGÉLIQUE, matin et soir, seraient également très salutaires.

S'il est impossible de faire des lotions totales et de prendre des bains, on peut, au moins, matin et soir, bien se laver le bas-ventre avec un mélange à parties égales d'eau et de vinaigre. Ces lotions partielles, elles aussi, produisent de la chaleur, fortifient et augmentent l'activité de l'organisme.

Quelque pénible que soit le pyrosis à un grand nombre de personnes, elles peuvent être assurées de le guérir au moyen des applications que je viens d'indiquer.

Je mentionne enfin un remède efficace et certain contre le pyrosis: c'est la CURE DE BAIES DE GENIÈVRE. On prend un jour cinq, le lendemain six, le surlendemain sept baies, et on continue de la sorte jusqu'à quinze, après quoi on redescend jusqu'à cinq.

Rhume

De même qu'il peut se former dans les différentes

parties du corps des STASES SANGUINES, qui ont
toutes plus ou moins des conséquences funestes
pour l'organisme, il peut s'y former aussi des stases
d'HUMEURS; mais on observe surtout ces stases dans
le nez, dans la tête ou dans la gorge, en un mot dans
les organes respiratoires. Ici on sent le mal; pourtant,
selon moi, il n'existe pas seulement à l'endroit où
on le remarque. mais bien plutôt à l'intérieur du
du corps. Ces états maladifs se produisent très souvent à l'automne et encore plus au printemps; ce
qui me fait dire que la nature, semblable à une ménagère, cherche de temps en temps à nettoyer toute
sa maison, parce qu'elle trouve beaucoup de saleté
amassée aux endroits qu'elle visite. Elle se met à
débarrasser dans toute la maison chaque pièce et
chaque coin; une fois ce travail achevé, il lui semble
qu'elle a une maison à moitié neuve. Il en est de
même du corps, qui est la maison de l'âme. Ce qui
entre dans le corps et ce qui en sort peut s'amasser
en divers endroits comme la saleté dans la maison.
Ces amas se font principalement dans la tête, dans
le nez, dans la gorge. Le nez est presque entièrement
obstrué, l'air n'y veut plus ni avancer ni reculer. On
rejette beaucoup plus de pituite qu'auparavant et
pourtant on n'en rejette jamais assez; bien souvent
celui qui, en temps ordinaire, se sert rarement peut-
être de son mouchoir, en use alors deux par jour
et encore cela ne suffit-il pas. Il semble qu'il se
soit ouvert une fabrique de pituite, qui produit toute
cette masse de matières. L'indisposition peut durer
toute une semaine, souvent même deux ou trois semaines, jusqu'à ce que peu à peu tout ait été éliminé. La plupart des malades prennent patience, tout
au plus grognent-ils et se plaignent-ils à cause de

cette quantité de pituite. Ils supportent paisiblement cet état incommode, parce qu'ils savent qu'il
n'offre aucun danger et qu'une fois ce nettoyage
achevé, ils se trouveront dans un état beaucoup plus
satisfaisant. Mais il y a aussi des personnes qui sont
affligées toute l'année d'un rhume de ce genre, ou
enchifrènement. La plupart du temps elles en sont
fort contrariées, parce qu'il les empêche de bien respirer et leur enlève souvent l'appétit. Le patient remarque parfaitement que son organisme tout entier
est atteint.

On demandera : « N'y a-t-il rien à faire dans ce
cas ? Peut-on activer la sécrétion et prendre des
mesures pour empêcher le retour aussi fréquent du
mal ? » Je réponds : « La maison la plus agréable à
habiter est la maison la plus propre, et c'est où il y
a le plus de propreté que l'on se trouve le mieux. »
J'appliquerai ceci au corps humain. Qui pourrait
douter qu'un rhume si prolongé et qui revient si
souvent ne puisse peu à peu avoir des conséquences
préjudiciables pour l'organisme ? C'est pourquoi je
suis d'avis qu'on aide la nature dans cette sécrétion
et qu'on agisse comme la ménagère qui nettoie sa
maison. Elle prend le balai et de l'eau, balaie et lave
et, quand tout est prêt, elle est si contente qu'elle
dirait volontiers à ses voisins : « Je viens d'achever
un grand travail. »

Je ne sais pas comment les médicaments peuvent
accomplir ce travail de nettoyage. J'ai moi-même
fait à ce propos bien des essais et je n'ai rien trouvé
qui puisse donner quelque résultat. Mais, si l'on
vient en aide à la nature que ces principes malsains
contrarient et fatiguent, on obtiendra les effets les
plus salutaires.

Une mère de famille vint me trouver et me dit :
« Je suis enrhumée toute l'année ; tantôt je crache
beaucoup, tantôt je crache peu et souvent le nez me
coule pendant des journées entières. Ne puis-je rien
faire pour remédier à cet état de choses? » Je lui
répondis : « Lavez-vous trois fois par semaine le
corps entier, ou bien la nuit, ou bien le matin à votre
lever, avec de l'eau bien froide. Mais que cette lotion
ne dure pas plus d'une minute. Toutes les semaines,
prenez deux demi-bains froids d'une ou deux
secondes et, trois fois par semaine aussi, lavez-vous
le matin le haut du corps. Faites ces applications
pendant quinze jours et revenez ! » Lorsqu'elle
revint, elle ne put se rassasier de raconter quelle
quantité de mucosités elle avait crachées ; elle avait
remarqué que la plus grande partie de ces mucosités
venait de la poitrine, qui avait dû, par conséquent,
en être remplie. Elle se sentait très bien, mais elle
avait cependant toujours beaucoup de mucosités
qui lui occasionnaient une toux très légère. Le nez,
qui auparavant était souvent tout enflammé, et les
lèvres qui étaient enflées, se trouvaient de nouveau
dans leur état normal. La seconde prescription
porta : Par semaine trois DEMI-BAINS, trois AFFUSIONS
SUPÉRIEURES et deux AFFUSIONS DES GENOUX, ces
dernières pouvant se remplacer par la MARCHE DANS
L'EAU. Au bout de quinze jours, toutes les impuretés
avaient été expulsées et la malade était rendue à la
santé. Mais, afin que ce rhume ne revînt pas aussi
fréquemment et que l'organisme ne souffrît plus la
formation de stases semblables, je conseillai à cette
femme de prendre, toutes les semaines, un ou deux
demi-bains et de faire également par semaine
deux ou trois lotions supérieures le matin ; ces

applications devaient continuer à fortifier l'organisme. Non seulement ce rhume amenait un engorgement du nez et de la tête, mais il s'était formé
des stases dans l'intérieur du corps. Le traitement
agit si bien que, d'après le dire de cette femme,
l'urine devint toute trouble et, pendant plusieurs
jours, laissa un dépôt épais. Il se trouvait donc des
stases en différents endroits du corps, et, bien que
cet état ne soit pas véritablement dangereux, il est
au moins fatigant et, de plus, il affaiblit aussi les
organes internes. Or, qui sait si cet affaiblissement
ne peut pas préparer de loin une décomposition des
humeurs ?

Lorsque le nez devient le siège d'un rhume de ce
genre, le traitement le plus simple et le plus efficace
consiste à faire matin et soir une lotion supérieure.
Si l'on veut se débarrasser rapidement de son
rhume, on reste un jour au lit, on se lave toutes les
heures la partie supérieure du corps, qu'on enveloppe immédiatement après d'une serviette sèche,
afin que l'évaporation provoque une agréable chaleur,
qui est un puissant moyen d'élimination. Cette application est celle qui donne le résultat le plus prompt;
car habituellement cette indisposition vient seulement de ce qu'on a respiré un air froid qui
a arrêté l'exhalation cutanée. A mon avis, le rhume
n'est rien d'autre qu'un arrêt dans la transpiration
causé par l'air froid qui a saisi la peau et fermé les
pores. L'exhalation cutanée cesse par suite, et peu à
peu se produit un engorgement. J'en trouve la
preuve la plus évidente dans ce qui arrive à celui
qui, par un temps froid, fait couper assez courte une
épaisse chevelure : il attrape ordinairement un
rhume. Au premier moment il sent du froid dans la

tête et, au bout de deux ou trois jours, le rhume est
là. Comme je l'ai déjà dit, dans ce cas l'exhalation
cutanée cesse, des stases se forment et en même
temps le rhume fait son apparition. C'est pourquoi
il est nécessaire, lorsqu'on se fait couper les cheveux, de bien se laver la tête avec de l'eau froide :
cela endurcit la peau. On doit ensuite rester dans
une chambre ou, au moins, s'il fait froid, ne pas
aller dehors tête nue afin que l'air froid ne surprenne
pas la tête humide. Si l'on reste dans une pièce
chaude ou si l'on met un couvre-chef, il se développe dans la tête un surcroît de chaleur qui augmente sa force de résistance.

Comme le rhume commence habituellement par le
nez, il est nécessaire de bien endurcir aussi cet organe. On m'a souvent demandé ce qu'on doit faire
pour empêcher les rhumes de cerveau et toujours
j'ai répondu : « Le matin en vous lavant, remplissez
le creux de votre main d'eau fraîche et aspirez fortement par le nez, de façon que quelques gouttes
sortent même par la bouche : voilà le plus sûr préservatif contre les rhumes de cerveau. » Quantité de
personnes qui s'enrhumaient sans cesse, ont employé
ce moyen et s'en sont bien trouvées. La gorge peut
attraper un rhume comme le nez, lorsqu'on respire
un air froid ou qu'on boit de l'eau trop froide. Ce
rhume de gorge, dans lequel les muqueuses enflent,
peut aussi s'appeler une petite inflammation.

Si on a lieu de croire qu'un amas de mucosités ait
formé dans tout le corps une sorte de marais, et que
la sécrétion normale ne se fasse plus, on peut aider à
la résolution et à l'élimination des matières aqueuses
en faisant des applications d'eau et en agissant sur
les entrailles. Les tisanes résolutives sont excellentes

ci. Lorsque, dans un fort engorgement de la poitrine, on prend tous les jours une tasse de tisane de TUSSILAGE et de PRÊLE, on remarque, dès la seconde tasse, que l'évacuation des mucosités a beaucoup augmenté. Si l'engorgement de la poitrine et des poumons est considérable, la tisane de FEUILLES DE VIOLETTE. de PRÊLE et d'ABSINTHE est très bonne. Il faut en prendre de trois à quatre cuillerées matin et et soir. La tisane d'ÉCORCE DE CHÊNE, de PRÊLE et de SAUGE a une action résolutive, éliminatoire et astringente.

Saignement de nez

Il arrive très souvent que, pendant la croissance, des enfants bien portants saignent du nez de temps en temps ; on dit alors : « Cet enfant a beaucoup de sang. » On ne se préoccupe guère, en général, de ces accidents, et pourtant ce sont déjà des symptômes de troubles sérieux dans la circulation et d'hémorrhagies qui surviendront dans la suite. La plupart des chlorotiques nous diront qu'ils ont jadis beaucoup saigné du nez.

Les saignements de nez fréquents font perdre aux enfants, avec le meilleur de leur sang, un grand nombre des principes dont il est formé. Par conséquent, loin d'être inoffensifs, ils sont souvent pleins de menaces pour l'avenir ; car le sang sait retrouver le chemin qu'il a pris une fois et, dès qu'il s'en est formé un certain amas, il se fraie ordinairement une issue au même endroit. La nature ne produit pas plus de sang qu'il ne lui en faut ; s'il y a écoulement d'un côté, il y a privation d'un autre.

Les enfants qui saignent souvent du nez sont
ordinairement délicats ; ils ont les vaisseaux excessivement fragiles. Si le sang entre en ébullition chez
eux, ce qui a lieu lorsqu'ils courent vite, qu'ils se
baissent, qu'ils crient, qu'ils se mettent en colère,
qu'ils ont des accès de joie, une hémorrhagie survient bientôt.

On peut se demander pourquoi le sang sort justement par le nez. Il y a plusieurs causes à cela. Les
muqueuses nasales sont extraordinairement minces
et riches en sang ; puis l'air frais arrive au nez en
grande abondance, et où l'air peut pénétrer le sang
afflue. C'est pour cette raison aussi que le nez ne
gèle pas facilement ; les oreilles sont beaucoup plus
sensibles au froid. Mais il y a encore autre chose :
l'un se mouche beaucoup, l'autre éternue violemment; le nez est, de plus, toujours exposé aux changements de température, et la respiration y introduit
de la poussière et des saletés. Souvent aussi les
enfants y mettent les doigts : voilà donc bien des
raisons pour que le sang soit porté plus au nez
qu'aux autres parties du corps. Par suite, les vaisseaux du nez peuvent se distendre beaucoup, surtout
lorsque le corps est déjà un peu faible par lui-même.
Un enfant robuste n'aura pas facilement des hémorrhagies nasales, il n'en aura que s'il reçoit un coup
de poing sur le nez. Dans ce cas, le sang vient des
artères du cou ; il s'échappe comme d'une conduite
d'eau où un tuyau accessoire se rattache au tuyau
principal. Le tuyau secondaire se trouve-t-il avoir
une grande ouverture, l'eau en jaillira avec beaucoup
de violence.

Si les saignements de nez sont fréquents, la pression devient bien plus forte ; les vaisseaux et les

cicatrices qui sont formés aux endroits par où a eu
lieu l'hémorrhagie, deviennent de plus en plus fragiles. Des hémorrhagies nasales répétées amènent
aisément une grand faiblesse qui, avec le temps,
produira diverses maladies, comme, par exemple, les
pâles couleurs, la phthisie et même l'apoplexie ; car
elles sont un symptôme qui témoigne d'un trop violent afflux de sang à la partie supérieure du corps.

Lorsqu'on veut guérir un fort saignement de nez,
il faut prendre garde que chez la plupart des malades le corps est en général délicat ; le malade est
nerveux ou a des dispositions à la nervosité, ce
qui est une nouvelle raison pour que chez lui le sang
entre vite en ébullition et pour que les vaisseaux
sanguins se distendent fortement. L'existence de
nombreux polypes s'explique aussi de cette manière.

La première chose pour amener la guérison est
donc d'endurcir l'or. nisme tout entier, de calmer
l'agitation et de provoquer une chaleur naturelle régulière, afin que le sang soit également distribué dans
tout le corps. On s'endurcit en prenant deux ou trois
DEMI-BAINS et deux ou trois AFFUSIONS SUPÉRIEURES
par semaine. Les demi-bains fortifient le corps et
augmentent la chaleur. Les affusions supérieures
fortifient, diminuent l'excès de chaleur et refoulent
le sang. Il faut aussi avoir soin de se nourrir bien et
judicieusement. Il faut éviter les mets trop salés, les
épices et les boissons spiritueuses qui excitent le
sang ; il faut également laisser de côté toutes les
douceurs et se contenter d'une nourriture simple et
naturelle.

Ce régime doit être observé non pas quelques
jours, mais fort longtemps. En général, tous ceux
qui veulent se faire un sang sain et un corps sain,

robuste, et capable de résistance, doivent choisir de
bons aliments, des aliments qui ne donnent que de
bon sang.

On employait autrefois divers remèdes domestiques contre les saignements de nez, et je m'en suis
servi moi-même. L'un des plus connus est le sel ;
on aspire de l'eau salée par le nez, ou on s'en sert
pour se gargariser. D'autres emploient le vinaigre
de la même façon. J'ai trouvé que le meilleur moyen
est d'aspirer une DÉCOCTION DE PRÊLE ou de s'en gargariser.

J'ai rencontré une malade qui m'a appris comment
il faut procéder dans un cas difficile.

Une jeune fille, âgée de dix-sept ans, avait rempli
deux cuvettes et demie de sang ; elle voulut alors
s'endormir, il lui était impossible de rester plus
longtemps assise. Je craignais, en la laissant s'endormir, qu'elle ne se réveillât plus ; car, malgré le
sommeil, le saignement n'avait pas discontinué.
Dans cet embarras et ce danger, je lui fis mettre la
tête et les oreilles au-dessus d'une baignoire et,
avec un arrosoir qui contenait environ quatorze
litres, je lui administrai une AFFUSION SUPÉRIEURE.
Au moment même où l'eau toucha la nuque, le saignement s'arrêta et la jeune fille put se reposer. Six
heures après, le saignement recommença, mais
moins fort ; j'ordonnai une affusion supérieure
semblable à la première et je la fis renouveler
pendant quatre jours. A la suite de cette forte
hémorrhagie survint naturellement une grande
atonie générale ; la malade avait une complète
inappétence. Pour se procurer le sang qui lui
manquait, elle dut, pendant plusieurs jours, prendre
chaque heure une cuillerée de lait bouilli avec du

fenouil ; quant au reste, la nourriture devait être simple, très facile à digérer et administrée en petites quantités à la fois. En peu de semaines la malade fut remise.

J'ai entendu parler de deux cas où le saignement de nez alla jusqu'à la mort. Une jeune fille de dix-huit ans perdit ainsi tout son sang et mourut ; mais elle n'avait pas employé l'eau. On m'a assuré aussi qu'un prêtre du Tyrol avait saigné du nez pendant plusieurs jours sans que personne pût arrêter l'hémorrhagie ; il souffrait depuis des années de troubles dans la circulation.

Surdité

Voir plus haut, à l'article Oreilles (maladies des).

Urine (Incontinence d')

Cette maladie est beaucoup plus fréquente qu'on ne le croirait. Lorsque les enfants se couchent en-nuyés et anxieux, craignant un accident, cet acci-dent se produit la plupart du temps.

J'ai connu des parents qui châtiaient cruellement leurs enfants pour cela. Un soir, je passais près d'une maison où habitaient six enfants qui, pour comble de malheur, avaient une belle-mère. Quatre ou cinq d'entre eux criaient à faire pitié. Et, mal-gré les cris perçants des pauvres créatures, on enten-dait siffler le fouet. La misérable marâtre les châtiait ainsi chaque soir avant de les mettre au lit. Qu'on pense à l'anxiété de ces pauvres petits tout le long du jour ! Un tel traitement n'était-il pas fait pour rendre ces enfants encore plus misérables, pour affaiblir encore leur constitution déjà maladive ?

Les nombreux moyens rapportés et vantés dans les journaux contre cette infirmité prouvent à l'évidence combien elle est difficile à guérir. Moi aussi je fis bien des expériences avec toutes sortes d'herbes, j'essayai divers autres remèdes domestiques, jamais je n'obtenais le moindre résultat satisfaisant.

J'ai enfin trouvé UN REMÈDE : c'est le SEUL qui se soit montré et qui soit vraiment efficace : il consiste à marcher, tous les jours et deux fois par jour, dans l'eau pendant quatre ou cinq minutes ; il faut avoir de l'eau jusqu'au-dessus des mollets. Il n'y a rien d'autre à faire, si ce n'est de prendre une nourriture très simple et très substantielle et de s'abstenir de toute boisson le soir.

J'avais indiqué ce moyen si simple dans une pension ; on m'écrivit, un mois après, qu'il avait guéri vingt-quatre enfants.

J'ai cependant vu des cas dans lesquels la marche dans l'eau ne suffisait pas à elle seule. La faiblesse des enfants était cause de l'insuffisance de remède. J'ordonnai alors des applications réglées, qui fortifiaient le corps ; leur action était soutenue par une nourriture très simple, mais substantielle. Au bout de trois à quatre semaines, les enfants reprenaient d'une manière étonnante et le mal disparaissait en même temps. Ces applications consistaient en trois demi-bains et deux affusions totales chaque semaine ; en outre, les enfants devaient, chaque jour, marcher nu-pieds ou marcher dans l'eau.

J'ordonnai encore à ces enfants de manger pendant ce temps du pain pilé, tel qu'on l'emploie pour la soupe fortifiante. Ce pain absorbe l'excès de liquide, favorise l'appétit et nourrit beaucoup.

L'incontinence d'urine se rencontre souvent chez les adultes comme chez les enfants, et aussi bien chez les hommes que chez les femmes. Je connais un village dans lequel plus du tiers des adultes étaient affligés de cette infirmité.

La cause de ce mal est sûrement une faiblesse générale. Ces malades ont peu de sang et un sang faible qui, par conséquent, ne les nourrit pas suffisamment. Donc la principale chose à faire pour les guérir est de fortifier leur constitution d'une manière générale.

Ils prendront dans la semaine deux ou trois demi-bains, puis deux ou trois affusions des genoux ou marcheront deux ou trois fois dans l'eau; enfin ils prendront, toujours par semaine, une affusion supérieure ou se feront trois lotions supérieures. Leur nourriture se composera, le matin, d'une soupe fortifiante, à midi et le soir, de mets simples et substantiels. Pendant la journée ils mangeront de véritable pain de santé, afin de soutenir l'estomac et de fortifier la nature. Je recommande aussi très vivement, matin et soir, quatre cuillerées de tisane d'écorce de chêne, d'absinthe et de prêle.

Il est encore à remarquer que ces malades doivent, en général, ne prendre que très peu d'aliments liquides et éviter de boire toutes les fois que ce n'est pas nécessaire. S'ils ont une trop grande soif, qu'ils boivent, toutes les heures, une cuillerée d'eau. Le soir, que leur nourriture soit sèche autant, que possible.

Une personne qui souffrait de cette maladie voulut

savoir quelle était de toutes les nourritures celle qui contribuerait le plus à sa guérison. Je lui conseillai de manger par jour trois portions de pain de santé, et de ne prendre de liquide que ce qui était absolument nécessaire pour apaiser sa soif. Grâce à des applications d'eau et à ce régime, elle fut guérie en un mois et elle assura que jamais elle ne s'était trouvée mieux portante et plus à son aise.

Urine (rétention d').

La rétention d'urine est un mal très fréquent et des plus pénibles.

Lorsqu'on ne peut pas uriner suffisamment, cet état cause des souffrances nombreuses et violentes. Ce qui peut faire obstacle à l'émission régulière de l'urine, c'est la présence dans la vessie de pierres qui se placent à la sortie dans l'urèthre.

L'émission de l'urine peut être empêchée aussi par une inflammation qui développe une enflure, par suite de laquelle le canal devient si étroit que l'urine ne peut plus passer. Souvent encore, lorsqu'on s'est refroidi ou qu'on a été mouillé, survient un état spasmodique qui amène des contractions et s'oppose ainsi à l'émission régulière de l'urine : ceci arrive tout particulièrement lorsqu'on absorbe de la bière froide ou trop nouvelle, ou une boisson analogue.

De même qu'une faiblesse peut se déclarer dans toutes les parties du corps, la vessie peut aussi être atteinte d'une grande faiblesse ou même de paralysie Lorsque l'urine ne s'écoule qu'en partie en quantité plus ou moins grande, ou coule constamment et goutte à goutte et que la vessie ne se vide jamais

entièrement, elle ressemble à un vase trop plein qui
déborde. Il se produit très souvent chez les personnes
âgées ou faibles une enflure ou un grossissement de
la prostate, qui empêche l'émission normale de
l'urine. Si ce sont des pierres qui empêchent l'urine
de couler, il faut les briser, afin qu'elles puissent
s'en aller en morceaux.

J'ai trouvé pour cela un moyen excellent, ainsi
que je l'ai déjà dit : par semaine, deux ou trois
demi-bains de DÉCOCTION DE PAILLE D'AVOINE à une
température de 28 à 30° R. ¹ et d'une durée de 20 à
25 minutes, et, par jour, deux à trois tasses de tisane
de PAILLE D'AVOINE ou D'AVOINE bien bouillie. A la
place des demi-bains, on peut prendre des bains de
siège chauds, toujours préparés avec une décoction
de paille d'avoine ; on en prendra, par jour, deux de
quinze à vingt minutes. On peut encore remplacer
la tisane de paille d'avoine par une tisane de PRÈLE,
de FRUITS D'ÉGLANTIER et de BAIES DE GENIÈVRE.

On sait qu'en général les inflammations produisent des enflures, parce que le sang et les humeurs affluent en plus grande abondance à l'endroit
enflammé ; la même chose arrive dans l'inflammation de la vessie (catarrhe de la vessie).

Lorsqu'une inflammation de ce genre se déclare,
les muqueuses enflent, ce qui empêche l'écoulement
normal. Mais, si l'on réussit par des moyens bien
choisis à diminuer ou à faire cesser l'inflammation,
l'urine recommence à s'écouler comme il faut.

Lorsqu'un catarrhe de la vessie empêche l'émission de l'urine, le mieux, pour amener la guérison,
est de traiter ce catarrhe comme tous les autres.

---

1. 35 à 37° ½ centigrades.

Il faut enlever l'excès de chaleur et résoudre les stases. Les applications les plus efficaces sont les suivantes : chaque jour, au début, une LOTION TOTALE et, plus tard, deux ; par là, on tempère et on fait disparaître l'excès de chaleur, en refoulant le sang dans toutes les directions. Outre ces lotions, on peut encore appliquer tous les jours deux ou trois compresses sur la partie enflammée ; mais, comme dans toutes les inflammations, il faut renouveler la compresse toutes les demi-heures, sans quoi elle produirait une augmentation de chaleur et attirerait encore davantage le sang et les humeurs à la partie enflammée. Si le patient est robuste, il peut prendre tous les jours un DEMI-BAIN d'une ou deux secondes.

L'AFFUSION DES CUISSES a une action des plus salutaires ; aussi pourrait-on prendre chaque jour une de ces deux applications ou même toutes les deux. Comme compresse on peut très bien mettre aussi chaque jour une COMPRESSE INFÉRIEURE.

Jacques se portait parfaitement. Toutefois, lorsqu'il avait bu de la bière froide ou trop nouvelle, survenait chez lui une forte rétention d'urine, qui durait plus ou moins longtemps et passait d'ordinaire toute seule. Un jour les douleurs devinrent insupportables. Je lui fis prendre un bain de siège de vapeur. On mit dans le vase une poignée de prêle sur laquelle on versa de l'eau bouillante. Il resta assis pendant vingt minutes sur la chaise percée, de façon à bien baigner le bas-ventre dans la vapeur. Au bout de quelques minutes, il fut en sueur et pendant le bain même L'URINE sortit. Le lendemain il prit un second bain et il fut entièrement remis.

Bernard fut atteint de la même maladie, sans

avoir bu toutefois de bière froide ou trop nouvelle. Il prit tout simplement un bain de vapeur ; mais l'indisposition revint bientôt. Il dut se coucher et mettre sous la partie inférieure du dos une serviette trempée dans une DÉCOCTION DE PAILLE D'AVOINE ; on lui appliqua en même temps sur le bas-ventre, et plutôt dans la région de la vessie, une autre serviette pliée en quatre et trempée dans la même décoction.

Au bout de trois quarts d'heure la compresse fut renouvelée et remise en place pour une heure encore. Bernard but alors en trois fois une tasse de tisane de FRUITS D'ÉGLANTIER et de PRÊLE et, au bout de trois ou quatre jours, le mal avait disparu. Ces applications furent continuées, mais en réduisant la durée d'une heure et demie à trois quarts d'heure. Pour rendre l'organisme plus résistant et empêcher le retour du mal, Bernard dut prendre, par semaine, deux ou trois demi-bains qui lui rendirent entièrement la santé.

Un prêtre sain et bien portant fut, au retour d'un examen, invité par un fonctionnaire à voyager avec lui. Ce fonctionnaire était avec sa femme et le voyage dura plus de deux heures. Pendant la route, le prêtre fut pris d'un violent besoin d'uriner, mais il ne voulut rien dire à cause de la présence de cette dame. Il revint chez lui souffrant cruellement. Arrivé à la maison il lui fut tout à fait impossible d'uriner ; on appela aussitôt le médecin ; mais, avant qu'il fût là, une ouverture se forma dans la vessie et l'urine chercha une autre issue. Un trou s'ouvrit à la jambe droite au-dessous du mollet et l'urine s'écoula par là. Quatre fois par jour, ce prêtre fut obligé de retirer l'urine de la vessie avec la sonde, afin qu'elle ne passât pas tout entière par la blessure.

Ce qui sortait de la plaie était de l'urine toute pure : l'odeur le disait et on s'en convainquit encore davantage par l'analyse. Ce prêtre vécut ainsi encore quinze ans ; il travaillait beaucoup, mais il conservait toujours une apparence maladive et il souffrait, en outre, de grandes douleurs.

En 1853, il vint me trouver et je cherchai à le soulager au moyen de l'eau : j'y réussis. L'émission de l'urine devint plus facile et plus abondante, l'aspect général beaucoup meilleur et les douleurs, au dire du malade, diminuèrent au moins de moitié. Pourtant, avec le temps, les organes internes semblèrent s'affaiblir de plus en plus et ce prêtre mourut, probablement de consomption. Incontestablement la vessie s'était trop remplie ; elle se dilata et se distendit tellement qu'elle éclata et l'urine chercha une issue par le bas et la trouva dans la jambe.

Par la suite, la vessie se remplissait jusqu'à l'ouverture ; lorsqu'on la vidait souvent, l'écoulement par la plaie de la jambe diminuait. Mais, si on ne l'avait pas vidée au moyen de la sonde, tout serait passé par la plaie.

De cet exemple il ressort clairement qu'il faut avoir grand soin d'uriner au moment voulu, car, ou bien l'émission ne peut plus se faire d'elle-même, ou bien une dilatation très forte et fréquente affaiblit la vessie et peut finalement y produire une paralysie.

Lorsqu'on voyage en chemin de fer, il ne faut jamais rester trop longtemps sans uriner ; avant de se mettre en route on aura soin aussi de boire très modérément, afin de ne pas s'exposer à être tourmenté par un mal aussi cruel.

Lorsque des personnes âgées ou délicates, ou encore des personnes qui viennent d'être malades, ne peuvent pas bien uriner, en règle générale, c'est la faiblesse qui est cause de cet état. Chez les vieillards la prostate est enflée, repoussée sur le côté, par conséquent elle obstrue l'ouverture du canal, de sorte que l'urine ne peut s'écouler qu'en petite quantité et goutte à goutte. Le seul remède ici est de fortifier tout le bas-ventre, comme aussi la vessie et les parties avoisinantes.

Les meilleures applications seront, tous les jours, une ou deux COMPRESSES INFÉRIEURES, mais seulement pendant quinze et au plus vingt minutes. En outre, il ne les faut pas chaudes, car seul le FROID fortifie en même temps qu'il attire au dehors les humeurs. De même, on peut chaque jour mettre deux compresses sur le bas-ventre et la région de la vessie.

La serviette sera trempée dans de L'EAU et du VINAIGRE et appliquée pendant une heure, mais on la mouillera de nouveau tous les quarts d'heure.

Ce qui, dans ce cas, a une action des plus salutaires ce sont une ou deux lotions sur le bas-ventre et surtout dans la région de la vessie, faites avec de la TEINTURE D'ARNICA ou de L'ALCOOL CAMPHRÉ suffisamment dilué. On peut faire par jour deux lotions de ce genre avec du CAMPHRE dissous dans de l'eau-de-vie ou de l'alcool qu'on diluera avec un peu d'eau.

Il arrive souvent que l'effroi ou bien une crainte ou une anxiété soudaines provoquent chez certaines personnes, une émission involontaire de l'urine. La cause en est incontestablement qu'il existe dans le bas-ventre une faiblesse générale, qu'elle provienne d'une maladie à laquelle on a échappé, ou d'un vice du sang qui est mélangé d'humeurs. Pour remédier à cet état il faut fortifier tout le bas-ventre et en même temps le corps entier.

Je conseillerai à ces personnes de prendre par semaine deux DEMI-BAINS, une AFFUSION DES CUISSES et une AFFUSION DORSALE ; elles feront aussi, au sortir du lit, une LOTION TOTALE. Elles continueront ce traitement pendant un mois environ ; puis, pendant plus longtemps encore, elles prendront toutes les semaines deux ou trois DEMI-BAINS. D'ordinaire elles seront soulagées au bout de quelque temps.

Il arrive encore parfois qu'il est impossible d'uriner lorsqu'on a quelqu'un près de soi ou que, sans voir personne, on sait cependant qu'il y a quelqu'un dans le voisinage. Je regarde ceci comme un état nervo-spasmodique ; on le guérit très bien en fortifiant d'une façon générale le corps entier et surtout le bas-ventre.

Que ces malades marchent souvent dans L'EAU ou simplement NU-PIEDS, ou qu'ils prennent des AFFUSIONS DES GENOUX fréquentes, en outre, qu'ils prennent dans la semaine deux DEMI-BAINS, deux AFFUSIONS DORSALES ou deux AFFUSIONS TOTALES et ils seront bientôt guéris. A l'intérieur la TISANE D'ÉCORCE DE CHÊNE avec un peu d'ABSINTHE ou de PRÊLE aura une action très salutaire et hâtera la guérison.

Varices

Imaginons un système de conduites d'eau aux nombreuses ramifications, en roseaux comme on les faisait jadis. Combien de fois n'arrivait-il pas que des plantes aquatiques se développaient dans ces conduites et y produisaient une végétation assez abondante pour empêcher l'eau de couler comme il fallait. Il en est tout à fait de même du corps humain; le sang s'élance du cœur dans toutes les directions, réchauffant et nourrissant le corps tout entier. La nature prend dans ce sang ce dont elle a besoin ; plus la circulation est régulière, plus la chaleur est égale dans tout le corps et mieux celui-ci est nourri.

On peut dire que, lorsque la circulation est tout à fait normale l'homme se porte parfaitement ; mais, s'il y a des troubles dans la circulation, la santé en éprouve le contre-coup. Celui qui veut guérir un malade doit, avant tout, accorder l'attention la plus extrême à la circulation sanguine ; s'il réussit à rendre celle-ci normale, le malade sera vite guéri ; mais s'il n'y réussit pas, toutes ses tentatives seront vaines.

C'est aux jambes que d'ordinaire les stases se manifestent de la façon la plus visible et la plus sensible; les stases de ce genre se nomment varices. Il peut aussi s'en produire d'analogues dans la veine hémorrhoïdale, et on les appelle dans ce cas HÉMOR-RHOÏDES. Les femmes souffrent surtout de varices et les hommes d'hémorrhoïdes. Ces stases ne se produisent pas dans les vaisseaux qui PORTENT le sang du cœur aux diverses parties du corps, mais dans ceux qui RAMÈNENT le sang du corps au cœur et qui se nomment veines. Il se forme dans ces veines des stases qui empêchent le sang de circuler assez vite ; les veines se distendent, s'élargissent, le sang y séjourne plus longtemps et n'achève pas, par conséquent, son parcours aussi rapidement. Ces dilatations peuvent être petites ou grandes, elles

peuvent former des tumeurs allongées ou en forme
de nœuds, souvent aussi plusieurs nœuds sont situés
les uns près des autres. Les nœuds peuvent devenir
aussi gros qu'un crayon, que le doigt et même que
le poing. On comprend que le sang immobilisé se
corrompe toujours davantage; il devient souvent
complètement noir et épais et peut à peine couler. Il
n'est pas rare qu'une veine se distende tellement
qu'elle éclate et que le sang en jaillisse tout d'un
coup violemment. Cette rupture d'une veine est
dangereuse, car elle peut amener la mort, si le flux
de sang n'est pas arrêté aussi promptement que
possible.

De même qu'il se forme des varices aux jambes,
il se forme à la veine hémorrhoïdale des dilatations
de vaisseaux analogues, dont la grosseur peut varier
entre celle d'un pois et celle d'un œuf de pigeon. On
les nomme HÉMORRHOIDES INTERNES OU HÉMORRHOIDES
EXTERNES. On les nomme externes lorsqu'il paraît de
petits nœuds sanguins AU DEHORS de l'anus. Si, au
contraire, ils sont tous situés à l'intérieur du rectum,
on les appelle hémorrhoïdes internes. La plupart des
gens, surtout dans les villes, sont plus ou moins affligés d'hémorrhoïdes de ce genre, sans s'en douter,
parce qu'ils ne font nulle attention aux symptômes.
S'il existe des hémorrhoïdes à l'extérieur, il n'y a
plus aucun doute qu'il n'en existe aussi à l'intérieur.
Un des signes auxquels on reconnaît la présence des
hémorrhoïdes internes est une sensation de forte
chaleur dans le rectum. Plus la chaleur est grande,
plus le sang afflue, et plus il se forme de nœuds
sanguins. Un autre symptôme est une sensation
d'inquiétude, de picotement, de brûlure, de déman-
geaison, causée par l'irrégularité de la circulation.

S'il y a beaucoup d'hémorrhoïdes, beaucoup de nœuds sanguins au rectum, c'est un obstacle pour aller à la garde-robe. C'est pourquoi les malades sont, en outre, la plupart du temps constipés ; les selles sont habituellement dures au début, il y a ensuite diarrhée.

Les hémorrhoïdes ont pour conséquences une pesanteur de la tête et une grande variabilité d'humeur; le malade est tantôt excité, tantôt abattu; il est découragé, violent; les hémorrhoïdes peuvent même pousser à la folie et au suicide. On se demandera peut-être : « Est-il réellement possible que des troubles dans la circulation, insignifiants en apparence, puissent amener de telles conséquences? » Je réponds à cela qu'un très grand nombre de maladies proviennent de troubles de la circulation, et que toutes les inflammations ont leur point de départ dans des troubles de ce genre; or toutes ces maladies peuvent amener la mort. Une inflammation du cerveau ou toute autre inflammation de la tête provient uniquement de congestions. La causes des inflammations des poumons, de l'estomac ou du bas-ventre n'est autre qu'une circulation mal réglée. Si les troubles de la circulation peuvent amener de telles maladies, pourquoi n'auraient-ils pas des effets aussi terribles pour l'esprit que pour le corps ?

J'ai connu un homme qui, de temps à autre, non seulement avait une humeur insupportable, mais était à moitié furieux; il avait même parfois des accès de frénésie. Il y avait chez lui rupture de nœuds hémorrhoïdaux si gros et il en coulait tant de sang, qu'on craignait de le voir succomber. Pendant l'écoulement de sang le malheureux s'apaisait et, lorsqu'il avait perdu une grande quantité de sang corrompu et épais, il devenait tout à fait calme et raisonnable. Cet exemple nous montre clairement que le sang ainsi amassé, a besoin de s'écouler de temps en temps, si l'on ne veut pas qu'il produise ces effets funestes. C'est pourquoi la veine hémorrhoïdale s'ouvre parfois pour laisser échapper le sang superflu. Cela soulage le malade, parce que le sang gâté, corrompu, est expulsé, ce qui débarrasse le corps de cette tension pénible. Il est donc nécessaire que cette évacuation se fasse souvent ; car lorsque le sang reste si longtemps amassé, il se corrompt de plus en plus et attaque enfin les vaisseaux qui se détériorent peu à peu au point d'être sujets à se rompre.

On ne rencontre pas uniquement des varices, comme on les appelle habituellement aux jambes, des hémorrhoïdes au rectum ; des stases du même genre se forment encore en bien d'autres endroits. J'ai souvent rencontré des malades qui avaient les veines du cou grosses comme le doigt ; c'était un véritable nid de formations variqueuses. Il peut également se former dans la région du foie des nœuds qui ressortent comme un œuf sous la peau. Il en est de même dans le bas-ventre, dans les reins, dans le dos et dans d'autres parties du corps. On appelle même une certaine stase sanguine, hernie variqueuse. Toutes ces stases, qu'elles soient cachées à l'intérieur du corps ou visibles sous la peau, doivent être surveillées aussi bien que les varices des jambes et les hémorrhoïdes, car toutes, sans exception, ont une action nuisible sur la santé et peuvent même devenir dangereuses. De même qu'elles sont nuisibles au corps, elles sont également toutes susceptibles de produire des troubles dans l'esprit.

Traitement des varices

Pour guérir les varices, on doit tout d'abord se rendre compte de leur cause. La première et la principale cause des varices aux jambes c'est qu'on traite ses jambes d'une façon peu judicieuse. Celui qui porte des jarretières trop serrées finit par avoir des varices, il n'y a aucun doute à cela. Mais, si l'on dit aux gens que leurs jarretières sont la cause de leur mal, ils répondent d'habitude : «Je les mets tout à fait lâches.» Ils ne réfléchissent pas que le matin les jambes sont plus minces, et que c'est surtout à partir de midi qu'elles gonflent chez ceux qui travaillent. Aussi, le matin, les jarretières peuvent bien être tout à fait lâches ; mais à midi elles se tendent et le soir elles ont creusé une raie ; souvent elles ont formé dans la chair un anneau dans lequel on peut entrer le doigt. Si chaque jour on soumet ses jambes à cette gêne, il est naturel que le sang forme des stases ; c'est en petit comme dans une saignée lorsqu'on bande fortement le bras, et qu'au-dessus et au-dessous de la ligature. il se produit des stases. Si l'on serre ainsi chaque jour la jambe avec une jarretière, il est évident que les veines se dilateront de plus en plus et que la circulation deviendra irrégulière. Il n'est pas rare aussi que le sang s'extravase et reste sous la peau ; de là vient la coloration noire de la peau qui s'observe souvent à la partie inférieure de la cuisse. Ce sang extravasé s'enflamme de temps en temps, amène la production d'abcès, perce la peau et il en résulte des ulcères aux pieds et aux jambes. (Il en a été parlé dans un chapitre précédent.)

chaussures (handwritten margin note)
étroites (handwritten margin note)

Les varices ont une seconde cause, les chaussures ridicules qu'impose la mode. Très souvent ce n'est pas un soulier qu'on porte, mais une véritable machine. Le matin le pied n'est pas encore gonflé et on le comprime fortement; mais, comme il se gonfle dans la journée, le sang ne peut plus y circuler ; il s'arrête surtout dans les veines et par suite les varices augmentent. L'usage de souliers étroits est aussi une cause du froid aux pieds habituel chez certaines personnes. Plus les pieds sont privés de sang, plus la congestion est forte dans les varices ou à tout autre endroit du corps.

guérison : (handwritten margin note)

Si l'on veut guérir les varices des jambes et des pieds, on n'y arrivera qu'en agissant sur tout le corps afin de rétablir la circulation normale. Il est impossible de guérir les varices par des applications d'eau purement locales ; employée ainsi, l'eau serait tout

action (handwritten margin note)
générale (handwritten margin note)

aussi inefficace que n'importe quel autre remède. Donc, si l'on veut guérir les varices des jambes, on doit chercher à guérir en même temps les hémorrhoïdes et toutes les autres stases sanguines qui peuvent se trouver dans le corps. En rétablissant la circulation normale, on fera disparaître les varices, les hémorrhoïdes et toutes les autres stases sanguines.

Agathe avait des varices, petites et grandes, en tel nombre qu'il lui était impossible de les compter. Pendant de longues années elle avait beaucoup souffert; les veines s'étaient déjà ouvertes et, de temps en temps, le sang extravasé avait été éliminé de cette manière, ainsi que par tous les abcès qui s'étaient formés. Elle se plaignait de toutes sortes de maux; il ressortait clairement de toutes ses plaintes qu'il n'existait pas seulement chez elle des varices, mais

un trouble complet dans la circulation. Je lui fis
donner, chaque semaine, quatre AFFUSIONS DES
CUISSES, deux AFFUSIONS DORSALES et deux AFFUSIONS
TOTALES. Elle pouvait supporter ces applications
énergiques, parce qu'elle était robuste et se trouvait
encore dans la force de l'âge. Elle suivit ce traitement pendant trois semaines : les varices devinrent
un peu moins grosses, moins dures et moins douloureuses. Ce qui releva surtout le courage de la
malade, c'est qu'elle allait beaucoup mieux somme
toute, qu'elle n'avait plus la tête aussi pesante, et
que les douleurs de ventre qui la tourmentaient
naguère avaient cédé, en un mot qu'elle se sentait
notablement mieux. Je lui fis une seconde ordonnance : par semaine, deux demi-bains, une affusion
dorsale, une affusion des cuisses et deux lotions supérieures (en se levant). Les premières applications
étaient principalement destinées à régulariser la circulation et à diminuer par là les stases ; les suivantes
devaient fortifier tout particulièrement les pieds,
les jambes et le bas-ventre, de façon à amener une
contraction des veines. L'affusion dorsale continuait
à régulariser la circulation, et la lotion supérieure
provoquait une élévation de température et une augmentation de transpiration. Au bout de trois semaines,
voici ce que dit Agathe : « Mon état est beaucoup meilleur ; je ne souffre plus du tout des pieds ; les varices
sont encore là, mais plus petites et ne me causent plus
aucune douleur. Mais je constate aux mollets et surtout aux pieds plusieurs indurations qui ressemblent
tout à fait à des abcès. Ces indurations sont certainement des stases sanguines qui se sont formées à l'intérieur et qui se voient à présent que les jambes sont
beaucoup moins enflées. » Agathe ajouta que trois

de ces grosseurs s'étaient déjà ouvertes comme des
abcès. Ceci était la preuve la plus certaine que des
stases sanguines existaient aussi à l'intérieur, et que
l'eau poursuivait jusqu'au bout la résolution et l'élimination de ces stases internes elles-mêmes. Je
fis à Agathe une troisième ordonnance. Elle dut
s'envelopper, deux fois par semaine, pendant la
nuit, depuis le haut des chevilles jusqu'aux genoux
(c'est-à-dire les mollets), avec une serviette trempée
dans une EAU ARGILEUSE. Elle dut aussi faire une
application semblable, deux fois également par
semaine, avec une serviette trempée dans une
DÉCOCTION DE FLEURS DE FOIN. Ces maillots provoquèrent la formation de plusieurs abcès qui s'ou-
vrirent, se dégorgèrent, puis guérirent. Le maillot
aux fleurs de foin exerça une action résolutive
jusqu'au plus profond des tissus ; l'argile une action
absorbante ; les matières corrompues furent attirées
à la surface de la peau et éliminées. Si l'on n'avait
fait que des enveloppements à l'argile, les matières
liquides eussent bien été absorbées, mais les indurations auraient persisté. Une fois que ces applications eurent produit leur action résolutive et
diminué le calibre des veines, les affusions régularisèrent la circulation sanguine. Pour agir plus
efficacement encore sur celle-ci et pour produire sur
les stases une action résolutive et éliminatoire, la
malade dut, d'après ma dernière ordonnance, mettre
deux fois par semaine et, par la suite, une fois seulement, pendant une heure et demie, une chemise
trempée dans une DÉCOCTION chaude de FLEURS DE
FOIN. Les stases, petites et grandes, situées dans la
peau et dans la profondeur des tissus, furent par là
résolues et les matières morbides éliminées. A côté

de cette application je prescrivis encore, chaque semaine, deux AFFUSIONS TOTALES, deux DEMI-BAINS et une AFFUSION DORSALE. Ce traitement fut continué pendant un mois, après quoi la circulation était redevenue normale et les stases avaient disparu. Les varices étaient plus petites, elles se voyaient pourtant encore ; aussi fallut-il continuer longtemps un traitement assez doux pour améliorer davantage l'état général et fortifier le corps. Pour cela, la malade prit deux demi-bains et reçut une affusion totale par semaine.

On peut penser que ces troubles de la circulation avaient causé bien des désordres à l'intérieur du corps ; c'est pourquoi il fallut exercer aussi une action résolutive interne, afin d'éliminer tout ce qu'il y avait de mauvais et de fortifier l'organisme tout entier. Ma première ordonnance prescrivit à la malade tous les jours une tasse de tisane de PRÊLE, D'YÈBLE et D'ABSINTHE en deux ou trois portions. Ces plantes résolvent à l'intérieur les principes morbides et les éliminent. Elles ont une action toute particulière sur l'urine, qui devient épaisse et trouble et prend toutes sortes de colorations. La seconde ordonnance portait : tisane de ROMARIN, de TORMENTILLE et de PRÊLE. Cette tisane a un effet tout particulier sur la formation générale du sang. Je donnai ensuite à la malade une tisane de SAUGE, d'ABSINTHE et de RACINES D'ANGÉLIQUE.

Traitement des hémorrhoïdes

Si les varices sont très fréquentes chez les femmes, les HÉMORRHOÏDES ne le sont pas moins chez les hommes. Lorsque le sang ne circule pas convenablement dans la veine hémorrhoïdale, et y devient stagnant, il s'y forme des nœuds semblables aux varices des jambes. Ces nœuds peuvent être plus ou moins gros et causer ainsi plus ou moins de souffrances. Mais il existe aussi des hémorrhoïdes cachées, qui se trouvent plus à l'intérieur et qui ont pour les malades les mêmes conséquences que les premières. Aussi ces stases sanguines, appelées hémorrhoïdes, ne peuvent-elles être guéries que si l'on régularise la circulation du sang d'une façon durable, de sorte qu'il ne se forme plus aucune stase. Or on ne peut y arriver, je le répète, qu'en agissant sur le corps tout entier.

Je vis un jour venir à moi un fonctionnaire, un demi-géant, extraordinairement bien bâti et bien nourri. Il avait un si grand nombre de stases sanguines par tout le corps qu'on eût eu bien de la peine à les compter. Il en avait à l'extérieur et à l'intérieur. Les médecins qu'il avait consultés avec persévérance, parce que son cas était des plus exceptionnels, constatèrent des hémorrhoïdes des plus graves. Malgré cela, cet homme paraissait florissant de santé ; mais il avait des crises capables de le désespérer. Tantôt il se plaignait d'un mal de tête insupportable ; et on craignait de lui voir perdre tout à fait la raison ; tantôt il se sentait abattu, accablé ; en un mot, sa situation était une des plus tristes qu'on pût imaginer. Qu'y avait-il de plus nécessaire que d'agir sur l'organisme entier, afin de rétablir une circulation normale, de diminuer peu à peu les stases sanguines et de régulariser la distribution du sang dans tout le corps ? Aussi lui prescrivis-je des applications, qui augmentèrent l'activité de l'organisme et résolurent les stases. A la suite de ces applications, le malade vit se former sur son corps plusieurs abcès gros comme le poing, qui tous suppurèrent et se résolurent. Depuis les chevilles jusqu'au-dessus des mollets tout le sang était extravasé ; ici encore il y eut résolution et, pendant plusieurs semaines, la peau disparut à cet endroit. Cette résolution et cette élimination des humeurs malsaines furent poursuivies pendant plus de six mois; en même temps, on continuait à fortifier l'organisme ; les matières corrompues furent rejetées, le bon sang s'améliora encore et prit de la force; peu à peu les abcès disparurent également.

Voici quelles applications j'ordonnai : le MAILLOT DES JAMBES, le DEMI-MAILLOT et le MANTEAU ESPAGNOL, pour produire une action résolutive. Ce fonctionnaire mit au moins quarante fois le manteau espagnol, vingt fois le demi-maillot et bien plus souvent encore le maillot des jambes. A la suite de ce traitement, le malade devint si bien portant qu'au terme de son congé il put se remettre avec joie à ses occupations. Le temps peut paraître long à bien des gens; mais il faut réfléchir que cet homme était condamné de tous côtés. Celui qui a vu son premier état est forcé de s'écrier: « Comment est-il possible que l'eau ait produit de tels résultats? » A l'intérieur le malade prit diverses tisanes qui concoururent toutes à résoudre et à éliminer les principes morbides. D'après le témoignage même du patient, la tisane de RACINES D'ANGÉLIQUE, D'ABSINTHE et de PRÊLE est celle qui lui réussit le mieux. Celle de RACINES D'YÈBLE, de BAIES DE GENIÈVRE et de RENOUÉE eut également une action dépurative et éliminatoire. La tisane D'ABSINTHE, de SAUGE et de PLANTAIN eut pour but d'améliorer l'état de l'estomac. Ces diverses tisanes furent administrées à tour de rôle, chaque semaine elles changeaient.

Si, dans un cas aussi rare et aussi grav il a fallu le traitement que je viens d'exposer, il es naturel que de petites hémorrhoïdes n'en réclamen pas un aussi énergique. Les meilleures applications pour les cas ordinaires sont les suivantes : pendant quinze jours trois AFFUSIONS DES CUISSES. deux AFFUSIONS DES GENOUX, trois LOTIONS SUPÉRIEURES OU AFFUSIONS SUPÉRIEURES par semaine ; pendant quinze autres jours trois DEMI-BAINS, deux AFFUSIONS DORSALES, une AFFUSION DES CUISSES et deux ou trois PROMENADES DANS L'EAU par semaine. Pendant la troisième quinzaine, on prendra par semaine deux DEMI-BAINS, deux AFFUSIONS DORSALES et deux AFFUSIONS TOTALES, et par la suite deux DEMI-BAINS par semaine également suffiront. A l'intérieur on se trouvera très bien de la tisane d'ORTIES, de TUSSILAGE et de PRÊLE pendant quinze jours ; cette tisane a une action résolutive, dépurative et élimitoire. Pendant les quinze jours suivants, on prendra chaque jour une tasse de tisane d'ÉCORCE DE CHÊNE, de BAIES DE GENIÈVRE et de RACINES DE TORMENTILLE en deux ou trois portions, puis aussi de tisane de PETITE CENTAURÉE, de MILLEFEUILLE (ACHILLÉE) et de PLANTAIN. Quant à la nourriture, il ne faut pas de boissons spiritueuses ou bien peu, pas d'épices, peu de sel ; la nourriture doit être simple, saine et d'une digestion facile.

Vessie (catarrhe de la).

Certaines personnes ont souvent des catarrhes et en sont, en général, plus ou moins continuellement tourmentées ; d'autres, au contraire, n'en ont que très rarement. A peine ont-elles senti qu'un catarrhe approchait, qu'il avait déjà disparu. Il y a des catarrhes de diverses sortes ; ils ne se montrent pas seulement dans la partie supérieure du corps et notamment dans les organes de la respiration ; ils s'attaquent aussi aux organes abdominaux ; le premier de tous est le catarrhe de la vessie, qui fait beaucoup souffrir ceux qui en sont atteints. Sans doute bien des gens ne savent pas, pour leur grand bonheur, ce que c'est que cette maladie.

Si nous recherchons la cause de ce mal, il faut bien nous dire : « Plus les hommes s'amollissent, plus les catarrhes deviennent fréquents et plus ils sont longs à guérir ; il n'en est pas autrement du catarrhe de la vessie. » Une personne amollie en attrapera un pour une bagatelle et ne pourra souvent s'en débarrasser qu'après des semaines et même des mois.

Lorsque je reporte ma pensée aux années de ma jeunesse, je suis forcé de faire cette réflexion: « On n'entendait pas alors parler autant qu'aujourd'hui de ces maladies ; tant de gens en sont atteints à présent. » L'amollissement est la cause de ce catarrhe comme de tous les autres, c'est pourquoi on le guérira, avant tout, en s'endurcissant.

La principale cause d'amollissement est l'usage des vêtements de laine sur la peau. Les caleçons, aussi bien chez les hommes que chez les femmes, contribuent tout particulièrement à cet amollissement, parce qu'ils empêchent l'air frais d'arriver au corps, de sorte qu'ensuite le moindre courant d'air causera un catarrhe.

Il y a quelques années presque tous portaient un

cache-nez de laine pour se préserver des catarrhes, qui n'en devenaient que plus fréquents, si bien qu'on en vint à comprendre qu'il fallait mettre les cache-nez de côté et que le seul moyen d'empêcher ce mal était de s'endurcir.

Une chose surprenante, c'est qu'il y a seulement quarante ans peu ou point de femmes portaient des pantalons, et à présent, au contraire, le plus grand nombre, les paysannes seules exceptées, en portent et souvent même des pantalons de laine. Cette prétendue précaution est la seule cause de toutes sortes d'incommodités et de souffrances pour elles.

On dit communément que la décence exige chez les femmes l'usage du pantalon. J'affirme, au contraire, et tous ceux qui jugeront en connaissance de cause seront de mon avis, que, sous le rapport de la décence, les générations antérieures ne le cédaient en rien à la génération actuelle. Et il n'est pas moins vrai que l'amollissement favorise et propage l'immoralité.

J'ose affirmer que celles qui portent des pantalons ne sont pas supérieures au point de vue de la moralité à celles qui endurcissent leur corps et lui donnent, d'une façon générale, une grande force de résistance, parce que l'amollissement rend toutes les natures plus susceptibles au moral comme au physique, et donne ainsi un accès facile aux pires impressions.

Le catarrhe de la vessie est un mal des plus pénibles. Tantôt ceux qui en sont atteints ressentent une forte pression, une violente brûlure et des contractions spasmodiques dans la région de la vessie, tantôt ils ont plus de facilité à uriner ; leur urine est tantôt trouble et chargée d'impuretés, tantôt claire comme de l'eau ; bref, tous les désordres possibles, suivis de beaucoup de tristes conséquences, peuvent se produire.

N'est-il pas pénible pour ces malheureux d'avoir besoin d'uriner et de ne pas ou presque pas pouvoir y parvenir ; d'être, pendant la nuit, pris de dix à quinze fois d'un violent besoin et de n'uriner que bien moins qu'il ne faudrait ou même pas du tout ? Chacun comprend clairement qu'un catarrhe de ce genre, qui revient souvent ou dure très longtemps, peut avoir les pires conséquences.

Un catarrhe des voies respiratoires peut être le point de départ d'une phthisie laryngée. De même un catarrhe de la vessie, qui ne sera pas soigné à temps, peut être le point de départ d'une maladie mortelle.

Lorsque le catarrhe de la vessie n'est pas soigné à temps et devient, par conséquent, toujours plus tenace (chronique), il a pour conséquences divers états pénibles. Ce sera tantôt un écoulement de mucosités, tantôt un écoulement de sang, puis de pus, et autres symptômes de décomposition. Ceci pourra durer des années jusqu'à ce que l'état devienne enfin incurable, parce que la muqueuse de la vessie sera désorganisée.

N'y a-t-il donc aucun moyen de guérir cette maladie ? La guérison ne peut-être obtenue que grâce à l'eau froide, parce que seule elle est en état de fortifier les parties affaiblies, d'éliminer les principes morbides et, en même temps, de refaire les organes ruinés ?

De même que le catarrhe des voies respiratoires se répercute dans tout le haut du corps, le catarrhe de la vessie a son contre-coup dans le bas-ventre tout en-

tier. C'est pourquoi, afin d'en obtenir la guérison, il
faut nécessairement chercher à diminuer l'inflammation, à tempérer l'excès de chaleur, à calmer les spasmes et à rendre de la vigueur à tous les organes abdominaux, surtout aux organes atteints. On arrivera
ainsi à résoudre et à éliminer les principes morbides.
Le mieux, pour y parvenir, est d'employer les affusions, les compresses et les demi-bains. Mais, si le
bas-ventre souffre depuis longtemps d'un catarrhe,
quelques-unes des parties inférieures du corps, ou
peut-être le corps tout entier, ressentent les conséquences du mal ; il faut donc traiter aussi le corps
tout entier.

Augustin vint se plaindre en ces termes : « Je
souffre depuis plusieurs mois d'un catarrhe de la
vessie, les médecins me l'ont assuré. J'ai usé de
bien des remèdes ; il ne m'ont jamais soulagé que
pour peu de temps, s'il m'est encore permis de parler
de soulagement. Je suis toujours pressé du besoin
d'uriner ; et la plupart du temps je ne puis pas
uriner du tout ou je ne réussis que d'une façon fort
insuffisante. Souvent je ressens des crampes et des
contractions ; mon urine est habituellement trouble
et fréquemment mêlée d'une grande quantité de
mucosités purulentes qui forment une couche épaisse.
Je suis constamment altéré, j'ai peu d'appétit et mes
forces diminuent toujours. » Augustin était de taille
moyenne, bien bâti et pas extrêmement amaigri. Les
poumons, le cœur et le foie étaient sains chez lui ; il
reçut la perscription suivante : par semaine, trois affusions des cuisses, une affusion dorsale, trois demi-
bains, deux affusions des genoux, et, matin et soir,
une lotion supérieure. De plus, il dut se mettre sur le
bas-ventre, trois fois par semaine, pendant une

heure et demie, une serviette pliée en quatre, trempée
dans une décoction de fleurs de foin. Au bout de trois
quarts d'heure la compresse devait être mouillée
une seconde fois et appliquée de nouveau. La décoction de fleurs de foin devait être chaude la première
fois, froide la seconde.

La serviette trempée dans la décoction de fleurs
de foin eut une action résolutive, absorbante et fit
cesser les crampes. Les affusions des cuisses tempé-
rèrent l'excès de chaleur, fortifièrent l'organisme,
résolurent les matières morbides et éliminèrent
toutes les impuretés. Les affusions dorsales fortifièrent le corps tout entier et, bien que le bas-ventre
eût déjà beaucoup souffert, ces applications répa-
rèrent le dommage. Les demi-bains fortifièrent également le corps tout entier, résolurent et éliminèrent
les mauvais principes, et l'excès de chaleur qui s'était
propagé dans tout le corps fut tempéré.

Au bout de dix jours Augustin, en rendant compte
de son état, dit que l'excès de chaleur avait considérablement diminué et qu'il y avait une évacuation
d'impuretés plus considérable que jamais ; l'urine
s'était améliorée et le besoin trop fréquent d'uriner
avait disparu ; en un mot, il y avait une grande
amélioration dans l'état général. Afin d'obtenir une
action plus énergique, je fis à Augustin l'ordonnance
suivante pour quinze jours : chaque semaine trois
demi-bains, deux affusions totales, une compresse
sur le bas-ventre. Son état général s'améliora encore
d'une façon sensible ; il reçut alors une troisième
ordonnance pour quatre semaines : chaque semaine
deux demi-bains, deux affusions totales et marche
dans l'eau fréquente. Il dut continuer pendant quatre
semaines, après quoi, réduire les applications de

moitié. Au bout de six semaines il dormait bien,
mangeait bien, avait recouvré de nouvelles forces et
la difficulté d'uriner n'était plus qu'une bagatelle.

A l'intérieur, Augustin prit, pendant les quinze
premiers jours, de la tisane préparée avec des racines
d'yèble, de la prêle et huit à dix baies de genièvre
concassées, le tout bouilli ensemble ; il en but tous
les jours une tasse en deux ou trois fois. L'yèble
exerça une action résolutive et éliminatoire, la prêle
une action dépurative ; les baies de genièvre une
action à la fois résolutive et dépurative.

Pendant les quinze jours qui suivirent il prit de
la tisane d'écorce de chêne, d'absinthe et de prêle.
L'écorce de chêne guérit par sa vertu dépurative
et astringente ; l'absinthe améliore les sucs gastriques.

Un homme de métier avait pris un fort refroidissement en creusant un puits et s'était tellement
mouillé dans ce puits que, subitement, de violents
frissons lui secouèrent tout le corps. Il remarqua
bientôt aussi qu'il ne pouvait plus uriner que goutte
à goutte et avec les plus vives souffrances. Aux
douleurs dans la région de la vessie et aux frissons
qui le secouaient, se joignit bientôt une chaleur
excessive.

Le médecin fut appelé aussitôt et lui ordonna une
médecine qui n'eut aucun effet. On vint réclamer
mes conseils pour le malade et je prescrivis de lui
administrer sur le champ un bain de siège de vapeur.
On mit dans le vase d'une chaise percée une poignée
de prêle et on versa dessus de l'eau bouillante ; le
malade s'assit aussi rapidement que possible sur la
chaise percée, de façon que la vapeur pût bien agir
sur le corps. Il y était à peine depuis vingt minutes

qu'il urina assez abondamment, et bientôt les crampes cessèrent.

Il est presque incroyable qu'en si peu de temps un remède aussi simple guérisse un mal si douloureux. Celui qui se refuse à le croire n'a qu'à essayer et il sera forcé de se rendre à l'évidence.

Au bout de vingt minutes, le malade dut se mettre au lit, sans se laver, afin que la transpiration provoquée par le bain continuât encore quelque temps et ne s'arrêtât que peu à peu.

Après environ deux heures elle s'arrêta d'elle-même, et le malade fut lavé avec de l'eau fraîche. La lotion a ici une importance extrême, car elle diminue le plus possible la susceptibilité du corps à l'égard de l'air froid. Une affusion serait, dans ce cas, trop énergique.

Le malade resta couché un jour et dut se faire faire une seconde lotion totale. On lui mit sur le bas-ventre, par conséquent, sur la région de la vessie, une serviette double trempée dans un mélange d'eau et de vinaigre; elle fut renouvelée aussi souvent que la chaleur menaçait de prendre le dessus, et elle produisit et entretint dans l'organisme une température uniforme. Un mélange d'eau et de vinaigre a, comme j'en ai fait l'expérience, une action très fortifiante et empêche la trop grande chaleur de se développer davantage.

Le malade ne prit rien d'autre, sinon, toutes les deux heures, de la tisane de prêle et de racines d'yèble. L'appétit lui revint promptement et il put, au bout de peu de temps, vaquer de nouveau à ses affaires.

Des applications ultérieures ne sont pas nécessaires; il est pourtant très bon de se faire encore, tous les jours, pendant une semaine, une ou deux lotions totales.

Si le premier bain de vapeur ne suffisait pas et que les crampes revinssent, on pourrait en prendre deux et cela suffirait, en général.

Par exception, j'ai eu aussi des malades, surtout des malades corpulents, qui ont eu besoin, tous les jours pendant quatre jours de suite, d'un bain de vapeur et d'une lotion avec de l'eau mêlée de vinaigre. Il arrive presque toujours que ces lotions provoquent une douce transpiration, et cela est excellent. Lorsqu'après le bain de vapeur la transpiration, plus ou moins forte, s'est prolongée pendant deux heures, on peut procéder à la lotion.

Lorsqu'après les lotions la transpiration survient encore, de petites crampes l'accompagnent; c'est un signe que la maladie n'est pas encore complètement guérie. C'est pourquoi il faut continuer les lotions et, si cela est nécessaire, prendre un nouveau bain de vapeur, dès que les crampes se font sentir.

Yeux (Maladies des)

Puisque l'œil est une des parties les plus précieuses du corps, il doit recevoir les soins les plus minutieux. Et pourtant la plupart des hommes se trouvent d'ordinaire satisfaits de voir, sans s'inquiéter de soigner ou de ménager leurs yeux. De même que beaucoup surmènent trop leur corps et détruisent ainsi leur santé, un grand nombre aussi n'ont aucun égard pour leurs yeux et les abîment plus ou moins, tôt ou tard. Or il est nécessaire de soigner ses yeux

et de ne pas leur demander un travail excessif. Si
l'on peut affaiblir ses yeux, on peut aussi les fortifier,
tout comme on peut endurcir et fortifier le corps entier,
on peut fortifier ses différentes parties et entre autres
les yeux. On fortifie les yeux au moyen de BAINS
D'YEUX ; on plonge chaque jour ses yeux dans l'eau
une, deux ou trois fois pendant une durée de deux
à cinq secondes ; pendant que les yeux sont dans
l'eau, on les ouvre et on les ferme ; puis on relève
la tête ; au bout de deux à quatre secondes on la
plonge de nouveau dans l'eau, et on répète cette
opération de deux à quatre fois, de manière que le
tout dure une minute. Ces bains purifient et fortifient
les yeux, ils ne peuvent être que recommandés. Non
seulement ils sont utiles en cas de maladie des yeux,
mais même lorsque les yeux vont parfaitement, il
sera bon d'en prendre de temps en temps.

Aux bains d'yeux je joins les COMPRESSES SUR
LES YEUX. On prend un petit morceau de toile plié
en quatre ou six, on le trempe dans l'eau froide et
on l'attache sur les yeux ; après avoir laissé la
compresse en place de trois à cinq minutes, on la
renouvelle. Ce moyen si simple fortifie extraordinairement les yeux. Au lieu d'eau pure on peut se servir
ici d'une DÉCOCTION D'HERBES qui les purifiera et les
fortifiera. On fait bouillir une cuillerée à café de
FENOUIL concassé dans un quart de litre d'eau, on
filtre la décoction, on y trempe la toile et on l'applique toute mouillée ; le liquide doit pénétrer jusque
dans l'œil. L'EUFRAISE peut servir au même usage.
Un morceau de toile trempé dans une décoction
D'ABSINTHE et appliqué sur les yeux a également un
excellent effet. Ces plantes les purifient et les fortifient. Il en est encore d'autres qui sont très bonnes,

comme, par exemple, l'aloès, la prèle ; j'y joins aussi
l'alun, mais très dilué.

La seconde précaution à prendre pour ses yeux
est qu'il fasse le plus CLAIR possible dans la chambre.
Il est très fâcheux qu'aujourd'hui on garnisse ses
fenêtres de rideaux si sombres qu'ils arrêtent la
pleine lumière du jour: Ceci se fait surtout chez les
gens riches, qui craignent que la lumière n'abîme
leurs meubles. Aussi mettent-ils d'épais rideaux et
il leur arrive ce qui m'est arrivé récemment dans
une pièce où j'étais en visite : en plein milieu du
jour, j'aurais eu toutes les peines du monde à lire
quelques lignes.

De même que la lumière, L'AIR PUR est des plus
nécessaires. L'œil doit, autant que possible, ne
recevoir qu'un air pur ; c'est pourquoi les maisons et
les chambres ont besoin d'être toujours bien aérées.
La marche nu-pieds et la marche sur les pierres
mouillées ont une action fortifiante sur le corps
entier et spécialement sur les yeux.

La mode est à présent de porter des lunettes de
toutes sortes. Jadis on ne prisait que la couleur verte,
on recommande à présent les couleurs les plus
diverses. Je n'en recommande aucune ; je n'admets
que celle que le Créateur a faite pour cet usage, celle
de l'air pur. Lorsque les yeux ne peuvent supporter ni la lumière ni l'air, c'est qu'ils sont malades; ils
ont alors besoin, avant tout, d'être guéris et en peu
de temps les bains d'yeux les endurciront suffisamment. L'abat-jour est bien un expédient, mais il faut
se mettre en état, en endurcissant tout son corps
et ses yeux, de s'en passer promptement. On me
demanda un jour si un voile sur la figure protège
aussi les yeux et doit, par conséquent, être recom-

mandé. Je répondis : « Les seuls qui portent une
gaze sur la figure sont les originaux qui ne sont pas
contents de ce qu'a fait le Créateur ; ou bien ils
veulent paraître plus beaux qu'ils ne sont, ou bien ils
ont au visage quelque agrément qu'ils ne veulent pas
montrer. »

De même qu'on jette de l'eau sur les incendies
pour les éteindre, de même l'eau est assurément le
meilleur remède contre les inflammations des yeux.
Si, comme il arrive souvent, des enfants ont une
inflammation des yeux avant de savoir marcher, le
mieux sera de les plonger tous les jours dans l'eau
pendant une ou deux secondes ; on pourra encore
leur mettre, deux ou trois jours de suite, une chemise
mouillée ; puis, une seule fois par semaine, on leur
mettra la chemise mouillée, ou bien on les plongera
dans l'eau revêtus de leur chemise et on les emmaillot-
tera ainsi pendant une ou deux heures. Mais ces
inflammations sont souvent si graves et si tenaces
que les paupières enflent considérablement et que
l'enfant ne peut plus ouvrir les yeux. Il est nécessaire alors de les couvrir aussi de compresses. Du
FROMAGE BLANC, finement délayé, appliqué assez mou
sur les yeux et recouvert d'un bandeau, est excellent;
mais il faut le renouveler dès qu'il sèche. On peut
encore employer le petit lait. La DÉCOCTION DE PRÊLE
convient également, il faut avoir soin de renouveler
les compresses au moins toutes les 15 ou 20 minutes.
On peut aussi, lorsque l'inflammation est très opiniâtre, arroser une fois par jour la tête avec de l'eau
froide, c'est-à-dire administrer une affusion de la
tête.

Les inflammations des yeux viennent principalement d'un fort afflux de sang à la tête. Lorsqu'il s'y

jointune cause extérieure, comme un refroidissement, et que l'inflammation tarde à disparaître, il se
produit une dilatation considérable des vaisseaux
sanguins et la tête entière se remplit d'une trop
grande quantité de sang. Lorsqu'une inflammation
de ce genre a duré longtemps, le sang afflue très facilement à la tête et uhe bagatelle suffit à ramener
une autre inflammation, de sorte que certains enfants
ont souvent jusqu'à quatre et cinq inflammations des
yeux dans l'espace d'une année. En est-il ainsi, il faut
pendant longtemps bien endurcir l'enfant, afin que
la circulation sanguine se régularise et que le sang
lui-même devienne plus sain. Les enfants qui souffrent d'inflammation des yeux saignent souvent du
nez, et ceci est déjà une preuve qu'une trop grande
quantité de sang afflue à la tête.

On peut employer pour les compresses, outre la
décoction de prèle, l'EAU FRAÎCHE, la DÉCOCTION
D'EUFRAISE, en un mot des décoctions préparées
avec des herbes rafraîchissantes et astringentes.
Ces inflammations laissent aisément derrière elles
des traces dans la tête. S'il se produit alors une
inflammation légère, à peine sensible, il arrive
fréquemment que, le lendemain matin, les enfants
ont les yeux tout collés et qu'on a la plus grande
difficulté à les leur ouvrir. C'est un signe que ni les
yeux ni la tête ne sont débarrassés de toute
inflammation, car c'est là qu'est la cause de ce
suintement. Il faut donc continuer à provoquer une
élimination et à endurcir l'enfant, jusqu'à ce que
l'organisme soit entièrement débarrassé de tous les
principes morbides. Ce qu'il y aura de plus efficace
dans ce cas sera de donner à l'enfant un demi-bain
tous les jours ou au moins tous les deux jours et,

en outre, de lui mettre une fois par semaine, pendant une heure, une chemise mouillée. Mais cet emmaillottement ne doit pas durer plus d'une heure, sans quoi il développerait trop de chaleur et la maladie reviendrait.

Beaucoup d'enfants ont des abcès en différents endroits du corps, aux doigts, aux pieds ou aux oreilles ; mais les yeux surtout sont sensibles chez ces enfants qu'on appelle scrofuleux. Lorsqu'ils s'enflamment, les malheureux souffrent beaucoup ; si l'on n'agit que sur cette partie, la guérison est très difficile à obtenir. Au contraire, on y arrive sûrement en transformant complètement l'état général. Chez ces enfants ce qu'il y a surtout de défectueux, c'est la circulation sanguine ou le cours du sang ; de plus, ils ont un organisme affaibli, un sang malsain, faible ; en un mot, le corps est malade dans toutes ses parties ; la plupart du temps les pauvres créatures ne trouvent nulle part l'assistance voulue, ni aucun soulagement ; elles s'étiolent souvent au point de devenir infirmes, et ont à supporter des tourments indicibles jusqu'à ce que la mort mette enfin un terme à leur misère.

Bien que cette maladie appartienne à un autre article, je donnerai pourtant ici, en quelques mots, le moyen de guérir les inflammations des yeux chez les enfants scrofuleux. Ces enfants ont, avant tout, besoin d'une très bonne nourriture : pas d'alcool, pas d'épices, mais, au contraire, du malt bouilli dans du lait, de la soupe fortifiante, de la panade, des mets préparés avec la farine la plus naturelle. Je regarde la viande, le bouillon, la bière et le vin comme nuisibles. Ils doivent aussi, selon que le permet leur état, peut-être une ou deux fois par semaine, être

emmaillottés dans une chemise trempée dans une décoction de fleurs de foin ; cette chemise résoudra
toutes les indurations qui se trouvent dans les diverses parties de leur corps. Tous les jours ou, s'ils
sont trop faibles, tous les deux jours, ils doivent être
plongés dans l'eau, mais pas plus d'une à deux secondes. En outre, ils doivent vivre à l'air frais, soit
dans une chambre bien aérée, soit en plein air. Ils ne
supportent pas le lait, qu'il ne faut leur donner que
cuit avec du café de glands ou du café de malt. Du
café de malt bien fort, mélangé avec du miel et sans
lait, sera ce qu'il y a de plus efficace pour eux; ils le
prennent très volontiers et s'en trouvent extrêmement
bien. Mais il ne faut leur en donner que de deux à
quatre cuillerées toutes les deux ou trois heures; lors
même que pendant longtemps on ne leur donnerait
d'autre nourriture que du café de malt, ils s'en trou-
veraient bien, surtout si le malt était cuit avec du
miel et administré comme je viens de le dire.

Les inflammations des yeux se rencontrent fréquemment aussi dans l'adolescence comme dans
l'âge mûr. Elles peuvent venir de ce qu'on s'est
refroidi, de ce qu'on a été exposé à un courant d'air
ou de ce qu'on a été tout mouillé; il se développe
alors dans la tête une inflammation qui se porte
volontiers sur les yeux. Dans ces inflammations, le
sang afflue trop à la tête ; les veines se remplissent
de plus en plus et finalement l'inflammation s'étend
au corps tout entier ; mais ce sont les yeux qui en
souffrent le plus. Ces inflammations sont d'ordinaire
fort douloureuses, les yeux s'affaiblissent beaucoup,
et la vue même en souffre, parce que les organes
s'amollissent sous le bandeau dont on a l'habitude
de les couvrir; à la fin, la moindre bagatelle suffit à

provoquer le retour du mal. Ici encore, j'en suis convaincu, l'eau est le véritable remède, car elle ramène le sang de la tête dans le reste du corps. Mais il faut, avant tout, exposer librement la tête à l'air et ne pas l'amollir en l'enveloppant. Or, dès qu'il y a une inflammation, les gens regardent d'ordinaire comme la première chose à faire et la plus importante d'envelopper la tête de trois ou quatre épaisseurs ; par ce moyen ils attirent de plus en plus le sang vers le haut et l'inflammation devient plus forte et plus tenace. Celui qui a bien endurci son corps n'aura jamais ou presque jamais d'inflammations des yeux ; mais chez celui dont l'organisme est amolli, la plus petite cause en fera naître une.

Une jeune fille de 24 ans avait les yeux très enflammés. Je lui fis prendre toutes les heures un bain d'yeux ; de plus, je lui prescrivis par semaine un demi-maillot, une chemise trempée dans un mélange d'eau et de vinaigre et deux demi-bains ; pour la tête, rien d'autre que le bain d'yeux. L'inflammation céda promptement et le corps entier revint à un état des plus satisfaisants. Le bain d'yeux fut continué jusqu'à disparition complète de l'inflammation.

On peut aussi préparer un collyre avec du miel ; on fait bouillir pendant quatre ou cinq minutes une cuillerée à café de miel dans un quart de litre d'eau ; on obtient ainsi un bon collyre. Le miel purifie et fortifie, enlève l'excès de chaleur et adoucit les douleurs. J'ai essayé de mélanger au miel des plantes et, la plupart du temps, des plantes vertes. On appelle POMMADE POUR LES YEUX cette mixture de miel et d'herbes. Son action est souvent des plus surprenantes ; dans un grand nombre de cas, cette pommade donne plus de résultats que n'importe quel autre des remèdes que j'ai essayés. D'habitude on met, chaque jour, gros comme un grain d'orge de cette pommade dans l'œil, soit sur l'œil, soit dans l'angle de l'œil ; mais le mieux est de la mettre sous la paupière supérieure, de façon à ce qu'elle s'étende sur toute la surface interne des paupières.

Il se produit souvent des nuages sur la vue aussi bien que des inflammations aux yeux, surtout chez les enfants. Il en est à peu près de cet accident comme de la naissance des nuages dans le ciel ; des vapeurs s'élèvent de la terre, s'assemblent en un point quelconque et y forment des nuages légers ou épais. De même, de petits abcès se forment souvent dans l'œil, sur la cornée , ils suivent leur cours comme les autres abcès et, comme eux, laissent d'habitude après la guérison une cicatrice, un point rouge. Ces cicatrices peuvent occuper une partie de la cornée ; elles peuvent aussi l'envahir tout entière de telle sorte qu'elle est comme complètement recouverte d'une gaze. Il en sera ici comme du soleil et des nuages. Si le nuage est léger, on verra le soleil au travers ; s'il est épais, le soleil sera invisible. De même, un léger nuage peut s'étendre sur l'œil ; on voit encore, mais mal ; mais la vue peut être obscurcie par un nuage si épais qu'il en résulte une cécité complète. Je n'ai jamais eu de difficulté à dissiper ces nuages, sauf lorsque les abcès s'étaient complètement indurés et qu'il n'était plus possible de faire disparaître les croûtes.

Il y a peu de temps, arriva un jeune fille presque entièrement aveugle. Bientôt les nuages furent complètement dissipés et la jeune fille y vit aussi clair et aussi distinctement qu'autrefois. La guérison s'obtient, comme dans toutes les maladies que je traite, en agissant d'une façon toute particulière à la fois sur le corps entier et sur l'endroit malade. Car, bien que ces nuages soient la conséquence d'abcès, il se peut aussi que des principes morbides aient pénétré à travers la cornée et produit ainsi ces désordres. C'est pourquoi je suis convaincu que la guérison s'effectuera si l'on agit sur le corps entier. Je crois particulièrement que des nuages de ce genre, invisibles à nos yeux, se forment en grand nombre dans notre organisme quand il s'y introduit des principes morbides ; c'est ce qui a lieu, par exemple, dans la goutte ; lorsque cette maladie éclôt, personne ne la voit, et cependant elle commence dès que s'amassent les principes morbides. J'en ai la preuve dans la cure même ; il me faut un temps beaucoup plus considérable lorsque j'agis seulement sur les yeux que lorsque j'agis aussi sur le corps entier. La principale chose à faire est donc de bien nettoyer tout l'organisme et d'avoir soin que la circulation sanguine, qui est de si grande conséquence, se fasse très régulièrement ; il sera alors beaucoup plus aisé d'obtenir promptement une action éliminatoire dans l'œil.

Nous avons un grand nombre de moyens pour dissiper ces nuages dans les yeux. Une EAU D'ALUN très légère est excellente, mais je n'en prolonge pas l'usage et j'emploie encore d'autres remèdes résolutifs. On obtient une action résolutive, éliminatoire et curative en mettant chaque jour, dans les yeux, une goutte de MIEL et en les lavant deux fois par jour avec une DÉCOCTION D'ALOÈS. La POMMADE (dont j'ai parlé plus haut) est plus efficace que le miel. Si

chaque jour on en met une fois, et qu'on lave en
même temps, deux fois par jour, les yeux avec un collyre, la résolution se fera assez promptement. On peut
également mettre cette pommade deux fois et bien
laver les yeux une fois par jour. La DÉCOCTION DE
FENOUIL est particulièrement excellente ; elle fortifie
l'œil, et, par suite, augmente la force visuelle. Pour
obtenir une résolution plus énergique, on peut aussi
appliquer des COMPRESSES sur les yeux. On trempe
dans une décoction d'aloès un petit morceau de toile
bien mou et bien rincé, et on l'applique pendant
une ou deux heures; on peut renouveler la compresse toutes les demi-heures ; on peut aussi la
laisser toute la nuit. Je recommande encore, surtout
lorsque les yeux sont sujets à s'enflammer très facilement, la DÉCOCTION D'ABSINTHE ; on les lave chaque
jour une ou deux fois avec cette décoction, ou bien
on en applique des compresses. De même que l'absinthe, la TORMENTILLE a une action résolutive et
curative, et on emploie la décoction de tormentille
comme la décoction d'absinthe. Le sucre à l'absinthe et à la tormentille a aussi une efficacité
toute particulière contre les maux d'yeux. On mêle
du sucre blanc à de l'extrait de tormentille ou d'absinthe, on mélange bien le tout et on l'expose à l'air
libre ; l'alcool s'évapore rapidement et le sucre sèche,
mais il conserve les parties constituantes de l'absinthe et de la tormentille ; on peut en introduire alors
une ou deux fois par jour dans les yeux. S'il n'est
pas réduit en poudre trop fine, il produit au moment
où on l'y insuffle, un léger frottement qui aide beaucoup à la disparition des nuages. Il est bien vite rejeté et il coule des yeux une eau sucrée qui entraîne
avec elle les principes morbides.

La cataracte

Il existe une maladie des yeux plus grave que celles que je viens de citer : c'est la cataracte. Je me suis très souvent demandé pourquoi on désigne sous ce nom les diverses sortes de cécité ; puisque ces cécités sont ordinairement causées par la présence d'un nuage dans l'œil, je ne puis me l'expliquer que de la manière suivante : le mot « cataracte » signifie COAGULATION, c'est-à-dire induration des principes morbides amassés dans l'intérieur de l'œil, qui, en même temps, s'y sont fixés si fortement que l'œil ne peut plus s'en débarrasser.

Il y a trois sortes de cataractes : la cataracte grise, la cataracte noire (ou amaurose) et la cataracte verte.

La cataracte grise [1].

La science déclare, en général, la cataracte grise incurable : une opération seule, dit-on, peut porter remède à ce mal. Je suis cependant convaincu que, dans bien des cas, si l'on s'y prend au début, la cataracte est encore guérissable. Beaucoup de malades sont venus me trouver, les uns avec un commencement de cataracte, — les autres avec une cataracte déjà plus avancée, — et j'en ai guéri un grand nombre. Ici encore, il est nécessaire d'exercer une action résolutive et éliminatoire aussi bien sur le corps entier

1. C'est à elle qu'est réservé d'ordinaire en français le nom de cataracte (Note du tr.)

que sur les yeux. J'emploie surtout les MAILLOTS et
encore plus énergiquement que dans les autres maladies. Le patient atteint de cataracte doit prendre
chaque semaine deux ou trois affusions de la tête,
mettre un ou deux maillots du cou et, chaque jour,
prendre un ou deux bains d'yeux; de plus, il doit
chaque jour se frotter les yeux avec un fort collyre ou
y mettre de la pommade. Mais, comme on peut bien
penser, il faut se comporter ici avec la plus grande
prudence. On doit traiter les yeux et le corps avec
ménagement, et cependant il faut agir énergiquement.

La cataracte noire[1].

Dans la cataracte noire le nerf optique s'étiole de
plus en plus et finit par mourir complètement. J'ai
déjà guéri des malades entièrement ou à demi aveugles par suite de cette maladie. Un Polonais était
complètement aveugle depuis trois ans, et en treize
semaines il fut tout à fait guéri ; il en fut de même
de plusieurs malades chez qui la cataracte n'était
pas trop ancienne. Pour guérir cette maladie il est
très important d'agir énergiquement et, avant tout,
d'activer les échanges vitaux dans tout le corps
comme dans l'œil; car je suis convaincu que, dans
ce cas, le corps entier est malade lui aussi. Les applications les plus énergiques, employées avec une
grande prudence, donnent ici encore les meilleurs
résultats ; chaque jour il faut prendre deux ou trois

En France on l'appelle ordinairement amaurose (Note

.ains d'yeux, chaque semaine deux ou trois affu-
:ions de la tête, une ou deux affusions totales et
leux demi-bains. Ces applications ont, sur tout le
:orps, une action fortifiante, résolutive et dépurative,
j'ai été tout particulièrement heureux dans le trai-
:ement de cette maladie, lorsqu'elle avait pour cause
.in empoisonnement par la nicotine.

La cataracte verte [1]

La cataracte verte survient d'ordinaire très promptement, et non peu à peu comme les deux précédentes. Elle résulte d'un fort afflux de sang dans l'intérieur de l'œil. Cette congestion produit dans cet organe une dilatation inaccoutumée ; c'est pourquoi
les gens atteints de la cataracte verte ont d'ordinaire les yeux fortement saillants et quelque peu co-
lorés en vert. Cette congestion peut provenir d'un
surmenage de l'œil, qui a attiré trop de sang dans
l'organe. Il en résulte une petite inflammation qui
donne naissance à des principes malsains ; ces principes, ne trouvant aucune issue, forment des dépôts
considérables et exercent ainsi une pression ininterrompue. Cette pression peut augmenter au point
d'anéantir complètement la force visuelle. J'ai obtenu les meilleurs résultats dans ce genre de cataracte.
Pour la traiter il faut, avant tout, détourner de la
tête tout afflux de sang excessif et provoquer peu à
peu, dans cette partie du corps, la disparition des
stases par une stimulation des échanges vitaux, de
façon que l'œil recouvre sa vigueur première. Dan-

1. On l'appelle ordinairement *glaucome* en français

cette maladie, tout retard peut avoir les conséquences
les plus dangereuses. Le traitement doit agir moins
sur la tête que sur le corps entier, parce que de fortes
applications faites à la tête y amèneraient encore
plus de sang ; il suffit de prendre souvent des bains
d'yeux, et de nettoyer et de fortifier les yeux au
moyen des remèdes indiqués plus haut. Avant tout
il faut tâcher de régulariser la circulation sanguine.
Les malades atteints de cette cataracte ont habituellement les pieds froids, ce qui prouve que le sang se
porte avec excès vers la partie supérieure de leur
corps.

Un théologien était atteint de la cataracte verte et
dans l'impossibilité de lire une ligne. Je lui prescrivis de marcher chaque jour dans l'eau, ce qui eut
pour résultat de l'endurcir et de détourner le sang
de la tête ; en outre, il dut prendre dans la semaine
trois demi-bains qui réchauffèrent et fortifièrent le
bas-ventre tout entier ; il reçut ensuite deux affusions totales qui régularisèrent chez lui la circulation
sanguine. De plus, il dut chaque jour se baigner
deux fois les yeux et se les laver alternativement
avec une décoction d'absinthe et de l'eau d'aloès.
Les applications qui détournent le mieux le sang de
la tête sont les bains de pieds et les affusions des
cuisses ou des genoux ; en outre, les personnes
robustes peuvent prendre aussi des affusions supérieures, et les personnes faibles faire des lotions de
la partie supérieure du corps.

Quand la cataracte verte survient tout à coup, le
sang afflue dans les yeux avec une force excessive,
ainsi qu'il fait dans le dos lorsqu'y éclate, pareil à
un coup de fouet, un brusque accès de rhumatisme ;
dans ce cas, le mieux est de mettre immédiatement

tu malade un demi-maillot, ou, s'il est robuste, le manteau espagnol. On peut aussi lui envelopper les pieds, et les jambes jusqu'au-dessus des mollets, avec une serviette trempée dans un mélange à parties égales d'eau et de vinaigre, mais pas plus d'une heure. Au bout de trois jours le sang sera descendu de la tête, et on pourra employer alternativement les affusions des genoux et des cuisses et les demi-bains. Ici encore il ne faut pas d'applications trop fréquentes ; deux par jour, c'est assez.

Les maux d'yeux. les nuages aussi bien que la cataracte, seront d'autant plus rares qu'on mènera une vie plus régulière et que l'organisme entier sera plus endurci ; c'est pour cette raison que souvent les vieillards les plus avancés en âge, après avoir mené une vie normale, ont des yeux excellents et vigoureux.

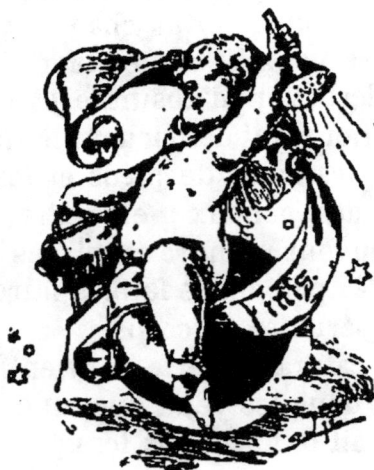

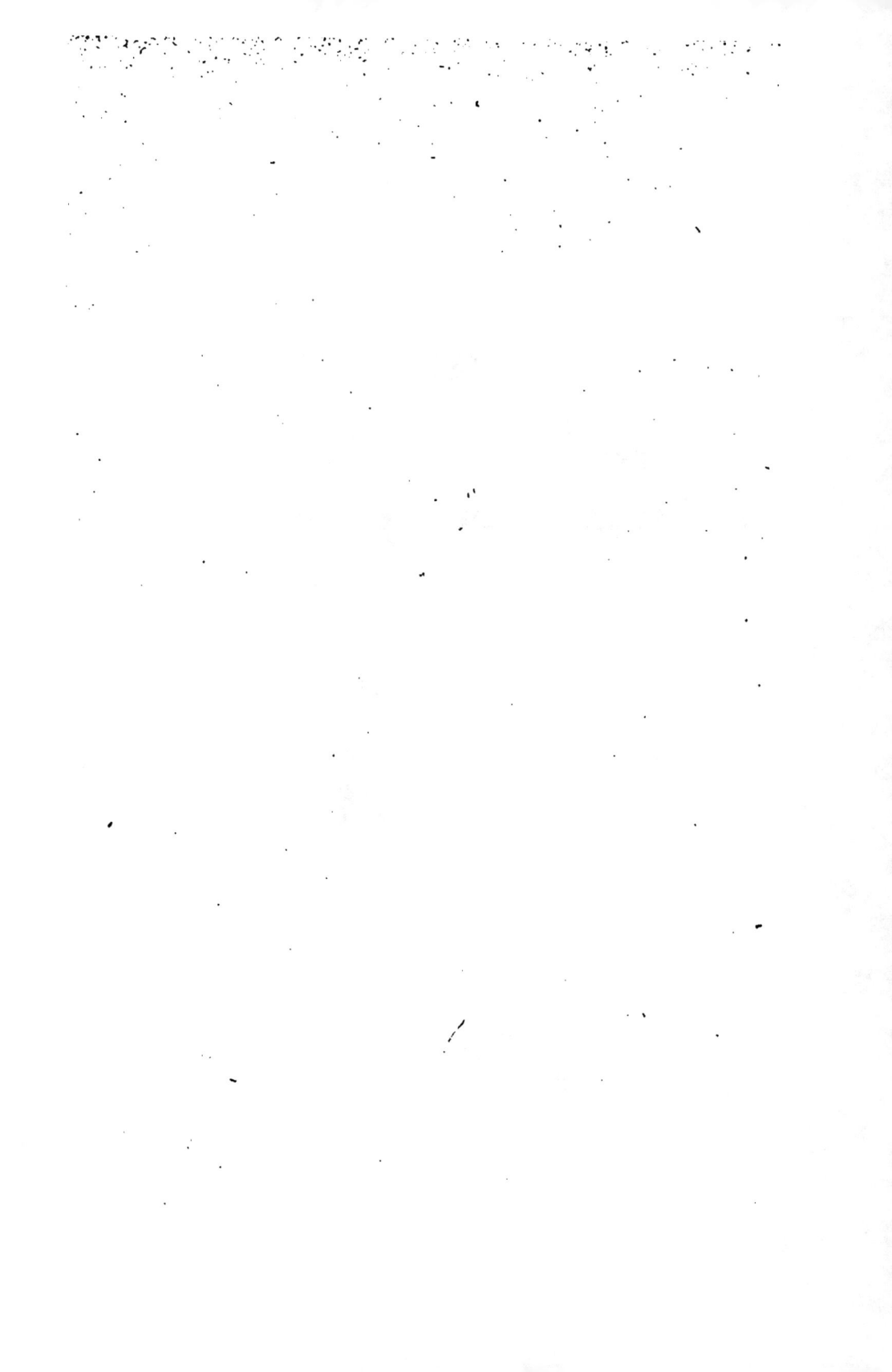

CINQUIÈME PARTIE

PRÉPARATION DES TISANES, DES POUDRES, DES TEINTURES, ETC

Préparation des tisanes, des poudres, des teintures et des huiles

Tisanes

Bien des personnes ignorent l'art de préparer les tisanes et la quantité de substances médicamenteuses qu'il faut prendre pour chacune d'elles: le petit traité qui suit le leur apprendra; il leur enseignera également dans quels cas elles doivent être administrées et comment on peut les associer.

Pour faire une tasse de tisane on prend ordinairement, de la substance à employer, la quantité qu'il est possible de tenir avec trois doigts, et, en s'exprimant en grammes, on en prend neuf grammes [1]; si l'on doit mêler plusieurs substances et faire, par exemple, une tasse de tisane de baies de genièvre, d'absinthe et de prêle, on prendra huit à dix baies de genièvre concassées, un gramme d'absinthe et trois grammes de prêle. On ne mettra jamais beaucoup d'absinthe, sans quoi la tisane serait trop amère.

Veut-on faire à la fois plusieurs tasses de tisane, on multipliera la quantité de substance par le nombre des tasses.

On fait bouillir longtemps les racines, les écorces,

1. Cette quantité de neuf grammes, qui est un maximum, ne s'emploie que pour les plantes peu sapides ou très lourdes. Voir dans les « Remèdes naturels » les doses moyennes pour chaque plante. (Note du traducteur.)

les baies et les tiges un peu dures, tandis qu'on se contente de verser de l'eau bouillante sur les feuilles et les fleurs sèches ; on laisse ensuite reposer jusqu'à ce que la tisane soit froide, et on s'en sert alors.

On commence par concasser les baies et les noyaux, comme, par exemple, les baies de genièvre, etc. On peut également faire de la tisane avec des herbes et des poudres ; dans ce cas, on n'a qu'à verser dessus de l'eau bouillante, comme sur les fleurs et sur les feuilles. Si l'on doit préparer une tisane composée d'écorce, de fleurs et de feuilles, on fait tout d'abord bouillir l'écorce, puis on ajoute les feuilles et les fleurs ; on retire le vase du feu, on le couvre on laisse reposer un quart d'heure ; après quoi on filtre la tisane.

Je donnerai quelques exemples pour rendre la chose plus claire.

On fait bouillir pendant cinq minutes de l'ÉCORCE DE CHÊNE, puis on ajoute des FLEURS DE SUREAU et des FEUILLES DE FRAISIER et on laisse reposer pendant un quart d'heure. On fait bouillir ensemble, pendant cinq minutes, des BAIES DE GENIÈVRE CONCASSÉES et de la PRÊLE, on ajoute de l'ABSINTHE et on fait également reposer le tout pendant un quart d'heure.

On peut, lorsque les substances sont déjà mélangées, les faire toutes bouillir ensemble, même si des fleurs et des feuilles sont mêlées à l'écorce ; il vaut cependant mieux faire bouillir à part les parties dures, comme l'écorce, les baies, les racines et les tiges résistantes, ajouter les feuilles et les fleurs pendant l'ébullition et retirer aussitôt du feu ; les tisanes sont plus délicates et l'arôme des fleurs persiste.

Chaque plante médicinale a ses VERTUS particulières, de sorte qu'on a pour chaque maladie des herbes et des mélanges spéciaux, propres à les soulager et à les guérir. Ainsi, par exemple, on peut, dans les MALADIES DES REINS, administrer les tisanes suivantes : fruits d'églantier, baies de genièvre, renouée ou prêle, avoine, petite centaurée ; dans l'HYDROPISIE : romarin, racines d'yèble, baies de genièvre ; dans les MALADIES D'ESTOMAC : absinthe, racines d'yèble, baies de genièvre ou écorce de chêne et prêle. De cette manière on peut donc employer les plantes médicinales dans les diverses maladies et souvent elles donneront les meilleurs résultats.

Poudres.

On peut avec les herbes, les racines, etc., préparer aussi des poudres qui rendent les mêmes services. Il y a des malades qui ne peuvent pas boire les tisanes ; les poudres leur seront très utiles : on les leur fera prendre dans du pain à chanter ou mêlées à leurs aliments. La préparation des poudres est quelque peu compliquée et impossible à bien des personnes, parce que le temps ou l'installation voulue leur font défaut. D'ailleurs on peut se les procurer dans les pharmacies, d'autant plus que bien des pharmacies se sont mises à vendre les médicaments que je prescris.

Teintures.

Il est plus facile de préparer les TEINTURES ou extraits ; cela ne coûte pas grand'chose et ne nécessite

aucune installation spéciale. On trouve toujours une
bouteille chez soi; la seule condition qu'elle doive
remplir c'est de pouvoir contenir une teinture. Veut-
on, par exemple, faire de la TEINTURE D'ABSINTHE, on
remplit une bouteille bien propre avec de l'eau-de-
vie de fruits et on ajoute quelques feuilles d'absinthe
sèche. On bouche bien et on laisse reposer six jours
dans un endroit dont la température est modérée ;
on peut alors transvaser la teinture dans une autre
bouteille propre et jeter les feuilles d'absinthe qui
ont servi, ou bien verser encore une fois de l'eau-
de-vie dessus, parce que ce procédé est loin de leur
enlever autant de principes que celui qui consiste à
les écraser sous la presse. Si l'on ne veut pas se
donner la peine de faire ce travail, on trouvera les
teintures dans les pharmacies tout comme les poudres.

Huiles.

On trouve aussi facilement, chez les pharmaciens,
les HUILES que je recommande le plus. Bien des personnes ne comprendraient pas la manière de les préparer qui, d'ailleurs, est assez compliquée.

Pharmacie domestique.

Tous les remèdes que je recommande, les personnes pauvres peuvent aisément se les procurer,
car Dieu fait pousser librement toutes ces petites
plantes ; on peut donc facilement les cueillir, les sécher et en préparer des tisanes. On n'a qu'à se donner la peine de les ramasser dans ses promenades ou

ses moments de loisirs! On pourrait partout avoir
une petite pharmacie domestique, qui serait utile à
l'occasion. Il arrive souvent qu'on n'a pas le médecin sous la main; combien n'est-il pas avantageux,
dans ce cas, de n'avoir qu'à ouvrir une boîte de sa
pharmacie et d'y prendre ce qu'il faut pour soulager le malade! On devrait aussi tenir à une place
fixe la toile dont on se sert pour les différents maillots, afin d'avoir toujours ces objets sous la main
dans les circonstances imprévues; car, en cas de
maladie soudaine ou d'accident, on perd ordinairement la tête.

Mes plantes médicinales

Ce n'est certes pas un travail difficile de tenir tout
en ordre et on s'épargnera par là de nombreuses
courses sans but et un va-et-vient inutile. La plupart
de mes plantes médicinales sont aisées à reconnaître
et je suis sûr que bien des personnes déjà ont pris la
peine de se composer une pharmacie en les récol-
tant [1].

1. On fait remarquer ici que la librairie Jos. Kœsel, à Kempten, a fait paraître un « ATLAS DES PLANTES DE SÉB. KNEIPP, » qui
renferme les plantes médicinales indiquées dans les livres de
Mgr Kneipp, peintes d'après nature, et accompagnées d'un texte
explicatif. Grâce à cet atlas, chacun peut, sans connaissances bo-
taniques spéciales, chercher dans les prés et les bois les plantes
recommandées par Mgr Kneipp et se monter, pour soi et pour
sa famille, une petite pharmacie destinée à répondre aux exigences du traitement Kneipp. Cet ouvrage a paru en trois édi-
tions. La PREMIÈRE, en phototypie ordinaire, comprend 20 tableaux. Prix, brochée 5 fr. 50; reliée en toile pleine 7 fr. 50. La
SECONDE, en phototypie coloriée, renferme 41 tableaux. Prix bro

Plus d'une de ces plantes peut servir à orner nos demeures ou être mise dans nos jardins. Du reste, lorsqu'on dispose d'assez de place dans son jardin, il n'est pas difficile d'y planter et d'y soigner un grand nombre de plantes médicinales. Cependant il y en a qui ne prospéreraient pas dans les jardins, parce que le même terrain ne convient pas à tant de plantes diverses. Le bon Dieu a tout ordonné sagement et assigné sa place à chacune d'elles, là où elle peut le mieux prospérer. Je m'étendrai, par conséquent, davantage sur ce sujet, et j'indiquerai les endroits où l'on peut trouver les plantes que je recommande, ainsi que l'époque où elles fleurissent et celle où il faut les cueillir.

chée 12 fr.; reliée en toile pleine 14 fr. 50. La TROISIÈME en gravure sur bois. Prix brochée 1 fr. 65 ; reliée en toile pleine 2 fr.

L'Atlas des plantes a aussi paru en anglais, en français, en espagnol, en tchèque, en polonais, en hongrois et en hollandais.

La même librairie publie aussi la troisième édition, augmentée, d'un petit ouvrage intitulé : PHARMACIE DOMESTIQUE. Les plantes médicales employées depuis longtemps qui devraient se trouver dans toute pharmacie domestique bien montée, recueilles pour le public dans les jardins, les prairies, les champs et les bois, par J.-A. ULSAMER, instituteur en chef. 128 pages avec de nombreuses gravures. Prix broché, 1 fr.; relié en demi-toile, 1 fr. 40. Ce petit ouvrage renferme une description détaillée des plantes recommandées par Mgr Kneipp avec l'indication de leurs propriétés, la manière de les employer pour obtenir la guérison des maladies, etc. L'auteur cite, en outre, diverses autres plantes médicinales très employées par les gens du peuple.

Il a encore fait paraître un ouvrage intitulé : NOS BAIES INDIGÈNES. Baies ramassées dans nos jardins, nos champs et nos bois. Instructions confirmées par l'expérience sur la plantation et la culture des arbrisseaux à fruits de nos jardins, sur la

ABSINTHE. — Elle est souvent cultivée dans les jardins ; mais elle pousse aussi dans les endroits stériles. Floraison en juillet et août.

ACHILLÉE (Millefeuille). — Vient partout dans les prairies, sur les rives des fossés, dans les gazons, parmi les mauvaises herbes des champs. Floraison de juin à octobre.

ALOÈS. — AGAVE AMÉRICAINE. — Croît à l'état sauvage au Mexique et en Italie ; chez nous, vient en serre et ne fleurit qu'au bout d'un grand nombre d'années. Floraison en juin.

ALOÈS VULGAIRE. — Peut être regardé comme une plante d'appartement. Floraison en juin dans le sud de l'Europe, où il croît aussi à l'état sauvage.

ANGÉLIQUE. — Croît dans les prairies humides, sur les rives des ruisseaux et des rivières, des étangs et des fossés, et dans les endroits humides des forêts. Floraison de juillet à septembre.

ANSÉRINE. — Croît très volontiers dans le voisinage des fosses à fumier ou dans les endroits où du fumier se trouve répandu en grande quantité, sur les chemins et près des maisons. Floraison de mai à juillet.

ARNICA. — Croit dans les prairies voisines des forêts, dans les montagnes, les endroits humides, particulièrement dans les prairies humides, détrempées, marécageuses. Floraison en juin et juillet. Les fleurs d'arnica sont très faciles à reconnaître. On utilise la plante presque tout entière. Les feuilles fournissent une bonne tisane contre les MALADIES DE FOIE. Avec les racines on prépare la TEINTURE D'ARNICA si connue.

BOUILLON BLANC. — Vient dans les terrains les plus divers, et tout particulièrement sur les talus de chemin de fer. Floraison en juillet et août. On fait avec les fleurs une tisane sudorifique et des gargarismes.

BOURSE A PASTEUR. — Mauvaise herbe qui croît partout, même près des maisons. Fleurit presque toute l'année.

CALENDULE. — Voir *Souci*.

CAMOMILLE. — Assez connue partout; croît volontiers dans les terrains sablonneux, dans les terrains cultivés de toutes sortes. Floraison de mai à juillet.

CENTAURÉE (PETITE). — Ne porte pas sans raison son nom allemand de Tausendguldenkraut [1]; a des propriétés excellentes. Croît dans les endroits exposés au soleil, mais non pas secs, surtout dans les clairières des forêts, dans les terrains

---

1 Herbe aux mille florins.

sablonneux et légèrement calcaires, dans les prairies et dans les pelouses des forêts. Floraison en juillet et août.

CHÊNE (ÉCORCE DE). — On l'enlève à un jeune chêne ou à une jeune branche. Est connue comme hémostatique.

CRESSON DE FONTAINE. — Est cultivé en bien des endroits, mais croît volontiers aussi dans les sources et les ruisseaux. Peut se manger également comme salade.

ÉGLANTIER (FRUITS D'ÉGLANTIER). — Dans la plupart des pays se trouve sur la lisière des forêts, dans les haies de tous genres. Floraison de l'églantier en juin. Les fruits ne se récoltent qu'en octobre.

EUFRAISE. — Se trouve dans les prairies, les clairières, les pacages, les pâturages et les terrains marécageux. Floraison de juillet à octobre.

FENOUIL. — Cultivé la plupart du temps ; croît également à l'état sauvage dans les rochers et sur les talus pierreux. Floraison de juillet à septembre.

FENUGREC. — Se trouve partout et envahit particulièrement des champs de céréales tout entiers. On fait avec les semences une poudre qui se nomme aussi fenugrec. Cette semence est excellente pour résoudre les indurations et les furoncles. Floraison en juin et juillet.

FRAISIER. — Croît le plus souvent dans les coupes les forêts et dans les bosquets ; est cultivé également dans les jardins. Floraison d'avril à juin. On cueille déjà les fleurs en avril ou mai.

GENÊT. — Croît dans les terrains très secs et

fertiles, dans les bois ou à leur lisière. Mauvaise herbe hérissée, un peu plus grande que la bruyère. On emploie cette plante pour préparer une tisane contre la gravelle et la pierre.

GENIÈVRE (BAIES DE). — Le fruit du genévrier est un remède excellent pour l'estomac ; il est également des plus efficaces contre l'hydropisie. Le genévrier croît dans les clairières des forêts de pins et de sapins et sur les pentes des montagnes. Floraison en avril et mai.

GENTIANE. — Croît la plupart du temps dans les pays montagneux, dans les Alpes et leurs abords, et aime particulièrement les terrains calcaires. Floraison en juillet et août.

GUI. — Est une plante parasite et croît sur les vieux arbres, sur les chênes, etc. Floraison en mars et avril. Le gui, comme le santal, donne une tisane hémostatique.

LAVANDE. — Vient sur les pentes montagneuses sèches, stériles ; peut aussi être plantée partout et croît également çà et là à l'état sauvage. On prépare avec cette plante l'huile de lavande. Cette huile est bonne pour l'estomac et s'emploie contre l'épilepsie.

LIERRE TERRESTRE. — Croît dans les gazons un peu ombragés et humides, dans les forêts, les halliers, les champs et les jardins humides. Floraison en avril et mai et, en certains endroits jusqu'en automne.

MAUVE (FLEURS DE). — Se recueillent en juillet. La mauve chez nous se cultive dans les jardins.

MENTHE. — Ne se cultive guère que dans les jardins. Dans le grand duché de Bade, paraît-il, croît à l'état sauvage[1] ; fleurit de juillet à octobre. Ses feuilles donnent une tisane.

MILLEPERTUIS. — Vient dans les landes sèches, les plaines herbeuses, les clairières. Floraison en juillet et août. Se distingue des autres sortes de millepertuis par sa tige ronde et marquée de deux raies longitudinales.

MYRTILLE. — Croît surtout dans les terrains sablonneux aussi bien dans les forêts de pins et de sapins que dans les autres forêts, dans les landes et les marécages. Floraison en mai et juin.

PIMPRENELLE OU BOUCAGE SAXIFAGE. — Est comme la menthe une plante cultivée soit dans les jardins, soit dans les champs. Floraison en juillet et août. La pimprenelle agit comme le fenouil.

PLANTAIN. — Devrait être connu de chacun ; croît dans les prairies sèches, sur le bord des chemins et dans les gazons de toutes sortes. Floraison d'avril à octobre. Le suc exprimé du plantain guérit les plaies.

PRÊLE. — Croît à l'état sauvage dans tous les terrains possibles et est bien connu des bonnes ménagères. Commence à pousser en mars et en avril.

PRIMEVÈRE. — La primevère odorante, par opposition à la primevère commune, croît dans les prairies sèches et les clairières, sur les pentes gazonnées. Floraison en avril et mai.

PRUNELLIER (FLEURS DE). — Sont connues de chacun. Le prunellier fleurit en avril et en mai.

---

1. La menthe croît à l'état sauvage dans plusieurs parties de la France (Note du Tr.)

PULMONAIRE. — Croît à l'ombre des forêts autr que les forêts de conifères, dans les terrains d toutes sortes. Floraison en mars, avril et mai.

RENOUÉE DES OISEAUX. — Croît à l'état sauvage sur les chemins, dans les prairies et les gazons. Floraison de juillet jusqu'en automne. La tisane de renouée agit contre les douleurs des reins et de la vessie.

ROMARIN. — Se cultive chez nous en pot et dans les jardins, croît à l'état sauvage en Italie, dans la Suisse méridionale et le Tyrol [1]. Floraison en avril et mai.

RUE. — Originaire de l'Europe méridionale, est cultivée dans nos jardins, acclimatée dans les endroits ensoleillés, par exemple dans le Tyrol. Floraison en juin et juillet.

SAUGE. — Se cultive dans les jardins, croît souvent aussi à l'état sauvage, surtout dans les montagnes calcaires. Floraison en juin et juillet.

SOUCI. — Originaire de l'Europe méridionale, est cultivé chez nous dans les jardins, les cimetières, etc. Floraison de juillet à septembre. L'onguent de fleurs de souci est excellent dans les ulcères dartreux, le cancer superficiel et les indurations des glandes mammaires. La tisane aussi est très efficace.

SUREAU (NOIR). — Se trouve dans toute l'Allemagne ; croît souvent à l'état sauvage, mais est également cultivé dans les jardins ; les gens du peuple le plantent surtout en grande quantité près des mai-

---

1 Et aussi dans le Midi de la France. (Note du traducteur)

sons. Floraison en juin et juillet. Les fleurs donnent une tisane sudorifique.

TILLEUL (FLEURS DE). Se récoltent en juin et juillet. Le tilleul croît surtout dans les pays mo ta gneux. Est également cultivé.

TORMENTILLE (RACINE DE). — Se trouve dans les endroits humides, dans les bois. Elle fournit un très bon remède contre les hémorrhagies. La teinture est excellente pour les anémiques.

TRÈFLE D'EAU OU TRÈFLE DES MARAIS. — Se trouve la plupart du temps dans les marais, les prairies marécageuses, humides, les fossés des prairies. Floraison en avril et mai.

TUSSILAGE. — Croît de préférence dans les endroits un peu humides, les berges de chemins de fer, les terrains pierreux et argileux. Floraison de février à avril. Le tussilage est une plante médicinale excellente.

VALÉRIANE. — Vient dans les clairières, les buissons des rives, la plupart du temps dans les endroits un peu humides, parfois aussi sur les pentes sèches et peu garnies. Floraison en juin et juillet.

VIOLETTE. — Elle est connue de tous ; qui n'aime son doux parfum ? Ce n'est pas là son seul mérite ; ses fleurs et ses feuilles s'emploient en tisane. Floraison en mars et avril.

YÈBLE (RACINES D'). — Viennent souvent dans les gorges rocheuses et humides, les coupes humides, les ruines et les champs. Floraison en juillet et août.

Voilà ce qu'il y a de plus nécessaire à dire sur les plantes, et je n'ai plus qu'à souhaiter de les voir apprécier de plus en plus par tous comme elles l'étaient

jadis. Elles ont de nombreuses vertus curatives ; nos
ancêtres leur devaient la santé ou la guérison ; ils
ne connaissaient pas d'autres remèdes et ceux-ci
leur suffisaient parfaitement. Mais la mort est un
mal que ne peut guérir aucune plante ; car nous
sommes tous destinés à mourir un jour et à jouir
dans l'éternité des fruits de nos œuvres.

Recettes de tisanes

Écorce de chêne,	3 grammes	Est très bonne contre les hémorrhagies, spécialement contre la toux de sang ; le gui est également très efficace.
Racine de tormentille,	3 »	
Bourse à pasteur,	3 »	

Baies de genièvre, concassées	8 à 10 baies	Est bonne pour les estomacs malades ; est également à recommander à ceux qui souffrent du foie.
Prêle,	3 grammes	
Absinthe,	2 »	

Racines d'yèble,	3 grammes	Cette tisane fait uriner et rend d[e] grands services dan[s] l'hydropisie.
Romarin,	3 »	
Prêle,	3 »	

Fleurs de sureau,	3 grammes	Même action que la tisane précédente.
Racines d'yèble,	3 »	
Baies de genièvre, concassées	8 à 10 baies	

Genêt,	3 grammes	Est bonne contre la pierre et la gravelle.
Renouée,	4 »	
Prêle,	3 »	

Petite centaurée,	3 grammes	Tisane à recommander à ceux qui souffrent de l'estomac.
Trèfle d'eau,	3 »	
Baies de genièvre	12 baies	

Plantain,	3 grammes	S'emploie dans les engorgements des poumons ou des voies respiratoires.
Tussilage,	3 »	
Pulmonaire,	4 »	

Ortie commune,	3 grammes	Je recommande souvent cette tisane dans les mêmes maladies que la tisane ci-dessus.
Ortie blanche,	3 »	
Fleurs de mauve,	3 »	

Feuilles de violettes,	3 grammes	Rend également de bons services dans les mêmes affections.
Millepertuis,	3 »	
Cresson de fontaine,	4 »	

Racines d'angélique,	3 grammes	Est un bon remède pour l'estomac.
Fenouil,	2 »	
Eufraise,	4 »	

La gentiane aussi, soit seule, soit associée à d'autres plantes bonnes pour l'estomac, fournit une tisane efficace ; mais on en met peu, 1 gramme AU PLUS, car elle est forte.

Fruits d'églantier,	3 grammes	Tisane pour ceux qui souffrent des reins.
Paille d'avoine,	7 »	

Rue,	3 grammes	Tisane pour les maladies des voies respiratoires et du cœur.
Racines de pimprenelle (Boucage),	3 »	
Ansérine,	3 »	

Fleurs de bouillon blanc,	3 grammes	Tisane sudorifique.
Fleurs de sureau,	3 »	
Fleurs de tilleul,	3 »	

Fleurs de prunellier,	7 grammes	Tisane bonne contre la constipation ; elle donne des selles modérées.
Eufraise,	3 »	

Mais je préfère une cuillerée à bouche d'eau toutes les heures ; avec ce remède si simple j'ai guéri des malades qui étaient depuis longtemps constipés. Dans les cas très opiniâtres on peut aussi prendre de l'aloès bouilli avec du miel.

Véronique,	4 grammes	Tisane bonne pour les malades prédisposés à la mélancolie ; elle est bonne aussi contre les vertiges, les états de congestion et les battements de cœur.
Valériane,	3 »	

Menthe,	2 grammes	Tisane contre les coliques ; elle est très bonne aussi dans les refroidissements violents.
Bouillon blanc,	4 »	
Fleurs de tilleul,	3 »	

Bois de santal,	3 grammes	Tisane contre les hémorrhagies des poumons, de l'estomac et contre les fortes hémorrhagies de l'utérus.
Gui,	7 »	

Fenouil,	3 grammes	Tisane bonne dans les états spasmodiques et les attaques de vertiges.
Ansérine,	3 »	
Rue,	3 »	

Primevère,	Tisane qui passe pour être bonne contre la migraine ; est excellente aussi pour les goutteux.
Absinthe,	

Sauge,	1 gramme	
Romarin,	1 »	
Millefeuille (achillée),	2 »	Bonne tisane pour purifier le sang ; elle est surtout à recommander aux personnes très tourmentées par les éruptions.
Prêle,	2 »	
Baies de genièvre,	3 »	
Plantain,	2 »	
Orties (grande),	2 »	
Millepertuis,	2 »	
Absinthe,	1 »	
Petite centaurée,	2 »	

Graines de citrouille,	25 graines concassées,	Tisane contre ver solitaire.
Absinthe,	1 gramme	

Fenugrec,	3 grammes	Tisane bonne contre les maladies des poumons et les engorgements des voies respiratoires.
Plantain,	3 »	
Fenouil,	3 »	

Le fenugrec s'emploie aussi en gargarismes, de même que la sauge et la prêle. On peut les mélanger ou en faire trois gargarismes séparés.

Les baies de myrtille sont bonnes contre la diarrhée ; on les mange sèches et spécialement séchées au four. On peut aussi en faire de la tisane ou une teinture.

La plupart du temps l'arnica ne s'emploie que dans les cas de blessures.

Ces quelques recettes sont données ici pour permettre de s'orienter un peu, de reconnaître les différentes herbes qu'il faut employer et combiner pour faire les différentes tisanes, pour donner une idée de celles qui valent le mieux dans les diverses maladies.

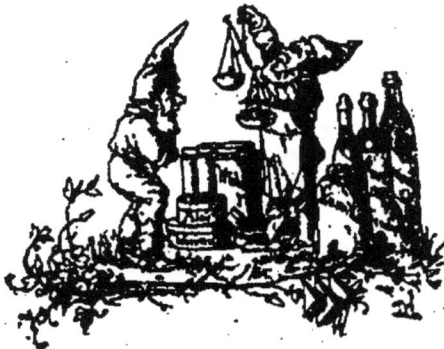

SIXIÈME PARTIE

ÉCOLE D'APPLICATION

—

Instructions pratiques

sur

La manière de bien administrer mes affusions,

bains de vapeur et maillots.

ÉCOLE D'APPLICATION

Remarques préliminaires

Nos gravures sont destinées à montrer COMMENT IL FAUT ADMINISTRER LES AFFUSIONS, LES BAINS DE VAPEUR ET LES MAILLOTS et quelle doit ÊTRE LA POSITION DE CELUI QUI DONNE LES AFFUSIONS ET CELLE DU PATIENT. La plus grande exactitude dans la manière d'administrer les affusions, les bains de vapeur et les maillots est indispensable ; car de là dépend la réussite, surtout dans le traitement d'une maladie. C'est pourquoi le doucheur doit, dans l'exercice de ses fonctions, faire attention à toutes les circonstances, afin de bien renseigner le médecin en lui retraçant avec une parfaite exactitude l'état de son malade.

En administrant les affusions, le doucheur doit, chaque fois, observer DE GRANDS MÉNAGEMENTS ; car plus l'affusion sera ÉGALE et MESURÉE, mieux le malade la supportera. Il ne faut pas asperger, mais arroser.

Le doucheur doit encore observer minutieusement les divers accidents qui peuvent se produire chez un malade. Tous les patients ne sont pas également robustes ; il importe de faire cette différence ; de même chez certains la réaction, la rougeur de la peau sont plus longues à se produire, tandis que chez d'autres elles se manifestent au premier contact de l'eau.

Dans ce dernier cas on donne à l'affusion la durée qui a été prescrite.

Dans les affusions de la tête, des oreilles et du visage le patient n'a pas besoin d'être déshabillé. Dans l'affusion des genoux, il découvrira seulement ses jambes jusqu'au-dessus des genoux. Dans l'affusion supérieure, ce sera seulement le haut du corps. Dans l'affusion des cuisses, il peut garder sa chemise. Dans l'affusion des bras et celle de la poitrine, il n'a pas besoin d'enlever son pantalon. Il est très dangereux de rester longtemps déshabillé soit avant, soit après l'affusion.

Les affusions

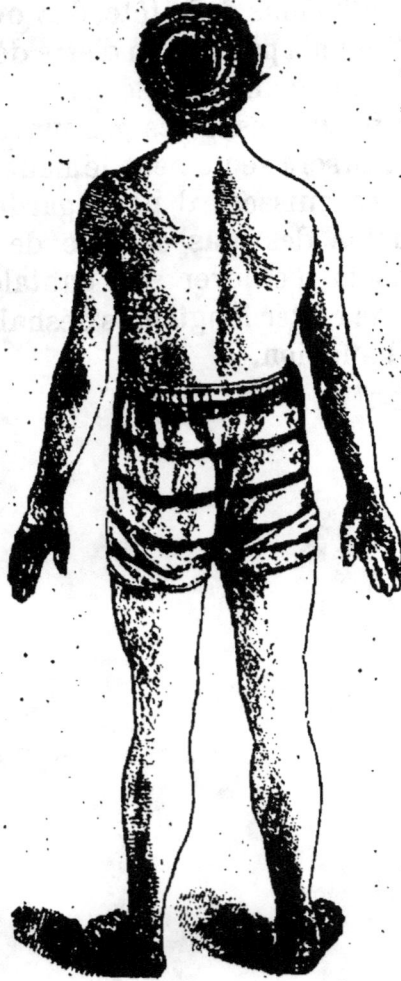

L'affusion de la tête.

Le patient s'étant penché, on lui verse de l'eau sur la tête, non à un seul endroit, parce que cela lui ferait trop de mal, mais, comme le montre le dessin, en cercle. On parcourt ce cercle cinq ou six fois.

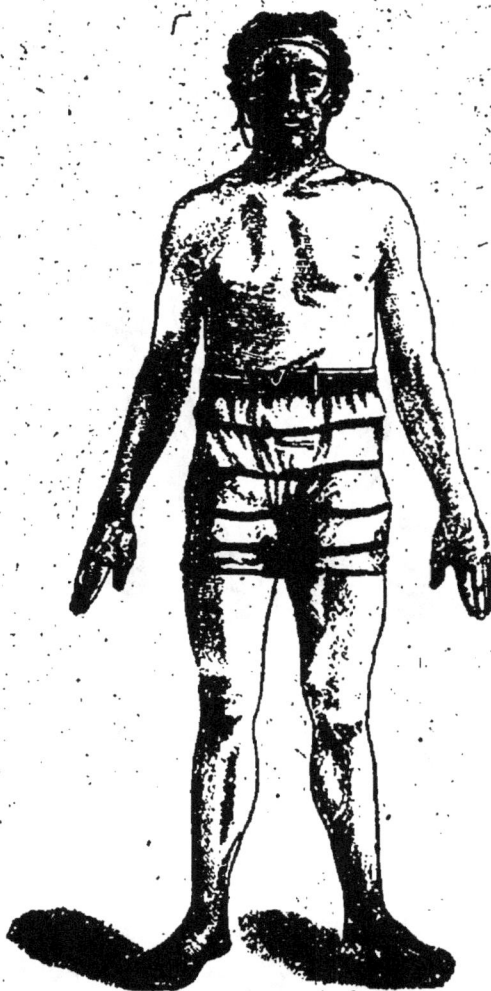

L'affusion du visage

Dans cette affusion on commence, comme le montre le dessin, par le numéro 1, on promène le jet, qui ne doit pas être trop élargi, jusqu'au point de départ et on répète ceci cinq ou six fois. Le patient se penche de telle sorte que l'eau s'écoule bien.

Dans les affusions de la tête et du visage il garde ses vêtements.

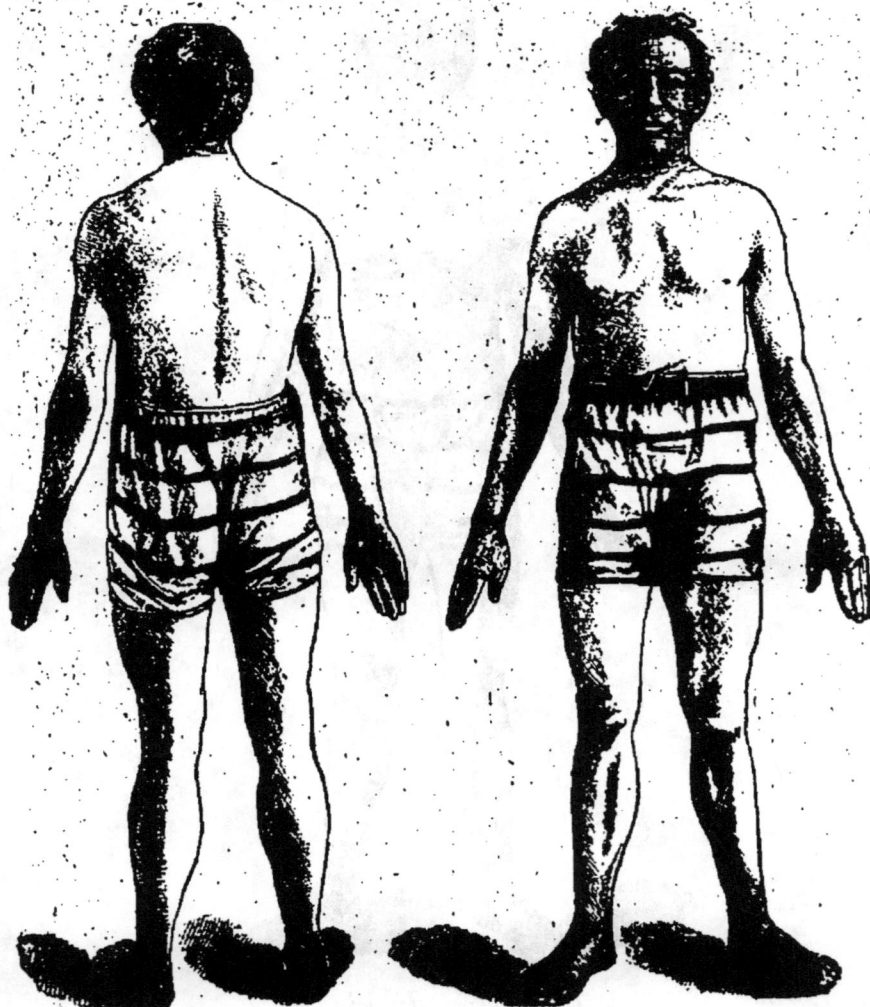

L'affusion des oreilles.

On dirige le jet du tuyau ou de l'arrosoir de manière à faire quatre ou cinq fois le tour des oreilles, ainsi que le montre la gravure ci-jointe. Le patient doit se tenir penché pour que l'eau puisse s'écouler. Il n'est pas nécessaire qu'il se déshabille entièrement.

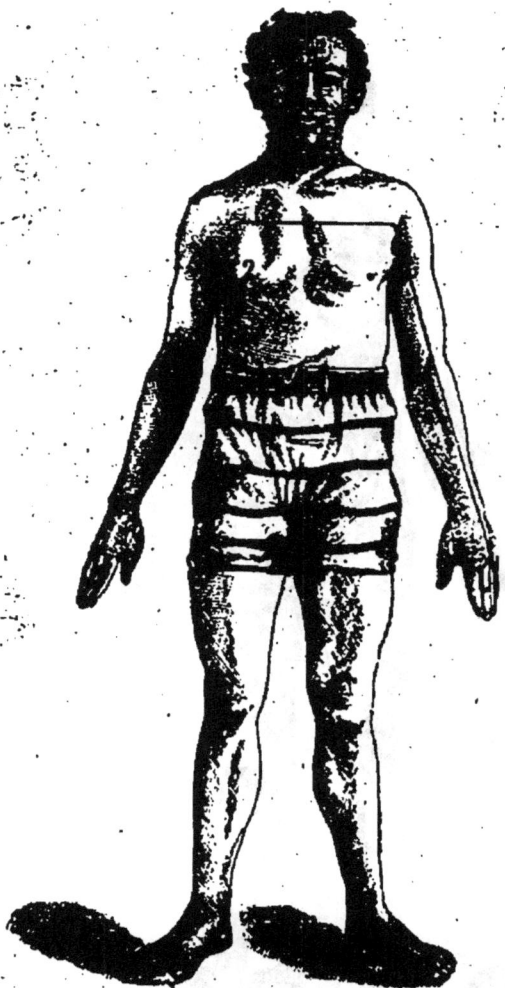

L'affusion de la poitrine

Après que le patient se sera placé comme pour l'affusion supérieure, il lève le bras droit ou le bras gauche, selon ce qui lui est le plus commode, et cherche à se pencher un peu de côté, pour que l'eau coule en nappe sur la poitrine comme elle le fait sur le dos dans l'affusion supérieure. On arrose d'abord le bras qui est appuyé, on monte lentement vers la poitrine jusqu'à la place d'où l'on juge que l'eau s'écoule le mieux en large nappe. Durée de l'affusion de une à deux minutes.

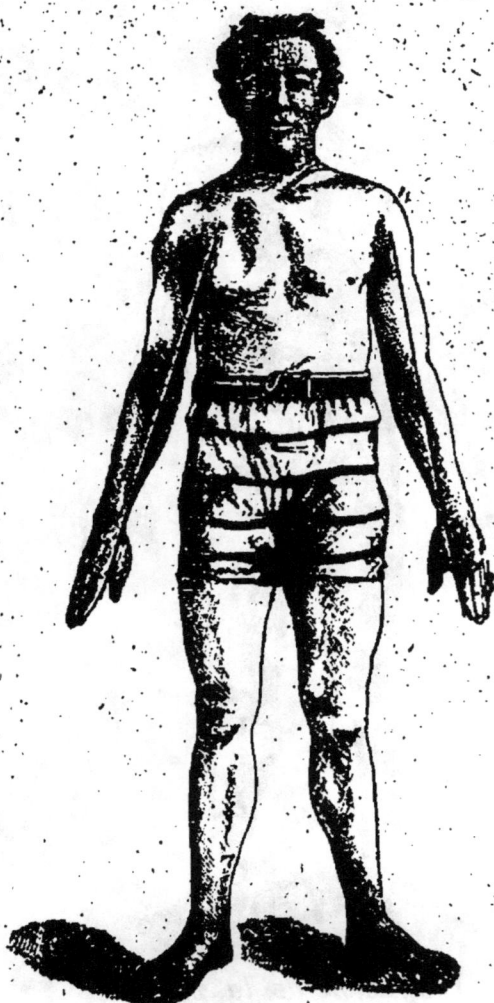

L'affusion des bras

On commence par le numéro 1; on monte lentement jusqu'au numéro 2, où l'on s'arrête quelque temps. On s'arrange de manière à ce que l'eau s'écoule dans un vase. Durée de l'affusion de une à deux minutes.

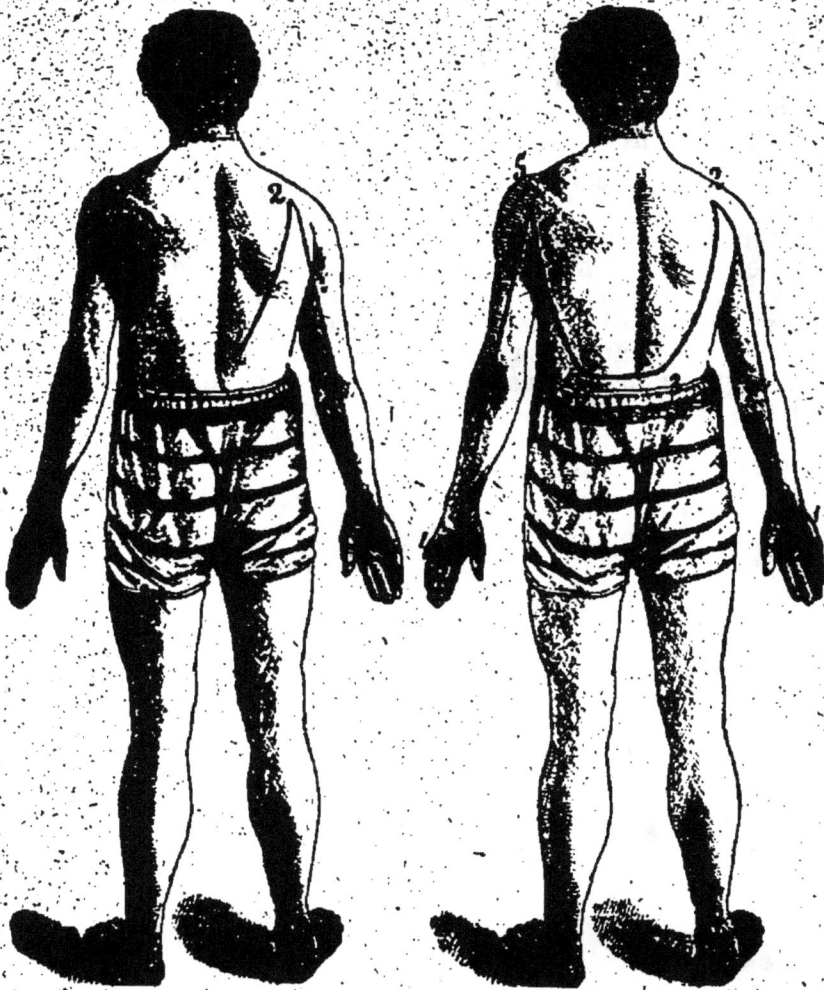

L'affusion supérieure

a pour les personnes robustes,
b pour les personnes faibles.

Cette affusion est assez difficile à donner et demande une certaine pratique. Le patient se penche. On commence par la main droite; on monte à partir du numéro 1 jusqu'au numéro 2, puis on descend sur le

côté depuis le numéro 2 jusqu'au point rouge marqué
d'un 3, on s'y arrête et on verse l'eau de telle façon
que TOUTE la surface du dos soit couverte d'une nappe.
On trouve facilement le point numéro 3 d'où l'eau coule
le plus facilement en nappe sur tout le dos.

Chez les personnes FAIBLES on peut, après avoir arrosé le bras et le côté droits, passer au bras et au côté
gauches et on cherche alors, soit à droite, soit à gauche
(3 ou 6), le point d'où l'eau s'écoule en large nappe sur
le dos. On n'arrose pas la poitrine. Le jet ne doit
pas tomber directement sur la colonne vertébrale. La
durée de l'affusion est d'une à deux minutes. Il va de
soi que dans l'affusion supérieure le bas du corps
peut rester vêtu.

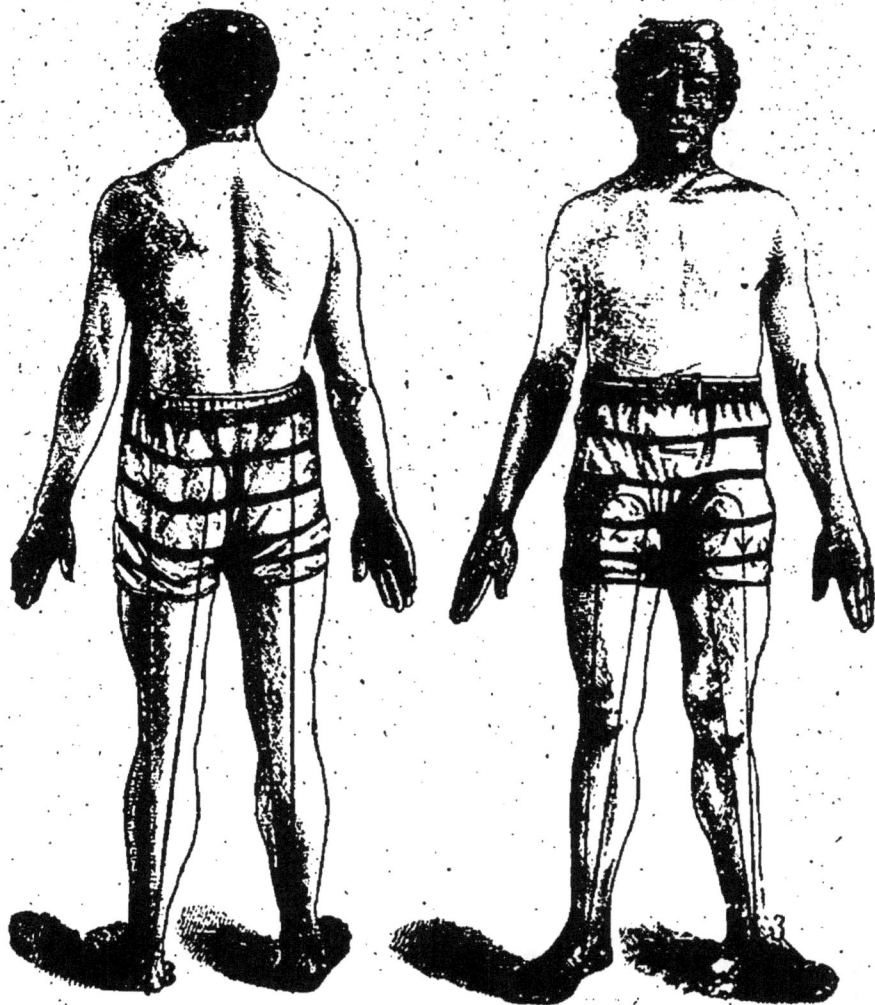

L'affusion des cuisses

Dans cette affusion on commence, de même que dans l'affusion des genoux, par le pied droit, ainsi que le montre la gravure, au numéro 1; on monte par le milieu du mollet jusqu'au-dessus ou genou; arrivé à la cuisse, on laisse tomber le jet un peu par côté, de ma-

nière qu'une nappe baigne la cuisse tout entière; on
verse lentement en montant jusqu'au numéro 2, c'est-à-
dire jusqu'à la taille et on revient au numéro 1; on
recommence ensuite de la même manière au numéro 3,
à la jambe gauche; on fait cela trois ou quatre fois.
Puis on fait tourner le patient, on recommence au pied
droit et on monte jusqu'à la hauteur marquée sur la
gravure, en suivant exactement les indications déjà données. Plus la surface à doucher est baignée également,
meilleure est l'affusion. La durée de cette affusion est
d'une à trois minutes.

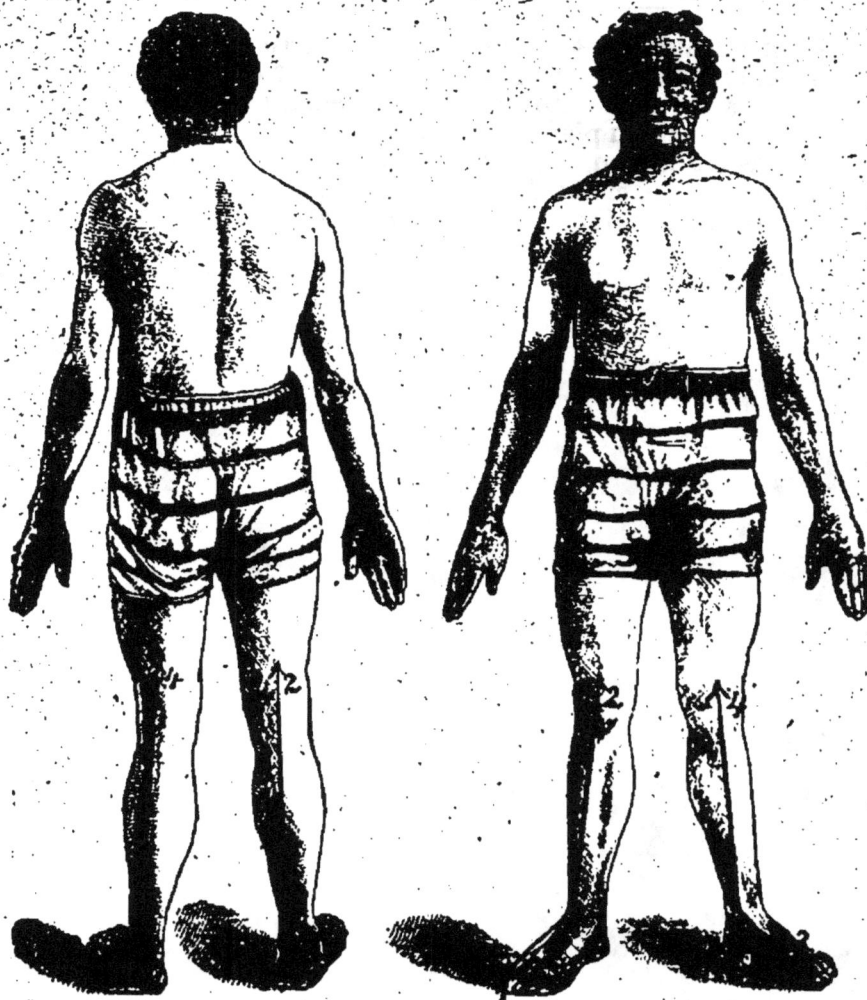

L'affusion des genoux

On commence, ainsi que le montre la figure, par
derrière au pied droit au numéro 1; on monte lentement par le milieu du mollet jusqu'au numéro 2 et on
laisse couler l'eau de telle sorte que tout le mollet
soit baigné par une nappe d'eau. On recommence
alors de même au pied gauche au numéro 3 et on va

jusqu'au numéro 4. Après qu'on a arrosé ainsi quatre ou cinq fois de bas en haut et de haut en bas les deux mollets, on fait retourner le patient: on recommence par le pouce du pied droit, on monte lentement jusqu'au-dessus du genou, où l'on s'arrête quelque temps, puis on arrose de même la jambe gauche.

Cette affusion dure d'une à deux minutes.

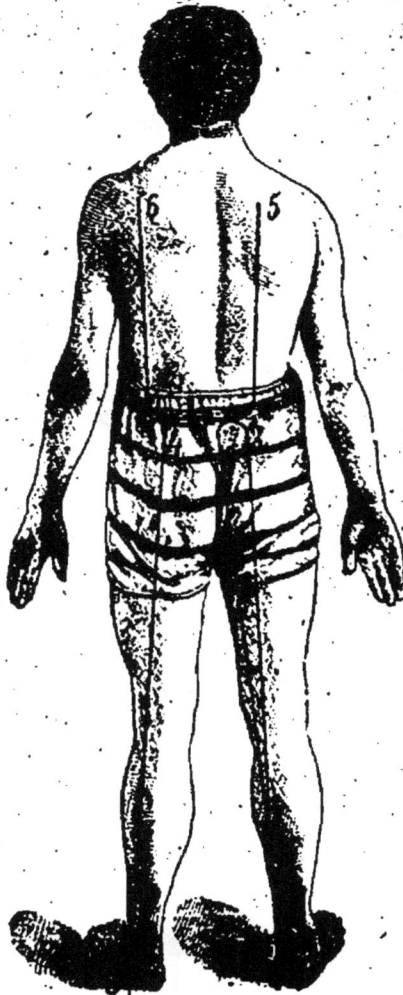

L'affusion dorsale

L'affusion dorsale commence par derrière au pied droit; on arrose en montant, comme dans l'affusion des cuisses (du nº 1 au nº 2), on redescend au nº 1 ; on recommence alors au pied gauche au nº 3, on monte jusqu'au nº 4, on fait une conversion vers le nº 2 et on remonte jusqu'au n° 5; on revient aux n°ˢ 2 et 4 et on remonte de nouveau jusqu'au n° 6. Dans l'affusion dorsale il ne faut pas aller trop haut pour que l'eau ne coule pas sur la poitrine. On n'arrose pas la partie antérieure du corps. La durée de cette affusion est d'une à deux minutes.

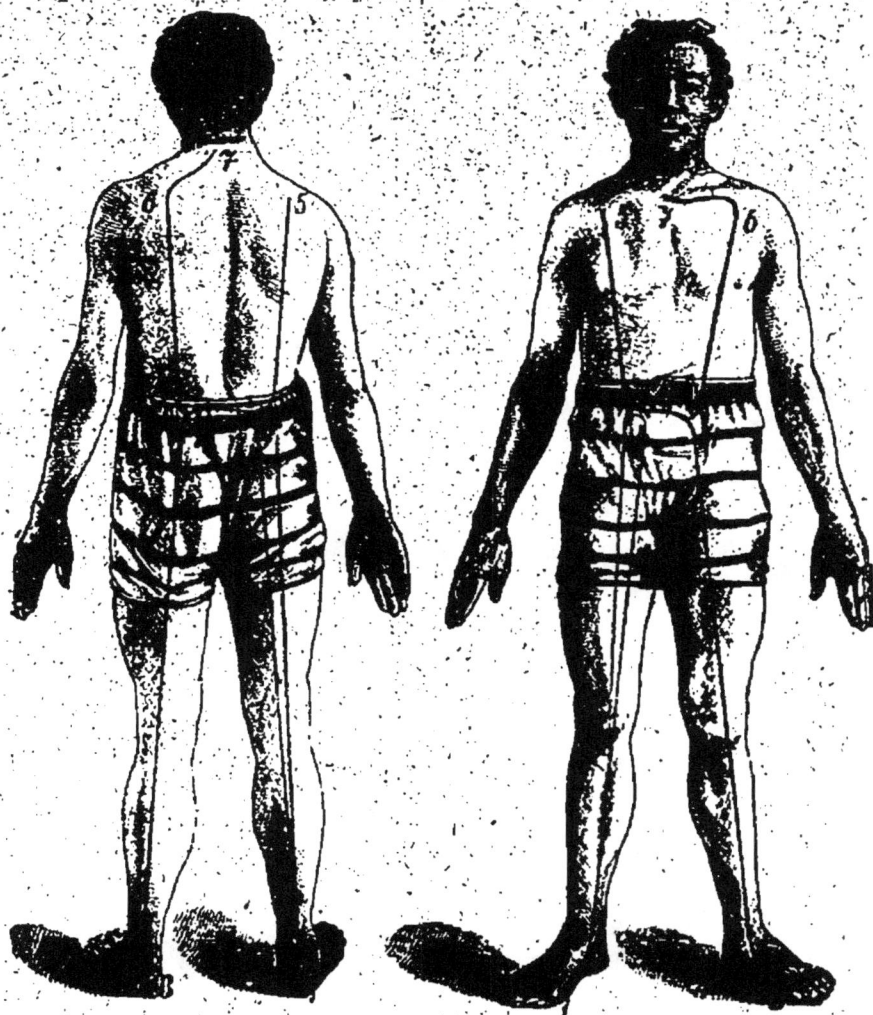

L'affusion totale

Dans cette affusion on commence, ainsi que dans l'affusion dorsale, par le pied droit au n° 1, on monte au n° 2, puis on revient au n° 1. On recommence alors à la jambe gauche au n° 3, on monte au n° 4; on tourne le jet vers le n° 2, on remonte au point n° 5, on revient au n° 2, puis au n° 4, et aussitôt on remonte au n° 6 et au n° 7. Au bout de quelque temps le patient

se retourne et, s'il est robuste, on commence aussitôt
par la poitrine, en cherchant une place d'où l'eau coule
en nappe sur la poitrine, le bas-ventre et les cuisses.
Avec les personnes faibles on peut commencer par le
bas, ainsi que le montre la gravure. La durée de
cette affusion est de trois minutes.

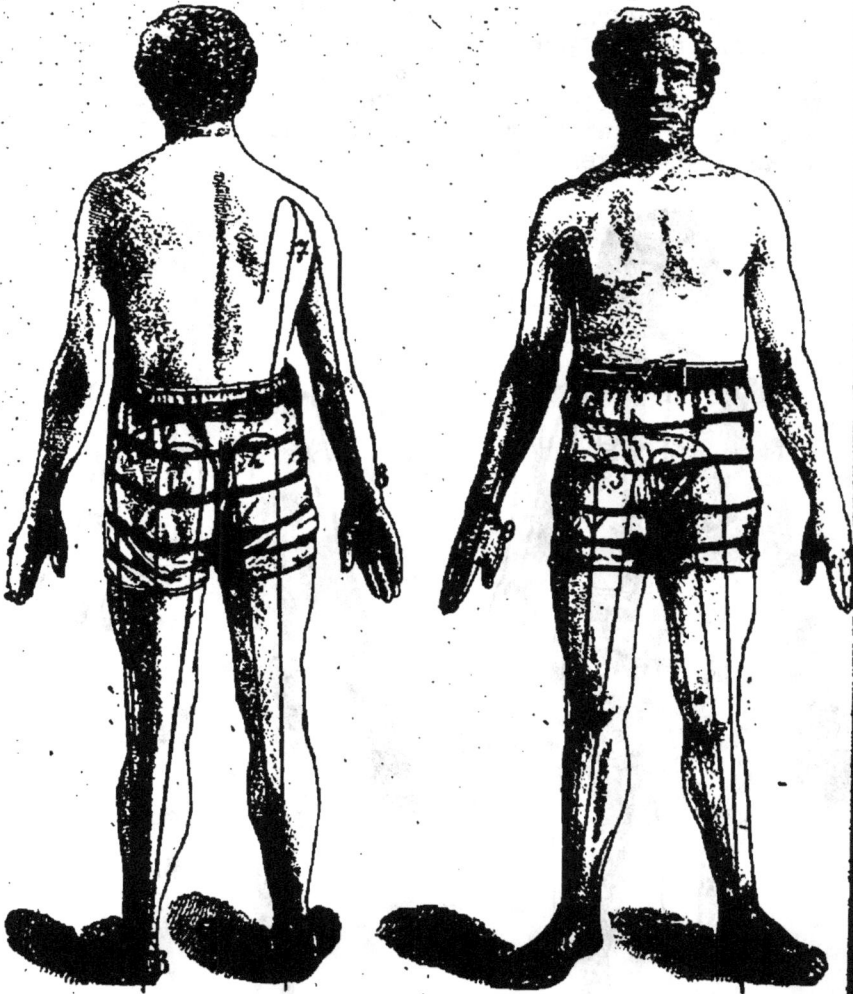

La douche fulgurante [1]

Dans la douche fulgurante le jet est mince, car
il doit être lancé d'une distance de trois mètres et demi
et s'échapper du tuyau par une ouverture assez petite.
On commence du côté du dos [2] par le pied droit au

1. Pour être plus clair, j'ai représenté sur trois figures, dans l'ordre
qu'on doit observer, les divers procédés de cette affusion quelque peu compliquée; la figure 4 donne ensuite la douche fulgurante COMPLÈTE.

2. Ainsi que le montre la figure, l'affusion se donne à la partie antérieure du corps tout comme à la partie postérieure.

nº 1, on remonte au nº 2 pour redescendre au nº 1.
Puis on reprend par le pied gauche au nº 3, on monte
au nº 4, on redescend au nº 3, on remonte au nº 5, on
tourne le jet vers le nº 6, on remonte le long du côté
droit jusqu'au nº 7, on redescend le long du bras jusqu'au nº 8, on remonte au nº 7.

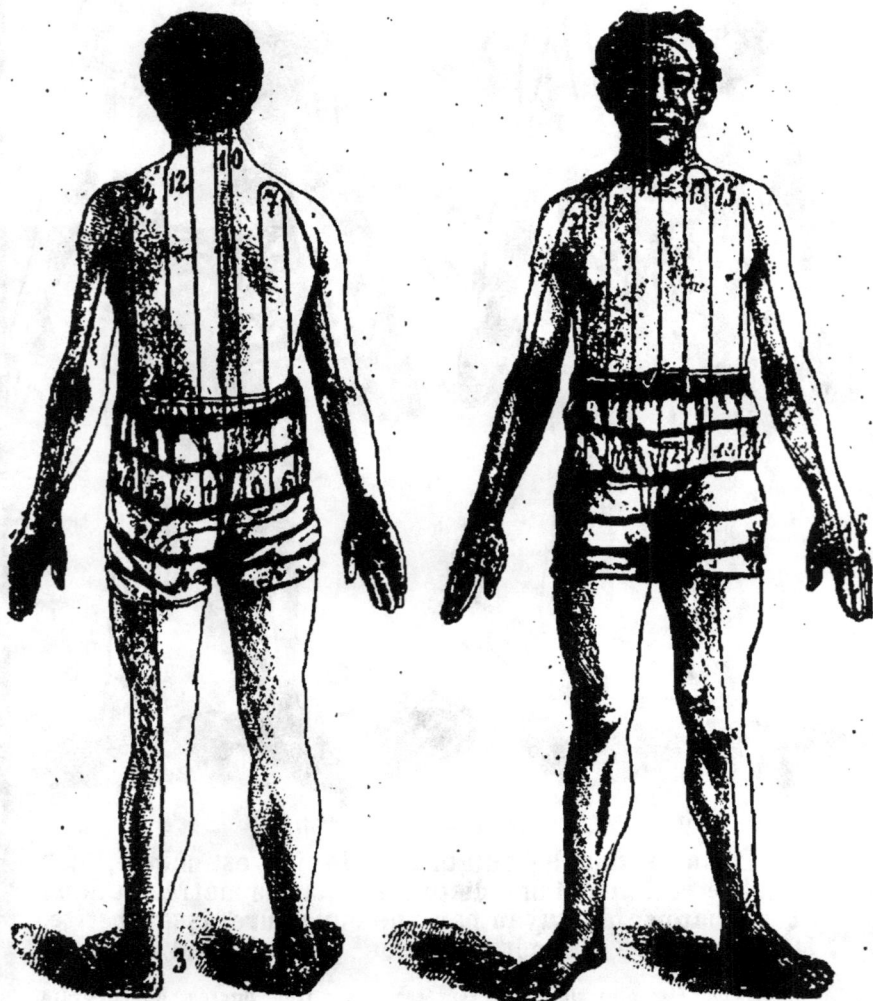

On continue en serpentant de bas en haut et de
haut en bas, etc.

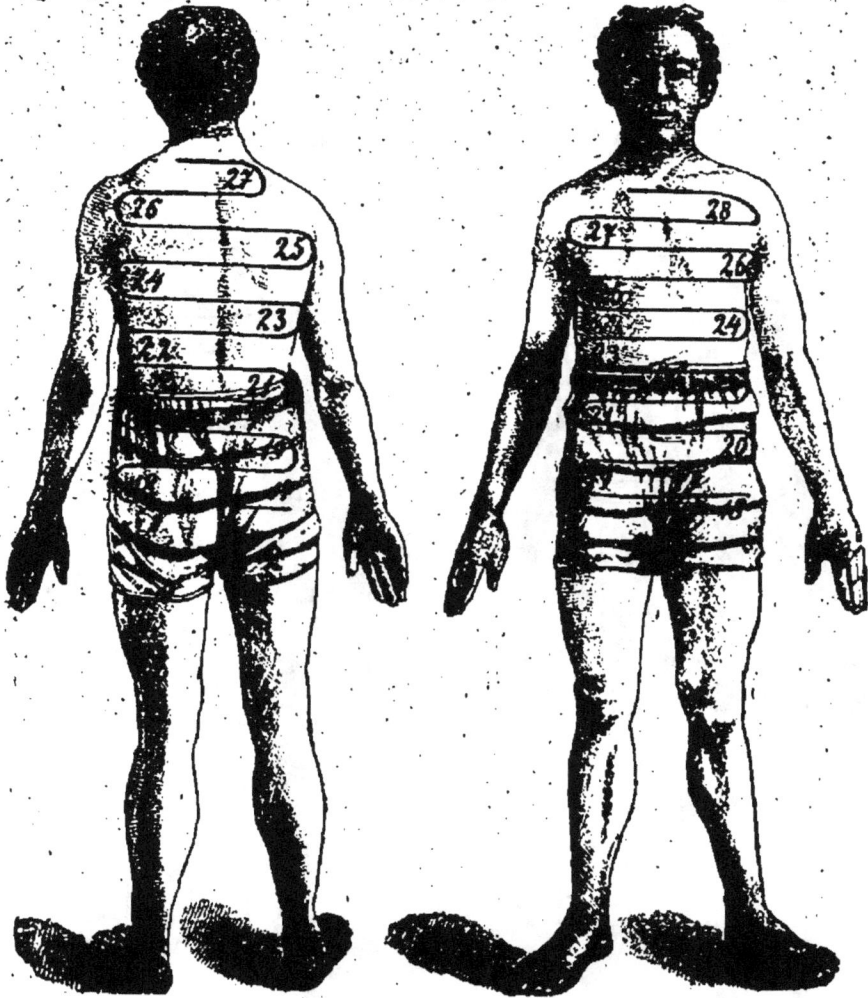

De même transversalement sur le dos. Les nume-
ros indiquent seulement la direction que l'on doit donner au jet.

La douche fulgurante ne se donne pas à la maison,
mais dans les établissements hydrothérapiques, parce
que dans les maisons particulières l'occasion d'en donner ne se rencontrerait pas ou ne se rencontrerait que
rarement et qu'il faut au doucheur une grande habitude;
il n'est pas possible d'en administrer une sans l'avoir

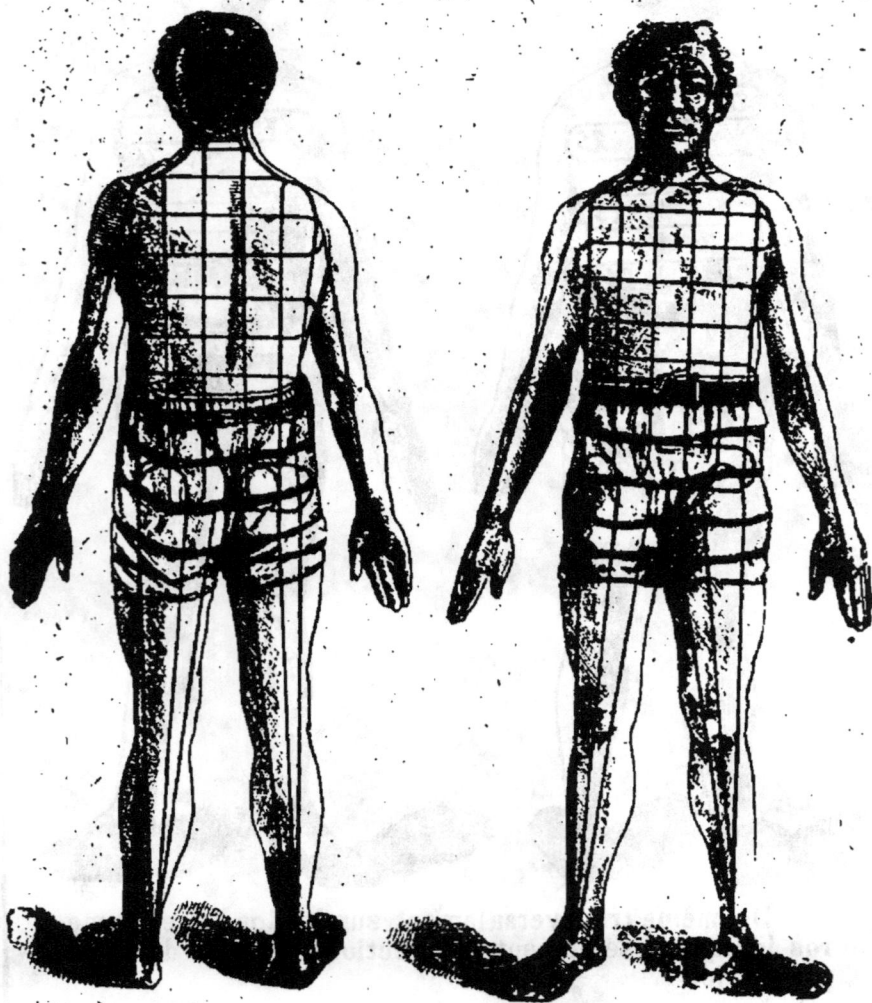

vu faire. Enfin, après qu'on a fait suivre au jet toutes les directions indiquées, il faut terminer par le coup de fouet final; pour cela on lance le jet brusquement de bas en haut et transversalement, comme si l'on donnait un coup de fouet. Il est impossible de représenter ce dernier coup sur la figure. La douche fulgurante doit durer trois à cinq minutes.

Les maillots

Le maillot de la tête

On mouille toute la tête avec de l'eau et on l'enveloppe d'une première, puis d'une seconde serviette sèche. Duree une demi-heure.

Le maillot du cou

On prend une serviette mouillée et tordue, aussi large que le cou, autour duquel on l'enroule, en la recouvrant d'une serviette sèche. La serviette sèche doit bien envelopper le tout, afin de fermer tout accès à l'air. Le maillot du cou doit s'appliquer lorsqu'on est au lit; on le renouvelle toutes les vingt minutes et il dure ordinairement une heure.

Le demi-maillot

On commence par étendre une couverture à poils ou couverture de laine sur le lit et par-dessus on place un drap mouillé et tordu. Le malade s'y étend et une autre personne l'emmaillotte dans le drap mouillé et ensuite dans la couverture de laine sèche. Puis elle le couvre modérément. Lorsque le patient n'est pas faible, on peut lui mettre aussi le demi-maillot hors du lit, Durée une heure et demie.

Le maillot inférieur

Il commence sous les bras et s'étend jusqu'aux pieds qu'il enveloppe également. On étend d'abord

la couverture de laine sur le lit, puis le drap mouillé et tordu ; ensuite on emmaillotte le patient avec
ce drap et cette couverture. Il faut veiller à ce que
es pieds soient bien couverts, pour que l'air n'ait
aucun accès.

Le maillot des pieds et des mollets

Une serviette est trempée dans la décoction ou le
liquide prescrits, puis tordue et enroulée autour du
pied ou du mollet ; on la recouvre d'une serviette
sèche, en laine ou en toile.

Durée de ce maillot une heure et demie ; mais il
doit être renouvelé au bout de trois quarts d'heure.

Le manteau espagnol

On met au malade le manteau préparé à sa taille,
mouillé et tordu, et on le couche sur le lit préparé à
l'avance, on l'emmaillotte dans la couverture de laine
et on le couvre avec le lit de plumes ou avec d'autres
couvertures. Durée d'une heure et demie à deux
heures.

La chemise mouillée

On la trempe dans l'eau, dans une décoction de
fleurs de foin, ou de branches de pin, etc., on la tord
et on la met au patient. Il faut auparavant avoir étendu la couverture sur le lit, afin d'y coucher le malade et de l'en envelopper. On le couvre ensuite avec
le lit de plumes. Les toiles ou les couvertures destinées à empêcher l'accès de l'air, doivent toujours
être plus grandes que les linges mouillés.

La compresse supérieure

Une serviette pliée en trois ou quatre, un peu plu large que la poitrine du patient, mouillée et tordue est placée depuis le cou jusqu'aux cuisses; par-dessus on met une couverture de laine ou un linge pli en trois ou quatre, pour empêcher l'accès de l'air, et on couvre le malade avec le lit de plumes. Durée de trois quarts d'heure à une heure.

La compresse inférieure

On étend bien sur le lit la couverture de laine ou la toile pliée en trois ou quatre, on y place la serviette mouillée et tordue et le malade se couche dessus. La compresse inférieure s'étend sous toute la longueur du dos à partir de la dernière vertèbre du cou. Durée d'une demi-heure à trois quarts d'heure.

Le châle

On met au patient la serviette mouillée et pliée en pointe sur les épaules et la poitrine, et on la recouvre d'une serviette sèche. Le patient doit rester couché. Durée d'une heure à une heure et demie.

Les maillots des bras et des mains

On enveloppe avec la serviette trempée préalablement dans la décoction prescrite ou dans de l'eau, etc., la main jusqu'au poignet, ou le bras depuis le poignet jusqu'au coude, et, selon le cas, jusqu'à l'épaule et on met par-dessus la serviette sèche. Durée de ce maillot d'une heure et demie à deux heures.

Les bains de vapeur

Le bain de vapeur de la tête

Le vase est placé assez haut pour que le patient n'ait qu'à pencher modérément la tête. On enveloppe le patient d'une couverture de laine de manière à ce que la vapeur vienne sur la tête. Durée de 15 à 20 minutes, puis lotion supérieure froide.

Le bain de vapeur des pieds et des jambes

On place sur le vase une ou deux petites planches etroites et on y appuie les pieds ; le patient est enveloppé d'une couverture, de telle sorte que la vapeur ne puisse s'échapper, ni monter plus haut que les jambes. Durée de 15 à 20 minutes. Ensuite lotion froide ou affusion des genoux.

Grand bain de vapeur

On place sous un siège canné ou une chaise de bois largement percée un vase rempli d'eau bouillante ; on s'assied sur la chaise et on s'enveloppe d'une couverture de laine qui ferme tout accès à l'air. Durée de 15 à 20 minutes. Ensuite lotion totale froide. S'il ne se développait plus de vapeur, on mettrait dans l'eau une brique très chaude et mieux encore, rougie au feu.

ERRATA

PAGE 91, lignes 25 et 26, au lieu de la *douche des oreilles*, lire l'AFFUSION DES OREILLES.

PAGE 180, ligne 23, au lieu de *apoplexie pituitiaire*, lire APOPLEXIE PITUITAIRE.

PAGE 251, ligne 9, au lieu de *anthyllis*, lire BOUILLON BLANC.

PAGE 254, à *fer-chaud*, lire page 369.

PAGE 264, à *gorge (inflammations de la)*, lire page 222.

PAGE 343, ligne 15, au lieu de *froids aux pieds*, lire FROID AUX PIEDS.

PAGE 423, au bas de la page, au lieu de *glavcome*, lire GLAUCOME.

PAGE 431, ligne 10, au lieu de *racines d'yèble*, lire RACINES D'ANGÉLIQUE.

PAGE 443, ligne 10, au lieu d'*ortie commune*, lire GRANDE ORTIE.

PAGE 445, ligne 24, au lieu de *orties (grande)*, lire ORTIE (GRANDE).

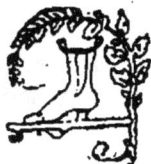

INDEX ALPHABÉTIQUE

U

V

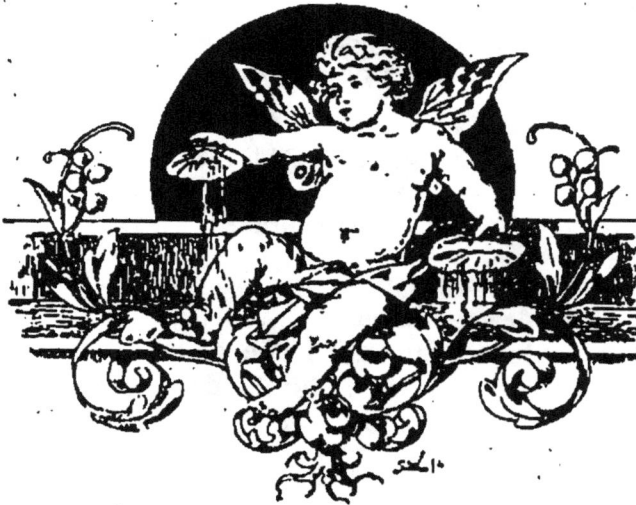

TABLE DES MATIÈRES

CINQUIÈME PARTIE

Préparation des tisanes, poudres, teintures, etc.

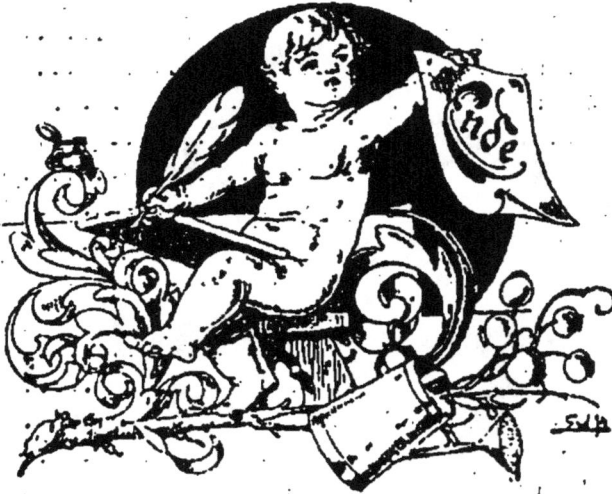

Kempten (Bavière). — Imprimerie de Jos. Kösel.

www.ingramcontent.com/pod-product-compliance
Lightning Source LLC
Chambersburg PA
CBHW070626270326
41926CB00011B/1829